Heinrich K. Geiss
Enno Jacobs
Dietrich Mack
(Hrsg.)

Der klinisch-infektiologische Fall

Problemorientierte Diagnose und Therapie
43 neue, spannende Fälle

Mit 126 Abbildungen und 37 Tabellen

Springer

Prof. Dr. med. Heinrich K. Geiss
Qualitätsmanagement/Hygiene – Konzern
Rhön-Klinikum AG
Schlossplatz 1
97616 Bad Neustadt/Saale

Prof. Dr. med. Enno Jacobs
Institut für Medizinische Mikrobiologie und Krankenhaushygiene
Medizinische Fakultät C.G. Carus
Technische Universität
Fetscherstr. 74
01307 Dresden

Prof. Dietrich Mack MD
Chair of Medical Microbiology and Infectious Diseases
The School of Medicine
University of Wales Swansea
Grove Building, SingletonPark
Swansea SA2 8PP
United Kingdom

ISBN 978-3-540-69846-3 Springer Medizin Verlag Heidelberg

Bibliografische Information der Deutschen Nationalbibliothek
Die Deutsche Nationalbibliothek verzeichnet diese Publikation in der Deutschen Nationalbibliografie; detaillierte bibliografische Daten sind im Internet über http://dnb.d-nb.de abrufbar.

Springer Medizin Verlag
springer.de

Printed in Germany

Planung: Hinrich Küster, Heidelberg
Projektmanagement: Gisela Zech, Heidelberg
Lektorat: Kerstin Barton, Heidelberg
Gisela Zech
Layout und Umschlaggestaltung: deblik Berlin
Satz: TypoStudio Tobias Schaedla, Heidelberg

SPIN 11977087

Gedruckt auf säurefreiem Papier 2126 – 5 4 3 2 1 0

Heinrich K. Geiss

Enno Jacobs

Dietrich Mack

(Hrsg.)

Der klinisch-infektiologische Fall

Problemorientierte Diagnose und Therapie

43 neue, spannende Fälle

Vorwort

In den 6 Jahren seit dem Erscheinen unseres ersten Fallbuches hat die Infektiologie auch in Deutschland wieder mehr an Bedeutung gewonnen, nicht zuletzt aufgrund der Zunahme der Antibiotikaresistenz, die die behandelnden Ärzten vor immer größere Probleme stellt. Selbst banale Infektionen sprechen nicht mehr auf die routinemäßig eingesetzten Substanzen an, und der früher geradezu überbordende Nachschub an neuen Wirkstoffen von Seiten der pharmazeutischen Industrie ist fast gegen Null gegangen. Außerdem tauchten neue Infektionskrankheiten (SARS, aviäre Influenza) auf, und mit der bioterroristischen Drohung sind »alte« Infektionen (Anthrax, Pocken) wieder ins Bewusstsein der Öffentlichkeit gekommen.

Dieses wiedererwachte Interesse spiegelt sich in der neuen Ausbildungsordnung für Medizinstudenten mit der Einführung eines Kurses »Infektiologie« ebenso wider wie in der novellierten Weiterbildungsordnung für Ärzte die neue Zusatzbezeichnung »Infektiologie«. In beiden Bereichen kommt das Wissen um die speziellen Infektionskrankheiten nicht nur aus theoretischen Abhandlungen, sondern das Lernen am klinischen Fall veranschaulicht das differenzialdiagnostische Vorgehen und Denken wesentlich einprägsamer als die reine Krankheitsbeschreibung. In diesem Sinne ist es uns Herausgebern ein Anliegen, mit der 2. Serie klinisch-infektiologischer Fälle das im Vorgängerband erfolgreiche Konzept des »Rätsel-, Lern- und Lehrbuches« weiterzuverfolgen.

Ein Buch ist nur so gut wie die einzelnen Kapitel, respektive die Fälle. Und diese sind alle aus der Wirklichkeit zusammengetragen, geschrieben von Klinikern und klinischen Mikrobiologen aus ganz Deutschland, aus Österreich, Brasilien, Thailand, und einer der Kollegen ist seit über einem Jahr in Neu-Guinea als Missionsarzt tätig. Ihnen allen sei hier ganz herzlich für ihre Beiträge gedankt und für die Geduld, die sie bis zur Herausgabe des Buches haben aufbringen müssen. Dank gilt auch Herrn Küster und Frau Zech vom Springer-Verlag für die Unterstützung bei der Umsetzung in gewohnter »Springer-Qualität«. Letztendlich möchten wir uns bei Frau Dr. Rudolph von der Firma Novartis bedanken, ohne deren finanzielle Unterstützung unser Buch in dieser Form nicht hätte realisiert werden können.

Bad Neustadt/Saale, Dresden, Swansea,
im September 2007

Heinrich K. Geiss
Enno Jacobs
Dietrich Mack

Inhaltsverzeichnis

Autorenverzeichnis

Priv.-Doz. Dr. med. Grit Ackermann
Medizinische Kooperationsgemeinschaft für Laboratoriumsmedizin und Mikrobiologie
Riebeckstr. 65
04317 Leipzig

Dr. med. Kirsten Anding-Rost
KfH Kuratorium für Dialyse und Nierentransplantation e.V.
Dialysezentrum
Kamenzer Str. 53
01877 Bischofswerda

Prof. em. Dr. med. Hans Arnold
Klinik für Neurochirurgie
Universitätsklinikum Schleswig-Holstein
Campus Lübeck
Ratzeburger Allee 160
23538 Lübeck

Prof. Dr. med. Ingo B. Autenrieth
Institut für Medizinische Mikrobiologie und Hygiene
UniversitätsklinikumTübingen
Elfriede-Aulhorn-Str. 6
72076 Tübingen

Dr. med. Dirk Bandt
Institut für Virologie
Medizinische Fakultät C.G. Carus
Technische Universität
Fetscherstr. 74
01307 Dresden

Nicole Baumgärtner
Zentrum für Kinder- und Jugendmedizin
Klinik III
Klinikum der J.W. Goethe-Universität Frankfurt
Theodor-Stern-Kai 7
60590 Frankfurt/Main

Dr. med. Christa Becker-Gaab
Institut für Klinische Radiologie der LMU
Klinikum Großhadern
Ziemssenstr. 1
80336 München

Dr. Rolf Bergmann
Landesamt für Lebensmittelsicherheit und Verbraucherschutz
Dezernat 33, Medizinische Mikrobiologie
Nordhäuser Straße 74
99089 Erfurt

Dr. med. Silke Besier
Institut für Medizinische Mikrobiologie und Krankenhaushygiene
Klinikum der J.W. Goethe-Universität Frankfurt
Paul-Ehrlich-Straße 40
60596 Frankfurt/Main

Prof. Dr. med. Johannes R. Bogner
Infektionsabteilung
Medizinische Poliklinik Innenstadt
Klinikum der LMU
Pettenkoferstr. 8a
80336 München

Dr. med. Stefan Borgmann
Synlab Labordienstleistungen
Medizinisches Versorgungszentrum für Laboratoriumsmedizin und Mikrobiologie
Zur Kesselschmiede 4
92637 Weiden

Prof. Dr. med. Volker Brade
Institut für Medizinische Mikrobiologie und Krankenhaushygiene
Klinikum der J.W. Goethe-Universität Frankfurt
Paul-Ehrlich-Strasse 40
60596 Frankfurt/Main

Priv.-Doz. Dr. med. Claudia Brandt
Institut für Medizinische Mikrobiologie und Krankenhaushygiene
Klinikum der J.W. Goethe-Universität Frankfurt
Paul-Ehrlich-Strasse 40
60596 Frankfurt/Main

Dr. med. Ralf Brangenberg
Abt. für Kinder- und Jugendmedizin
Klinikum Traunstein
Cuno-Niggl-Str. 3
83278 Traunstein

Prof. Dr. med. Donald Bunjes
Klinik für Innere Medizin III
Universitätsklinikum Ulm
Robert-Koch-Str. 8
89081 Ulm

Marcelo de Carvalho Ramos
Dept. Clínica Médica
Faculdade de Ciências Médicas
Universidade Estadual de Campinas
Barão Geraldo-Campinas, SP
Brasil

Dr. med. Olaf Christensen
Abteilung Medizinische Klinik V
Universitätsklinikum Heidelberg
Im Neuenheimer Feld 410
69120 Heidelberg

Dr. med. Anette Ditzen
Institut für Medizinische Mikrobiologie und Hygiene
Medizinische Fakultät C.G. Carus
Technische Universität
Fetscherstr. 74
01307 Dresden

Dr. med. Sabine Dobinsky
Institut für Laboratoriumsmedizin, Mikrobiologie und Transfusionsmedizin
Kath. Marienkrankenhaus gGmbH
Alfredstrasse 9
22087 Hamburg

Dr. med. Winfried Ebner
Institut für Umweltmedizin und Krankenhaushygiene
Universitätsklinikum Freiburg
Breisacher Str. 115B
79106 Freiburg

Dr. med. Peter Eiring
Bakteriologisches Labor am Sana Klinikum Hof
Labor Limbach
Eppenreuther Str. 9
95032 Hof

Dr. med. Ruxandra Enzensberger
Institut für Medizinische Mikrobiologie und Krankenhaushygiene
Klinikum der J.W. Goethe-Universität Frankfurt
Paul-Ehrlich-Str. 40
60596 Frankfurt/Main

Dr. med. Maike Ermer
Institut für Laboratoriumsmedizin, Mikrobiologie und Transfusionsmedizin
Kath. Marienkrankenhaus gGmbH
Alfredstraße 9
22087 Hamburg

Dr. Sandra Eßbauer
WHO-Center
Konsiliarlabor für Pockenviren
Institut für Medizinische Mikrobiologie, Infektions- und Seuchenmedizin
Veterinärstr. 13
80539 München

Prof. Dr. med. Andreas Essig
Institut für Medizinische Mikrobiologie und Hygiene
Universitätsklinikum Ulm
Robert-Koch-Str. 8
89081 Ulm

Dr. med. Irene Ewert
Institut für Medizinische Mikrobiologie und Hygiene
Universitätsklinikum Schleswig-Holstein
Campus Lübeck, Haus 50
Ratzeburger Allee 160
23538 Lübeck

Dr. Rita Feldhues
Klinik für Anästhesiologie
Universitätsklinikum Heidelberg
Im Neuenheimer Feld 110
69120 Heidelberg

Dr. med. Anne Feydt-Schmidt
Klinik und Poliklinik für Kinder- und Jugendmedizin
Universitätsklinikum Hamburg-Eppendorf
Martinistr. 52
20246 Hamburg

Dr. med. Gefion Franke
Institut für Medizinische Mikrobiologie, Virologie und Hygiene
Universitätsklinikum Hamburg-Eppendorf
Martinistr. 52
20246 Hamburg

Prof. Dr. med. Barbara Gärtner
Institut für Virologie, Haus 47
Universitätskliniken des Saarlandes
Kirrbergerstraße
66421 Homburg

Prof. Dr. med. Heinrich K. Geiss
Qualitätsmanagement, Hygiene, Konzern
Rhön-Klinikum AG
Schlossplatz 1
97616 Bad Neustadt/Saale

Magdalena Geiss
Allensteiner Str. 9
76139 Karlsruhe

Dr. med. Christoph Gerigk
Zentrum Innere Medizin
Kath. Marienkrankenhaus gGmbH
Alfredstraße 9
22087 Hamburg

Dr. med. Sabine Gröbner
Institut für Medizinische Mikrobiologie und Hygiene
UniversitätsklinikumTübingen
Elfriede-Aulhorn-Str. 6
72076 Tübingen

Dr. med. Dirk Groene
Praxis Interdisziplinäre Dermatologie
Reichsstr. 1
14052 Berlin

Priv.-Doz. Dr. Martin Grünewald
Medizinische Klinik I
Klinikum Heidenheim
Schloßhaustraße 100
89522 Heidenheim

Dr. med. Michael Halank
1. Medizinische Klinik
Medizinische Fakultät C.G. Carus
Technische Universität
Fetscherstrasse 74
01307 Dresden

Priv.-Doz. Dr. med. Dieter Hassler
Infektiologe DGI
Untere Hofstatt 1-3
76703 Kraichtal-Münzesheim

Dr. rer. nat. Jürgen Herbert Helbig
Institut für Medizinische Mikrobiologie und Hygiene
Medizinische Fakultät C.G. Carus
Technische Universität
Fetscherstr. 74
01307 Dresden

Dr. med. Kristina Hochauf
Institut für Medizinische Mikrobiologie und Hygiene
Medizinische Fakultät C.G. Carus
Technische Universität
Fetscherstr. 74
01307 Dresden

Prof. Dr. med. Gert Höffken
1. Medizinische Klinik
Medizinische Fakultät C.G. Carus
Technische Universität
Fetscherstr. 74
01307 Dresden

Dr. med. Matthias Horstkotte
Bioscientia Institut für Medizinische Diagnostik GmbH
Bioscientia MVZ Hamburg
Papenreye 63
22453 Hamburg

Priv.-Doz. Dr. med. Ferdinand Hugo
Institut für Medizinische Diagnostik
Nicolaistrasse 22
12247 Berlin

Priv.-Doz. Dr. med. Klaus-Peter Hunfeld
Institut für Medizinische Mikrobiologie und Krankenhaushygiene
Klinikum der J.W. Goethe-Universität Frankfurt
Paul-Ehrlich-Strasse 40
60596 Frankfurt/Main

Prof. Dr. med. Enno Jacobs
Institut für Medizinische Mikrobiologie und Hygiene
Medizinische Fakultät C.G. Carus
Technische Universität
Fetscherstr. 74
01307 Dresden

Dr. med. Lars Jenicke
Praxis, Arzt für Nuklearmedizin
Schlossgarten 5
22041 Hamburg

Dr. med. Regine Kämmerer
Ministerium für Arbeit, Gesundheit und Soziales des Landes Nordrhein-Westfalen
Fürstenwall 25
40219 Düsseldorf

Prof. Dr. med. Reinhard Kandolph
Abt. Molekulare Pathologie
Institut für Pathologie
Universitätsklinikum Tübingen
Liebermeisterstr. 8
72076 Tübingen

Prof. Dr. rer. nat. Paul M. Kaulfers
Institut für Medizinische Mikrobiologie, Virologie und Hygiene
Universitätsklinikum Hamburg-Eppendorf
Martinistr. 52
20246 Hamburg

Dr. med. Ingrid Kindermann
Kardiologie, Angiologie und Internistische Intensivmedizin
Innere Medizin III
Unikliniken des Saarlandes
Kirrbergerstr. 1
66421 Homburg

Prof. Dr. med. Johannes K.-M. Knobloch
Institut für Medizinische Mikrobiologie und Hygiene
Universitätsklinikum Schleswig-Holstein
Campus Lübeck
Ratzeburger Allee 160
23538 Lübeck

Dr. Mechthild Kommerell
Medizinisches Labor Dr. Brunner
Mainaustr. 48A
78464 Konstanz

Prof. Dr. med. Michael Lanzer
Abt. für Parasitologie
Hygiene-Institut
Universitätsklinikum Heidelberg
Im Neuenheimer Feld 324
69120 Heidelberg

Prof. Dr. med. Horst Laqua
Klinik für Augenheilkunde
Universitätsklinikum Schleswig-Holstein
Campus Lübeck
Ratzeburger Allee 160
23538 Lübeck

Prof. em. Dr. med. Rainer Laufs
Institut für Medizinische Mikrobiologie, Virologie und Hygiene
Universitätsklinikum Hamburg-Eppendorf
Martinistraße 52
20246 Hamburg

Dr. med. Siobhan Loeper
Zentrum für Innere Medizin
I. Medizinische Klinik
Universitätsklinikum Hamburg-Eppendorf
Martinistraße 52
20246 Hamburg

Dr. med. Christian Lück
Institut für Medizinische Mikrobiologie und Hygiene
Medizinische Fakultät C.G. Carus
Technische Universität
Fetscherstr. 74
01307 Dresden

Prof. Dietrich Mack MD
Chair of Medical Microbiology and Infectious Diseases
The School of Medicine
University of Wales Swansea
Grove Building, Singleton Park
Swansea SA2 8PP
United Kingdom

Birgit Manncke
Institut für Medizinische Mikrobiologie und Hygiene
Universitätsklinikum Tübingen
Elfriede-Aulhorn-Str. 6
72076 Tübingen

Dr. med. Matthias Marschal
Institut für Medizinische Mikrobiologie und Hygiene
Universitätsklinikum Tübingen
Elfriede-Aulhorn-Str. 6
72076 Tübingen

Dr. med. Matthias Meinhardt
Institut für Pathologie
Medizinische Fakultät C.G. Carus
Technische Universität
Fetscherstr. 74
01307 Dresden

Prof. Dr. med. Arthur Melms
Neurologische Universitätsklinik
Hoppe-Seyler-Str. 3
72076 Tübingen

Dr. med. Elisabeth Meyer
Institut für Umweltmedizin und Krankenhaushygiene
Universitätsklinikum Freiburg
Breisacher Str. 115B
79106 Freiburg

Dr. med. Annette Mischke
Institut für Medizinische Mikrobiologie und Krankenhaushygiene
Klinikum der J.W. Goethe-Universität
Paul-Ehrlich-Straße 40
60596 Frankfurt/Main

Dr. med. Stefan Monecke
Institut für Medizinische Mikrobiologie und Hygiene
Medizinische Fakultät C.G. Carus
Technische Universität
Fetscherstr. 74
01307 Dresden

Elke Müller
Aachenerstr. 20
70376 Stuttgart

Priv.-Doz. Dr. med. Maya Müller
Klinik für Augenheilkunde
Universitätsklinikum Schleswig-Holstein
Campus Lübeck
Ratzeburger Allee 160
23538 Lübeck

Priv.-Doz. Dr. Oliver Nolte
Storchenweg 1
69226 Nußloch

Angela von Nowakowski
Dept. Patologia Clínica
Faculdade de Ciências Médicas
Universidade Estadual de Campinas
Barão Geraldo-Campinas, SP
Brasil

Dr. med. Björn Gunnar Ochs
BG-Unfallklinik Tübingen
Schnarrenbergstr. 95
72076 Tübingen

Dr. med. Dietrich Overkamp
Abt. Innere Medizin IV
Medzinische Universitätsklinik
Otfried-Müller-Str. 10
72706 Tübingen

Dr. med. Christoph Pöhlmann
Institut für Medizinische Mikrobiologie und Hygiene
Medizinische Fakultät C.G. Carus
Technische Universität
Fetscherstr. 74
01307 Dresden

Dr. med. Michael Protzen
Abteilung für Orthopädie
Rheumaklinik Bad Bramstedt
Oskar-Alexander-Str. 26
24576 Bad Bramstedt

Dr. med. Michael Rausch
Gemeinschaftspraxis Freiwald/Rausch
Fuggerstrasse 19
10777 Berlin

Dr. Julia Reinhard
Abt. Innere Medizin IV
Medizinische Universitätsklinik
Otfried-Müller-Str. 10
72706 Tübingen

Hans-Ludwig Reinsch
Kinderkardiologie – Kinderherzzentrum
Zentrum für Kinderheilkunde und Jugendmedizin
Universitätsklinikum Gießen & Marburg GmbH
Feulgenstr. 12
35392 Giessen

Dr. med. Michael Rieger
Innere Medizin V, Medizinische Klinik
Universitätsklinikum Heidelberg
Im Neuenheimer Feld 410
69120 Heidelberg

Priv.-Doz. Dr. med. Ralf Rieker
Institut für Pathologie
Medizinische Universität
Innsbruck
Müllerstr. 44
6020 Innsbruck
Österreich

Dr. Mark Ringhoffer
Klinik für Innere Medizin III
Universitätsklinikum Ulm
Robert-Koch-Str. 8
89081 Ulm

Prof. Dr. med. A. C. Rodloff
Institut für Medizinische Mikrobiologie und Infektionsepidemiologie
Universität Leipzig
Liebigstr. 24
04103 Leipzig

Dr. med. Holger Rohde
Institut für Medizinische Mikrobiologie, Virologie und Hygiene
Universitätsklinikum Hamburg-Eppendorf
Martinistraße 52
20246 Hamburg

Prof. Dr. med. G. von Salis-Soglio
Orthopädische Klinik und Poliklinik
Universitätsklinikum Leipzig AöR
Liebigstr. 20
04103 Leipzig

Georg Schäfer
Zentrum Innere Medizin
Kath. Marienkrankenhaus gGmbH
Alfredstraße 9
22087 Hamburg

Dr. med. Ralph Schneider
1. Medizinische Klinik
Medizinische Fakultät C.G. Carus
Technische Universität
Fetscherstr. 74
01307 Dresden

Dr. med. Andreas Schuler
Medizinische Klinik
Helfenstein Klinik Geislingen
Kliniken des Landkreises
Göppingen gGmbH
Eybstr. 16
73312 Geislingen

Dr. med. Andreas Schultz
Fritschestr. 24
10585 Berlin

Dr. med. Carsten Schwänen
Klinik für Innere Medizin III
Universitätsklinikum Ulm
Robert-Koch-Str. 8
89081 Ulm

Dr. med. Anja Sigge
MVZ für Laboratoriumsmedizin
Synlab Augsburg
Leitershoferstr. 25
86157 Augsburg

Priv.-Doz. Dr. med. Andreas Sing, MA DTM&H
Sachgebiet Infektiologie
Bayerisches Landesamt für
Gesundheit und Lebensmittelsicherheit
Veterinärstraße 2
85764 Oberschleißheim

Priv.-Doz. Dr. med. Ingo Sobottka
Institut für Medizinische Mikrobiologie, Virologie und Hygiene
Universitätsklinikum Hamburg-Eppendorf
Martinistraße 52
20246 Hamburg

Prof. Dr. med. Werner Solbach
Institut für Medizinische Mikrobiologie und Hygiene
Universitätsklinikum Schleswig-Holstein
Campus Lübeck, Haus 50
Ratzeburger Allee 160
23538 Lübeck

Dr. med. Angelika Speicher
Institut für Medizinische Mikrobiologie, Virologie und Hygiene
Universitätsklinikum Hamburg-Eppendorf
Martinistraße 52
20246 Hamburg

Dr. med. Sebastian Spuck
Klinik für Neurochirurgie
Universitätsklinikum Schleswig-Holstein
Campus Lübeck
Ratzeburger Allee 160
23538 Lübeck

Priv.-Doz. Dr. August Stich
Tropenmedizinische Abteilung
Missionsärztliche Klinik gGmbH
Salvatorstr. 7
97074 Würzburg

Dr. med. Enno Stürenburg
LADR GmbH
Medizinisches Versorgungszentrum
Dr. Kramer und Kollegen
Lauenburger Str. 67
21502 Geesthacht

Assoc. Prof. Yaowalark Sukthana
Department of Protozoology
Faculty of Tropical Medicine
Mahidol University
420/6 Rajvithi Road
Bangkok 10400
Thailand

**Prof. Dr. med.
Cord Sunderkötter**
Klinik für Dermatologie und
Venerologie
Universitätsklinikum Münster
Von-Esmarch-Str. 58
48149 Münster

**Priv.-Doz. Dr. med. habil.
Dieter Teichmann**
Zentrum für Infektions-, Reise- und
Tropenmedizin
Krankenhaus Dresden-Neustadt
Klinikum Industriestrasse
Industriestr. 40
01129 Dresden

Uwe Thiede
Klinik für Kinder- und Jugend-
medizin
Asklepios Klinik Nord
Tangstedter Landstraße 400
22417 Hamburg

Dr. Carsten Tiemann
Labor Krone
Medizinal-Untersuchungsstelle im
Regierungsbezirk Detmold
Siemensstr. 40
32105 Bad Salzuflen

Marieta Toma
Institut für Pathologie
Medizinische Fakultät C.G. Carus
Technische Universität
Fetscherstr. 74
01307 Dresden

Dr. med. Simone Trautmann
Medizinische Klinik I
Medizinische Fakultät C.G. Carus
Technische Universität
Fetscherstr. 74
01307 Dresden

Dr. med Hansjörg Waibel
Klinik für Anästhesiologie, Intensiv-
medizin und Schmerztherapie
Klinikum der J.W. Goethe-
Universität Frankfurt
Theodor-Stern-Kai 7
60590 Frankfurt/Main

Dr. med. Felix Walcher
Klinik für Unfall-, Hand- und
Wiederherstellungschirurgie
Klinikum der J.W. Goethe-
Universität
Theodor-Stern-Kai 7
60590 Frankfurt am Main

Dr. med. Katrin Walenta
Kardiologie, Angiologie und
Internistische Intensivmedizin
Innere Medizin III
Unikliniken des Saarlandes
Kirrbergerstr. 1
66421 Homburg

Prof. Dr. Nele Wellinghausen
Institut für Medizinische Mikro-
biologie und Hygiene
Universitätsklinikum Ulm
Robert-Koch-Str. 8
89081 Ulm

Dr. Dr. Hannes Wickert
Division of Infectious Diseases
University Hospitals Case Medical
Center
2061 Cornell Road, 4th Floor
Cleveland, OH 44106
USA

Dr. med. Anja-Christine Wienert
Abt. Diagnostische und Interventi-
onelle Radiologie
Kreisklinikum Traunstein
Cuno-Niggl-Straße 3
83278 Traunstein

Dr. med. Peter Wienert
Praxis für Allgemeinmedizin,
Naturheilkunde und Sportmedizin
Artenreitring 1a
83471 Schänau am Königssee

Dr. med. Dieter Wölfel MBA
Klinik für Kinderheilkunde und
Jugendmedizin
Klinik am Eichert
Kliniken des Landkreises
Göppingen gGmbH
Eichertstr. 3
73035 Göppingen

Dr. med. Carsten Würz
Medizinische Klinik
Helfenstein Klinik Geislingen
Kliniken des Landkreises
Göppingen gGmbH
Eybstr. 16
73312 Geislingen

Dr. med. Lutz T. Zabel
Institut für Laboratoriumsmedizin
Klinik am Eichert
Kliniken des Landkreises
Göppingen gGmbH
Eichertstr. 3
73035 Göppingen

**Dr. med.
K. Herrmann Zöllner-Kojnov**
Innere Abteilung
Krankenhaus Dresden-Neustadt
Klinikum Industriestrasse
Industriestr. 40, Haus H
01129 Dresden

Ach Afrika!

Andreas Schultz

Klinische Präsentation

Es war schön gewesen für Nelson zu Hause in Malawi. Die Großeltern, die Familie, viele Freunde von früher waren da, mit denen man am Lake Malawi herrlich baden konnte und es hatte sich auch gelohnt, zu kommen – schließlich war man 9 Wochen in Afrika geblieben. Es war der erste große Aufenthalt für den 9-jährigen Nelson in Afrika, seit er das Land mit seiner Familie vor etwa 3 Jahren verlassen hatte. Dies alles ist jetzt 2 Monate her und eine herrliche Zeit gewesen, aber der kleine Junge und seine Familie haben jetzt andere Sorgen:

Seit 2 Tagen hat Nelson Bauchschmerzen – vor allem im rechten Unterbauch; auf Schmerzmittelgabe tritt kurzzeitig Besserung ein. Gestern hat er stinkende, aber noch geformte Stühle abgesetzt, heute hat er nichts gegessen und getrunken und bereits 4-mal erbrochen. Fieber, Husten oder Schnupfen sind nicht aufgetreten. Der hinzugezogene Hausarzt überweist den Jungen in die nahegelegene Klinik mit der Bitte um sonografische Abklärung der Bauchschmerzen bei klinischem Verdacht auf eine Appendizitis. Nelson selber bemerkte heute beim Wasserlassen Blutabgang am Ende der Miktion, Schmerzen oder Brennen seien dabei nicht aufgetreten.

Der knapp 30 kg schwere Junge wirkt bei der Vorstellung in der Klinik mäßig krank und befindet sich in einem befriedigenden Allgemeinzustand. Der Hautturgor ist gut, die Schleimhäute sind feucht, kein Exanthem oder Enanthem sichtbar. Die Vitalparameter sind stabil. Das Kind ist zeitlich und örtlich orientiert, bietet adäquate Reaktionen, keine Lymphknotenschwellungen zervikal oder inguinal tastbar, Herz rein und rhythmisch mit 2/6 Systolikum p.m. über Erb, Lunge ohne pathologischen Befund, das Abdomen weich, keine Splenomegalie, Leber 2 cm unter dem Rippenbogen tastbar, keine pathologischen Resistenzen, leichter Druckschmerz im rechten Unterbauch bei tiefer Palpation, die Darmgeräusche sind eher spärlich. Nierenlager rechts leicht klopfschmerzhaft. Eine grob neurologische Untersuchung ist unauffällig, Temperatur 37,4°C.

Impfschutz liegt vor gegen DPaT, Polio, MMR, Hib und Hepatits A. Die Familienanamnese ist unauffällig. Nelson ist das dritte von 3 Kindern, Schwangerschaft und Geburt sind unauffällig verlaufen, als Kind hat er Windpocken durchgemacht und wiederholt fiebergebundene Krampfanfälle gehabt. In Afrika hatte er bereits eine unkomplizierte Malaria durchstanden und wiederholt Bronchitiden. Die letzte Reise hat der ansonsten gesunde Knabe ohne wesentliche Probleme überstanden; zwar erfolgte keine medikamentöse Malariaprophylaxe aber die üblichen Schutzmaßnahmen gegen Mückenstiche wurden beachtet, das Essen wurde im Rahmen der Familie zubereitet und verzehrt. Alle anderen Familienmitglieder sind zurzeit gesund.

Fragen

1. **Welche Erkrankungen fallen Ihnen in Zusammenhang mit der Reiseanamnese ein?**
2. **Der Patient ist mäßig krank – besteht trotzdem Grund zur Eile?**
3. **Welche Organe sollten diagnostisch vorrangig betrachtet werden?**

Weiterer klinischer Verlauf

Auch nach der Aufnahme klagte Nelson weiterhin über Bauchschmerzen im rechten Mittel- bis Unterbauch, gelegentlich bis in den Penis ziehend. Eine wiederholt durchgeführte Abdomensonografie, u. a. wegen des protrahierten Erbrechens, zeigte eine leicht vergrößerte Niere rechts mit verstärkter Echogenität und leicht erweitertem Nierenbecken, jedoch ohne Konkrementnachweis. Das restliche Abdomen war sonografisch unauffällig.

Untersuchung von Stuhlproben und Spontanurin waren ohne pathologischen Befund und kulturell negativ. Eine Untersuchung auf okkultes Blut im Stuhl blieb negativ. IgG-Antikörper gegen *S. mansoni/haematobium* waren unter der Nachweisgrenze (ELISA und IIF auf differente Lebensformen). Laborchemisch fiel eine milde hypochrome, mikrozytäre Anämie bei fehlenden Entzündungs- oder Hämolysezeichen auf. Eine weitere abklärende Diagnostik (antinukleäre Antikörper, Antistreptolysintiter, Yersinien-Antikörper, Gerinnungsstatus, Komplement, Enzymdiagnostik und Basislabor inkl. Leukozyten und CRP) ergaben ebenfalls keinen wegweisenden Befund, so dass eine Infektion bakterieller Genese ausgeschlossen wurde.

Aufgrund der prominenten Makrohämaturie und der Bauchschmerzen wurde zunächst analgetisch und volumensubstituierend unter dem Verdacht einer Urolithiasis behandelt. Erst nach Erhalt des Differenzialblutbildes mit einer relativen Eosinophilie von 8% und weiterhin negativem Konkrementnachweis wurde erneut an eine Wurminfektion gedacht. Am 5. stationären Tag gelang der Nachweis von *S. haematobium*-Eiern im 24 h-Sammelurin, was umgehend zur Behandlung mit Biltricide (Praziquantel) 2×1 Tablette über 3 Tage führte. Nelson konnte am 8. Tag nach Aufnahme in gutem Allgemeinzustand entlassen werden. Schwere Komplikationen (toxische Eosinophilie/Katayama-Fieber, s.u.) traten nicht auf, eine Beteiligung anderer Organsysteme (Genitale, Darm) konnte nicht nachgewiesen werden.

Diagnose

Blasenbilharziose – Schistosomiasis urogenitalis durch Infektion mit *Schistosoma haematobium*

Diskussion

Epidemiologie

Die Schistosomiasis oder Bilharziose ist eine endemisch auftretende Wurmerkrankung und steht in den Endemiegebieten nach der Malaria an 2. Stelle in der Bedeutung des öffentlichen Gesundheitswesens. Nach Angaben der WHO (2002) sind auf die Bilharziose 1,8 Millionen DALY (DALY = disease-adjusted life years, epidemiologische Messgröße, kumulativer Verlust an Lebensjahren in einer Population aufgrund einer Erkrankung) mit 15.000 Toten im Jahre 2001 zurückzuführen. Richtig und rechtzeitig behandelt ist sie gut zu heilen, unerkannt jedoch führt sie zu Blasenkrebs, Leberzirrhose und zum Tod. Die Schistosomiasis ist aber keinesfalls nur ein Problem von Einheimischen in Endemiegebieten; schon das kurze Abkühlen der Füße in einem Bach nach einem Fußmarsch in einem betroffenen Gebiet kann zur Infektion führen. Kurzzeitiger Kontakt mit Zerkarien-haltigem Wasser ist für die Infektion ausreichend, dementsprechend sind alle Altersgruppen, sozialen Schichten und eben auch Touristen von einem gleich hohen Erkrankungsrisiko betroffen.

Die Bilharziose wird durch Helminthen aus der Familie der Saugwürmer (Trematoden) der Gattung Schistosoma verursacht. Dabei wird zwischen 4 humanpathogenen, sog. intestinalen Arten (*S. mansoni, S. japonicum, S. mekongi* und *S. intercalatum*) und einer urogenitalen Art (*S. haematobium*) je nach hauptsächlich betroffenem Organsystem unterschieden. *Schistosoma haematobium* ist in annähernd 53 Ländern der Erde, vorzugsweise im mittleren Osten und Afrika mit Madagaskar und Mauritius beheimatet, jedoch auch der indische Subkontinent ist immer wieder betroffen (Abb. 1.1). Mit dem kürzlich bekannt gewordenen Auftreten von *S. mansoni* in Mauretanien, Senegal und Somalia ist die intestinale Schistosomiasis jetzt in 54 Ländern, einschließlich der arabischen Halbinsel, Ägypten, Libyen, Sudan, dem subsaharen Afrika, Brasilien, einigen karibischen Inseln, Surinam und Venezuela anzutreffen. *S. intercalatum* wird aus 10 Ländern innerhalb des Regenwaldgürtels Zentralafrikas berichtet. *S. japonicum* dagegen ist endemisch in China – mit Kühen als Hauptreservoir –, in Indonesien und auf den Philippinen (mit

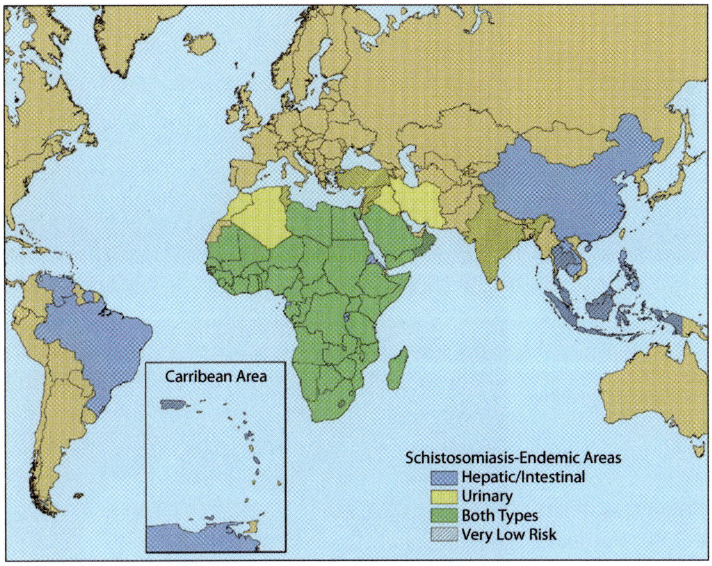

Abb. 1.1. Weltweite Verbreitung von *Schistosoma spp.* (Quelle: Traveller's Health: Yellowbook 2005 -2006; Centers for Disease Control and Prevention, Atlanta, GA)

Hunden und Schweinen als Reservoir) sowie ebenfalls in Thailand. Eine weitere Schistosomenart, *S. mekongi* findet sich in Kambodscha und Laos, entlang des Mekong. Veränderungen der Umwelt durch Bewässerungs- und Drainagesysteme, Bevölkerungsbewegungen und deren Wachstum weiteten die Krankheit in ehemals gering oder nicht endemische Gebiete, insbesondere in Afrika, aus. Einige markante Beispiele hierfür sind der Bau des Diama-Dammes über den Senegalfluss, der zum Wiederauftreten der intestinalen Schistosomiasis in Mauretanien und Senegal führte, oder das Auftreten intestinaler Schistosomiasis in Somalia und neuerdings auch in Djibuti durch unkontrollierte Bevölkerungsbewegungen und Flüchtlingsströme am Horn von Afrika. Von den weltweit ca. 200 Millionen Infizierten leiden ungefähr 120 Millionen Menschen an der Krankheit und weitere 20 Millionen an den schweren Folgen dieser Infektion. Die jährliche Zahl der Toten durch schwere Infektionsfolgen wie Blasenkrebs oder chronisches Nierenversagen (z.B. bei *S. haematobium*) und Leberfibrose oder portale Hypertension (z.B. bei *S. mansoni*) wird auf 20.000 geschätzt. Vor allem bei Kindern (höchste Prävalenz bei den 10- bis 19-Jährigen) sind Schistosomen neben Askariden, Trichuren und Hakenwürmern die häufigste Ursache von Wurminfektionen.

In Deutschland gibt es pro Jahr etwa 200 Fälle einer akuten Bilharziose. Nach der deutschen Krankenhausstatistik (1998) wurde bei 267 stationären Patienten eine Bilharziose als Haupt- oder Nebenbefund diagnostiziert. Dabei blieb die Genese der Erkrankung (Reisender, Europäer, Herkunft aus Endemiegebieten usw.) jedoch unberücksichtigt. Bei 40 deutschen Reisenden mit importierter Bilharziose hatten 95% die Infektion in Afrika erworben, die durchschnittliche (lange!) Reisezeit betrug 112 Tage. Hauptinfektionsgebiete waren die Volta- und Nigerzuflüsse, v. a. das Dogon-Gebiet in Westafrika und der Malawisee, wie in unserem Fall, sowie der Sambesi in Südostafrika.

Infektionsweg

Die Saugwürmer leben in den Venen der Blase bzw. des Darmes von Warmblütlern und produzieren dort große Mengen von Eiern, die mit dem Urin bzw. Stuhl ausgeschieden werden. Bei Süßwasserkontakt schlüpfen die Larven aus den Eiern und befallen Süßwasserschnecken (*Biomphalaria spp.*, *Oncomelania spp.* und *Bulinus spp.*, je nach Schistosomenart). In diesen Vektoren entwickeln sie sich weiter zu sog. Zerkarien (Abb. 1.2), die durch die Atemhöhle der Schnecke wieder ins Wasser gelangen und dort frei an der Wasser-

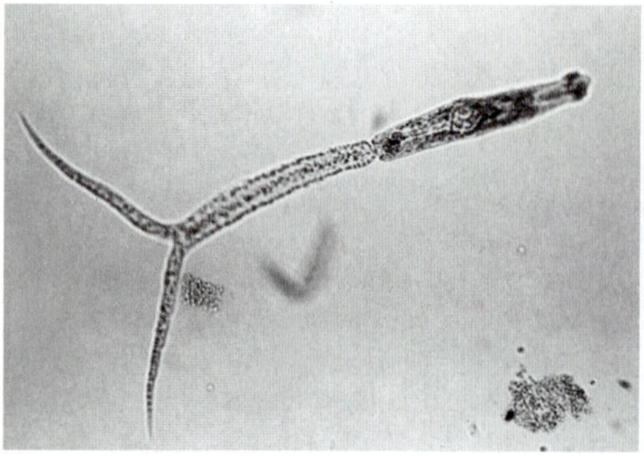

Abb. 1.2. Gabelschwanzzerkarie (Quelle: Public Health Image Library ID# 8556, CDC, Atlanta, GA)

oberfläche umherschwimmen. Befindet sich ein Mensch oder Tier im Wasser (ca. 25°C optimale Wassertemperatur am besten um die Mittagszeit herum), durchbohren freilebende Larven (Gabelschwanzzerkarien) die intakte Haut. Dabei werfen die Larven ihren Schwanz ab, und es entsteht im subkutanen Gewebe ein sog. Schistosomulum. Dieses gelangt mit dem Blutstrom in die Lunge und wandert in seiner weiteren Entwicklung in die Leber ein. Dort finden im Pfortadersystem die Ausreifung zum Adultwurm und die Paarung statt. Die im Körper befindlichen gepaarten Egel wandern dann in das Venengeflecht der Blase (*S. haematobium*), des Mesenteriums (*S. mansoni, S. japonicum, S. mekongi*) oder des Rektums (*S. intercalatum*). Dort legt das befruchtete Weibchen die Eier im jeweiligen Kapillarsystem ab. Der weibliche Wurm bleibt dauerhaft in der Bauchfalte des etwas dickeren Männchens, daher auch der Name Pärchenegel (Abb. 1.3). Die erwachsenen Würmer können bis zu 15 Jahre leben und produzieren in dieser Zeit täglich ca. 100–3.000 Eier. Aus den Eiern schlüpfen im Süßwasser die Wimpernlarven (Mirazidien). Diese benötigen für ihre weitere Entwicklung bis zu den infektionsfähigen Zerkarien Süßwasserschnecken als Zwischenwirt. Für *S. haematobium, S. mansoni* und *S. intercalatum* stellt der Mensch das Reservoir dar. Bei *S. japonicum* können neben dem Menschen auch verschiedene Haus- und Nutztiere sowie Kleinnager als Reservoir dienen. Der Träger kann wiederum die Eier an jedes Gewässer abgegeben. Enthält das Gewässer die entsprechenden Wasserschnecken, können

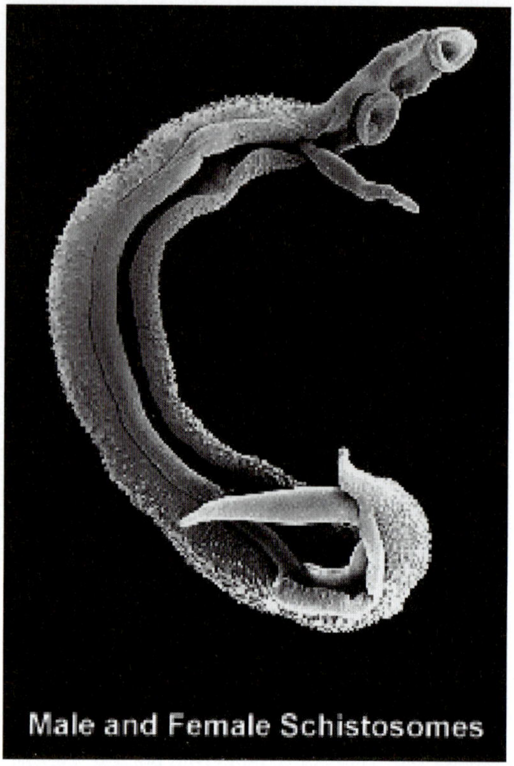

Abb. 1.3. Pärchenegel (weiblicher Wurm in der Bauchfalte des männlichen Wurmes)

die Larven erneut in den Schnecken zu Zerkarien heranreifen, und der Infektionszyklus beginnt von vorn. Untersuchungen in hyperendemischen Gebieten haben gezeigt, dass zur Aufrechterhaltung dieses Infektionszyklus lediglich ein Befall von 2–5% aller Schnecken eines Gewässers ausreicht; der Wurm ist also recht erfolgreich!

Krankheitsbild

Das Spektrum der Bilharziose reicht von milden Hautreizungen bei Befall durch nicht-humanpathogene Arten bis hin zu ernsten, teilweise hochfieberhaften Verläufen mit Befall mehrerer Organsysteme und Todesfolge. Es ist wichtig zu wissen, dass etwa 60% der Infektionen primär inapparent verlaufen. Doppel- und Reinfektionen sind jederzeit möglich. Es kommt zwar zur Ausbildung einer sog. »concomitant immunity«, die die Wahrscheinlichkeit einer Neuinfektionen reduzieren, aber eine bestehende Infektion nicht beseitigen kann.

Etwa 6-48 Stunden nach Infektion tritt die sog. Zerkariendermatitis mit erheblichem begleitendem Juckreiz auf. Gelegentlich kann es ca. 2–8 Wochen nach Erstinfektion mit *S. japonicum, S. mekongi*, seltener bei *S. mansoni*, sehr selten auch bei *S. haematobium* zum Auftreten eines hochfebrilen, teilweise lebensbedrohlichen Krankheitsbildes kommen. Dieses Katayama-Fieber genannte Krankheitsbild ist gekennzeichnet von einem raschen Fieberanstieg mit Schüttelfrost, Kopfschmerzen und Husten. Hervorgerufen durch die Ablagerung von Antigen-Antikörperkomplexen kommt es hier zu einer Hepatosplenomegalie und Lymphadenopathie, bisweilen auch zu einer Glomerulonephritis (*S. mansoni*). Nahezu alle Patienten zeigen dabei eine ausgeprägte Eosinophilie, was die differenzialdiagnostische Abgrenzung zu einer möglichen akuten Malaria oder gar eines Typhus abdominalis erleichtert.

Die Symptomatik der chronischen Schistosomiasis wird hervorgerufen durch den zunehmenden Verschluss des Kapillarsystems durch die Schistosomeneier bzw. durch die chronische entzündliche Reaktion des Organismus auf die abgelegten Eier. Abhängig von der Wurmlast kann es jedoch Jahre bis Jahrzehnte dauern, bis bei chronischer Schistosomiasis klinische Symptome auftreten. Es kommt dann zur Bildung von Eigranulomen mit Verkalkungen und narbiger Abheilung. Dies hat eine Abnahme des Kapillarbettes der Blase oder der Mesenterialvenen mit entsprechender poststenotischer Druckerhöhung zur Folge. Hämaturie und Hepatosplenomegalie anderer Genese, z. B. bei Malaria oder viszeraler Leishmaniose, sollten differenzialdiagnostisch ausgeschlossen werden.

Bei Befall des Urogenitaltraktes beklagen die Patienten Schmerzen beim Wasserlassen und häufig Hämaturie. Aufgrund von Ureterdilatationen kann es gehäuft zu aufsteigenden Harnwegsinfektionen kommen. Die durch die Schistosomeneier hervorgerufenen Blasenschleimhautveränderungen gelten als Präkanzerose. Bei Frauen führt die Infektion mit *S. haematobium* in über 60% zu einer Beteiligung des Genitaltraktes, nicht selten mit Befall der Eileiter und narbigem Verschluss mit einer erhöhten Neigung zu extrauterinen Schwangerschaften oder zu Infertilität.

Patienten mit Darmbilharziose leiden anfangs unter abdominellen Schmerzen meist mit intermittierender Diarrhö, Müdigkeit und Anämie durch kleinere Blutverluste aus den von den Eigranulomen verursachten Darmpolypen. Die Veränderungen der chronischen Kolitis können weiterhin als Eintrittspforte für Infektionen, insbesondere mit Salmonellen, dienen. Primär im Mesenterialvenengeflecht abgelegte Eier von *S. mansoni, S. japonicum* und *S. mekongi* können mit dem Blutstrom mitgerissen werden und sich im Pfortadersystem der Leber ablagern. Hier führt der chronische Entzündungsreiz zur Ausbildung eines präsinusoidalen Blocks im Pfortadersystem (sog. Symmersche Tonpfeifenfibrose). Es kommt zu Hepatosplenomegalie und zur Ausbildung von Ösophagusvarizen. Das Leberparenchym bleibt sehr lange erhalten, so dass relevante Transaminasenveränderungen sehr spät und Störungen des Gerinnungssystems und der Albuminproduktion fast nie auftreten. Bei Ausbildung von portosystemischen Shunts, selten auch primär, kann es zu einer ektopen Eiabsiedlung u.a. in der Lunge oder im ZNS kommen. Infektionen mit *S. intercalatum* können zu einer Beteiligung des Genitaltraktes und zu rektalen Blutungen führen.

Diagnostik

Typische Krankheitszeichen der primären Bilharziose sind neben der Eosinophilie blutiger Urin bzw. Blutauflagerungen auf dem Stuhl. Daraus ergeben sich die entscheidenden diagnostischen Schritte:

- Ausführliche und tropenspezifische Anamnese und Untersuchung
- Differenzialblutbild, BSG und CRP
- Wiederholte mikroskopische Untersuchung von Urin und Stuhl und ggf. Biopsien auf Wurmeier
- Je nach möglichem geographischem und/oder expositionellem Risiko ist eine spezifische (serologische) Immundiagnostik indiziert.

Primäre Symptome nach Aufenthalt in Endemiegebieten können Hinweise auf den auslösenden Erreger geben:

- Symptome im Urogenitaltrakt (Hämaturie, Dysurie, perineale Schmerzen, Hämatospermie

oder Zystitis, Urethritis, Hydronephrose, Prostatitis oder Salpingitis, genitale oder perineale Papillome) weisen auf eine *S. haematobium*-Infektion hin.
- Gastrointestinale Beschwerden (blutige Diarrhöen, chronische abdominelle Beschwerden oder Kolitis) sprechen eher für Infektionen mit *S. mansoni, S. intercalatum, S. mekongi* oder *S. japonicum*.
- Diffuse Leberschädigungen, Myelitis, Hemiplegie, zerebrale oder spinale entzündliche Herde dagegen können als Spätschäden bei allen Schistosoma-Arten auftreten.

Die Diagnosesicherung erfolgt entweder durch den Ei-Nachweis oder serologisch.

Dabei ist zu bedenken, dass der Nachweis der typischen Eier in Urin oder Stuhl und Schleimhautbiopsien von Blase oder Darm frühestens nach 5–12 Wochen gelingt. Die Präpatenzzeit, also die Zeit von der Infektion bis zum Ausscheiden der Eier im Urin oder Stuhl, beträgt mindestens 8–12 Wochen bei der *S. haematobium*-Infektion, mindestens 6 Wochen bei der *S. mansoni*-Infektion und ist mit 4–6 Wochen bei der *S. japonicum*-Infektion am kürzesten. Der parasitologische Ei-Nachweis sollte aber immer angestrebt werden, um anhand der Morphologie der Eier zu einer Spezies-Differenzierung zu gelangen und um Doppelinfektionen zu erfassen. Bei positivem Ei-Nachweis gilt die Schistosomiasis als bewiesen.

Ebenso ist der Nachweis spezifischer Antikörper (IFT, PHA, ELISA) als tragendes diagnostisches Kriterium erst 3 Monate nach dem letzten Süßwasserkontakt zu erwarten, vorher kann die Serologie negativ ausfallen. Die Sensitivität der Untersuchung liegt bei etwas über 90%, sie sinkt bei länger bestehenden Infektionen. Liegt bei einer positiven serologischen Reaktion ein wiederholt negativer Ei-Nachweis vor, so ist auch an eine immunologische Kreuzreaktionen mit anderen Helminthen zu denken. Werden unter Berücksichtigung des Expositionszeitpunktes keine Antikörper gefunden, ist die Schistosomiasis mit hoher Sicherheit ausgeschlossen.

Bei Verdacht auf Katayama-Fieber und positiver Serumuntersuchung auf spezifische Antikörper ist die Diagnose bei Süßwasserkontakt und der entsprechenden Klinik ausreichend gesichert, und es sollte behandelt werden. Bei negativer Serologie müssen anderer Ursachen einer Eosinophilie ausgeschlossen werden.

Liegt bei positivem Ei- bzw. Antikörper-Nachweis von *S. haematobium* der Süßwasserkontakt weniger als 1 Jahr zurück, ist bei Europäern keine weitere Diagnostik erforderlich. Liegt der Süßwasserkontakt jedoch mehr als 1 Jahr zurück oder kommt der Patient aus einem Endemiegebiet, sollte eine Sonografie der Nieren, der Blase und der Prostata/der Adnexe erfolgen. Ein CT oder i.v.-Pyelogramm zur Beurteilung der Ureteren und zum Ausschluss eines Blasenkarzinoms ebenso wie ggf. eine gynäkologische Untersuchung ist anzuraten.

Therapie

Die Bilharziose ist, sofern rechtzeitig behandelt und bei komplikationslosem Verlauf, leicht zur Ausheilung zu bringen.

Die Therapie der umkomplizierten Form kann grundsätzlich ambulant durchgeführt werden, sie erfolgt in der Regel mit Praziquantel (Biltricide) in einer Standarddosierung von 1×40 mg/kg Körpergewicht/Tag über 3 Tage. Die Nebenwirkungen sind hier meist gering und allgemeiner Natur, und es gibt so gut wie keine Kontraindikationen für die Behandlung. Infektionen durch *S. mekongi, S. japonicum* oder Mischinfektionen mit verschiedenen Spezies erfordern eine Dosierung von 60 mg/kg Körpergewicht/Tag über 3 Tage. Die Tagesdosis sollte in 2 Dosen in 4–6 Stunden Abstand voneinander gegeben werden.

Therapieversager unter dieser Dosierung wurden jedoch auch bei Reisenden (also bei tendenziell eher leichten Infektionen) verschiedentlich beschrieben. In diesen Fällen (anhaltende Ausscheidung vitaler Eier) stehen zur Behandlung von Infektionen mit *S. haematobium* Metrifonat sowie bei *S. mansoni* Oxamniquine (nur über tropenmedizinische Einrichtungen) zur Verfügung. In einzelnen Studien wurde auch eine Wirksamkeit von Artemether gegen *S. mansoni* (Schistosomula) beschrieben.

Die Therapie des Katayama-Fiebers bleibt symptomatisch, evtl. unterstützt durch Kortikosteroide. Die antiparasitäre Therapie mit Praziquantel ist in diesem Stadium nicht oder nur teilweise wirksam, außerdem ist eine Verschlechterung des Zustandes durch Praziquantel möglich. Bei gesicherter Diagnose eines Katayama-Fiebers sind Nachuntersuchungen auf Schistosomen-Eier und deren Therapie 3 Monate nach vermutetem Expositionszeitpunkt angezeigt.

Als Therapieerfolg (parasitologische Heilung) wird der negative Ei-Nachweis bei den 3 Folgeuntersuchungen bzw. abfallende Titer oder nicht mehr nachweisbare Antikörper bewertet.

Patienten, die in Endemiegebieten aufgewachsen sind und Organkomplikationen aufweisen, müssen auch bei niedrigen oder fehlenden Antikörpern im Serum und bei negativem Ei-Nachweis in Stuhl bzw. Urin ggf. invasiv untersucht werden, um die parasitologische Heilung zu sichern. Die Vorstellung bei einem Tropenmediziner ist hier sinnvoll.

Aufgrund der großen volkswirtschaftlichen Bedeutung dieser Erkrankung wird seit vielen Jahren intensiv an der Entwicklung von Impfstoffen geforscht. Erste Feldversuche mit unterschiedlichen Impfstoffen (auf der Grundlage von aus Schistosomen extrahierten S. haematobium glutathione S-transferase – Sh28GST – bzw. zwei *S. mansoni*-spezifischen Antigenstrukturen: Paramyosin und ein synthetisches Peptidkonstrukt, das multiple Antigenepitope (MAP) der Schistosomen eigenen Triosephosphatisomerase – TPI – sowie die Aufbereitung von Sm14, einem fettsäurebindenden Antigen von *S. mansoni*) zeigten beim Einsatz im Menschen bzw. – vorwiegend in Asien – im Tier erfolgversprechende Ergebnisse, so dass tatsächlich die Hoffnung besteht, diese Erkrankung durch Impfkampagnen weltweit zurückzudrängen.

Das Vorkommen der Schistosomiasis hat sich in den vergangenen 50 Jahren durch erfolgreiche Kontrollprogramme vor allem in Asien, Amerika, Nordafrika und dem Mittleren Osten gewandelt. Japan und viele Inseln der kleinen Antillen sind heute sogar schistosomenfrei. Wir wissen, dass die Implementierung von Kontrollprogrammen der WHO im Sinne einer Morbiditätskontrolle wirksam ist. Die Angriffspunkte im Rahmen des öffentlichen Gesundheitswesens bestehen im Wesentlichen aus dem Vermeiden von Hautkontakten mit Süßwasser in Bilharziosegebieten (und somit Ausschluss des Infektionsrisikos), der Behandlung infizierter Personen und der Bekämpfung der Schnecken.

Praziquantel als Mittel der ersten Wahl führt bei *S. haematobium*-Infektionen in weniger als 6 Monaten zur restitutio ad integrum, und auch schwerwiegende Veränderungen des Urogenitaltraktes können sich zurückbilden. Dies gilt insbesondere für Kinder. Ein breiter Einsatz der Chemotherapie senkt hierbei die Morbidität erheblich. Die Behandlungskosten sind dabei in den letzten 20 Jahren stetig gesunken; zurzeit kostet eine Tablette Praziquantel lediglich 0,06 Euro. Mangelnde Vektorkontrolle, mangelnde Hygieneerziehung und korrumpierte Wasserwirtschaft, steigender Müll und unkontrollierte Fäkalabfälle, Bevölkerungsverdichtung und hauptsächlich in Afrika die mangelnden aktualisierten Daten bezüglich Epidemiologie, Prävalenz und langfristigen Heilungsraten sowie die oft erfolglose Vermeidung der Reinfektion sind die aktuellen Promotoren, die einer Eradikation entgegenstehen.

Wichtig

Wegweiser einer Wurmerkrankung ist nicht zwingend eine Eosinophilie. Beharrlichkeit ist zudem angezeigt bei der Suche nach Wurmeiern. Hier sind wiederholte Untersuchungen unvermeidlich, insbesondere bei unklarer Serologie. Das Vorliegen einer Eosinophilie in Kombination mit blutiger Miktion bzw. mit blutigen Diarrhöen sollte bei möglicher Süßwasserexposition in Endemiegebieten jedoch immer an eine Bilharziose denken lassen.

Literatur

Abu-Elyazeed et al. (1997) Praziquantel in the treatment of Schistosoma mansoni infection: comparison of 40 and 60 mg/kg bodyweight regimens. Am J Trop Med Hyg 56:404-407

Arbeitsgemeinschaft der Wissenschaftlichen Medizinischen Fachgesellschaften: AWMF-Leitlinien-Register Nr. 042/005 Entwicklungsstufe: 1 Diagnostik und Therapie der Schistosomiasis, Wissenschaftlich begründete Leitlinien für Diagnostik und Therapie. www.awmf.de AWMF online

Centres for Disease Control and Prevention: Schistosomiasis Home Page (accessed 08 march 2004)

Chidiac et al. (1986) Echecs au praziquantel dan le traitement des bilharzioses. Intérêt de la biopsie de muqueuse rectale et du suivi prolongé. Méd Mal Infect 5:380-384

da Cunha and Pedrosa (1986) Double-blind therapeutical evaluation based on the quantitative oogram technique, comparing praziquantel and oxamniquine in human schistosomiasis mansoni. Rev Inst Med Trop Sao Paulo 28:337-351

Döring E, Ehrich JHH (2003) Schistosomiasis. In: Deutsche Gesellschaft für pädiatrische Infektiologie e.V. (Hrsg) DGPI Handbuch »Infektionen bei Kindern und Jugendlichen«, 3. Aufl. Futuramed München, S 539–542

Duong et al. (1988) Traitement de la bilharziose à S. mekongi par le praziquantel. Méd Trop 48:39-43

Feldmeier et al. (1981) Diagnostic value of rectal biopsy and concentration methods in Schistosomiasis intercalatum: quantitative comparison of three techniques. Tropenmed Parasitol 32:243-246

Harries AD, Cook GC (1987) Acute schistosomiasis (Katayama fever): clinical deterioration after chemotherapy. J Infect 14:159-161

Kern et al. (1984) Comparative study of oltipraz versus praziquantel for treatment of schistosomiasis with intestinal manifestation in the Gabon (Schistosoma intercalatum and S. haematobium). Tropenmed Parasitol 35:95-99

Kumar and Gryseels (1994) Use of praziqunatel against schistosomiasis. a review of current status. Intern J Antimicrobial Ag 4:313-320

Ong and Ellis (1989) Acute schistosomiasis (Katayama fever): corticosteroid as adjunct therapy.Scand J Infect Dis 21:473-4dfdf

Rabello et al. (1997) Humoral immune responses in patients with acute Schistosoma mansoni infection who were followed up for two years ater treatment Clin Inf Dis 24:304-308

Robert Koch Institut: Steckbriefe seltener und »importierter« Parasiten: 14,5K (Sep 2002) http://www.rki.de/INFEKT/STECKBRF/STBR_PA/VISZE.HTM

Saconato H, Atallah A (2000) Interventions for treating schistosomiasis mansoni. Cochrane Database Syst Rev 2:CD000528

Shoeb et al. (1966) Comparative study between stools, rectal swab, rectal scraping, rectal biopsy and liver biopsy examination methods in the diagnosis of 96 bilharzial hepatosplenomegalic. J Egypt Med Assoc 49:701-710

Squires N (2000) Interventions for treating schistosomiasis haematobium. Cochrane Database Syst Rev 2:CD000053

Visser et al. (1995) Outbreak of schistosomiasis among travelers returning from Mali. West Africa. Clin Inf Dis 20:280-285

Whitty et al. (2000) Presentation and outcome of 1107 cases of schistosomiasis from Africa diagnosed in a non-endemic country. Trans R Soc Trop Med Hyg 94:531-534

Alles Käse?

Holger Rohde, Matthias A. Horstkotte, Gefion Franke, Johannes K.-M. Knobloch, Siobhan Loeper, Lars Jenicke, Paul-Michael Kaulfers, Dietrich Mack

Klinische Präsentation

Der 51-jährige, männliche Patient wird nach einer Synkope unklarer Genese in der Klinik aufgenommen. Er berichtet über seit etwa 14 Tagen bestehende Beschwerden in Form von allgemeiner körperlicher Abgeschlagenheit, Fieber und Kälteschauern. Er deutet dies am ehesten als Zeichen eines grippalen Infekts. Weitere Beschwerden werden nicht angegeben. Anamnestisch werden weder Auslandsaufenthalte noch Kontakt zu Haustieren angegeben. Des Weiteren gibt es keinen Anhalt für Nikotin-, Alkohol- oder Drogenabusus. Bei dem Patienten sind seit mehreren Jahren ein arterieller Hypertonus sowie eine Hyperlipoproteinämie bekannt, die zum Zeitpunkt der Aufnahme mit einem β-Blocker, einem ACE-Inhibitor, einem Thiazid-Diuretikum und einem HMG-CoA-Reduktase-Inhibitor behandelt werden. Sechs Monate vor Aufnahme war aufgrund einer Aortendissektion vom Typ Stanford A eine Aoarta-ascendens-Prothese implantiert worden.

Bei der klinischen Untersuchung präsentiert sich der Patient in einem reduzierten Allgemeinzustand, die Körpertemperatur ist mit 38,1°C erhöht und auskultatorisch findet sich ein 2/6 Systolikum mit Punctum maximum über der Aortenklappe.

Pathologische Laborparameter bei Aufnahme: Hb 10,1 g/dl (14,0–17,5 g/dl); CRP 137 mg/dl (<5 mg/dl). Serologie für HAV, HBV, HCV und HIV ist negativ. Die apparativen Zusatzuntersuchungen (Abdomensonographie, Thorax- und Abdomen-CT) erbringen keinen Anhalt für eine Pneumonie, einen Abzess oder einen Tumor. Die transösophageale Echokardiographie zeigt eine °1-Aorteninsuffizienz, jedoch finden sich keine Zeichen einer Endokarditis.

Drei bei der Aufnahme gewonnene Blutkulturen zeigen Wachstum von grampositiven, Katalase-positiven Stäbchenbakterien, die in der weiteren biochemischen Typisierung (API Coryne, bioMerieux) als *L. monocytogenes* identifiziert werden können. Das Isolat ist sensibel gegenüber Ampicillin, Vancomycin, Trimethoprim/Sulfamethoxazol und Gentamicin. Bei fehlendem Hinweis auf eine fokale Infektion wird daher die Diagnose einer *L. monocytogenes*-Bakteriämie gestellt. Die initiale Therapie wird von Ceftriaxon auf Ampicillin (4×2 g/Tag i.v.) über 19 Tage umgestellt. In den ersten 4 Tagen wird zusätzlich Gentamicin (3×80 mg/Tag i.v.) verabreicht. Unter dieser Therapie entfiebert der Patient innerhalb der ersten beiden Tage, das CRP geht in den Normbereich zurück. Im Anschluss an die i.v.-Therapie erhält der Patient Sultamicillin (750 mg/Tag p.o.) für weitere 7 Tage und wird nach 21 Tagen entlassen.

7 Wochen später stellt er sich jedoch in reduziertem Allgemeinzustand erneut mit intermittierendem Fieber, Abgeschlagenheit sowie Nachtschweiß in der Klinik vor. Die Körpertemperatur ist auf 38,5°C erhöht, der übrige körperliche Untersuchungsbefund ist unauffällig.

Fragen

1. **Welche Ursache halten Sie für die zweite Episode für wahrscheinlich?**
2. **Welche weiterführenden diagnostischen Maßnahmen schlagen Sie vor?**
3. **Wie gestalten Sie die antibiotische Therapie des Patienten?**
4. **Welche pathogenetischen Ursachen sind abzugrenzen?**

Weiterer klinischer Verlauf

Erneut wurden Blutkulturen gewonnen, aus denen wieder *L. monocytogenes* angezüchtet wurde. Durch molekulare Typisierung mittels Pulsfeldgelelektrophorese (PFGE) (Brosch et al. 1996; Nguyen et al. 1994; Rohde et al. 2004) konnte die klonale Identität der Isolate aus der 1. und der 2. Krankheitsepisode nachgewiesen werden (Abb. 2.1a). Während des weiteren klinischen Aufenthalts konnte weder im Röntgen-Thorax, im Thorax- oder Abdomen-CT noch in der transösophagealen Echokardiographie ein potentieller Infektionsfokus nachgewiesen werden. Auch fand sich in Stuhluntersuchungen kein Hinweis für eine intestinale Besiedlung des Patienten mit *L. monocytogenes*. Erst in einer 18-F-Fluoro-D-Deoxyglukose-Positronenemissionstomographie (FDG PET) ergab sich eine deutliche Signalvermehrung im Bereich der Aortenprothese (Abb. 2.1b). Dies wurde im Hinblick auf die große zeitliche Distanz zur Implantation nicht als unspezifische Gewebereaktion, sondern vielmehr als Ausdruck einer periprothetischen Infektion gewertet.

Da der Allgemeinzustand des Patienten sowie der kritische Blutfluss durch die Prothese eine operative Sanierung des Infektionsherdes mit Explantation der infizierten Prothese nicht zuließ, musste eine konservative, antibiotische Therapie gewählt werden. Der Patient erhielt 6×2 g Ampicillin i.v. über 6 Wochen, welches für 4 Wochen mit 240 mg Gentamicin i.v. kombiniert wurde. Anschließend wurde eine weitere Behandlung mit 3×1 g Ampicillin p.o. für weitere 8 Wochen angeschlossen. Hierunter besserte sich der Zustand des Patienten, und er konnte 53 Tage nach Aufnahme entlassen werden. In einer Nachuntersuchung ein Jahr später präsentierte er sich in gutem Allgemeinzustand ohne Anzeichen einer Erregerpersistenz.

Diagnose

Rezidivierende prothesenassoziierte *L. monocytogenes*-Infektion

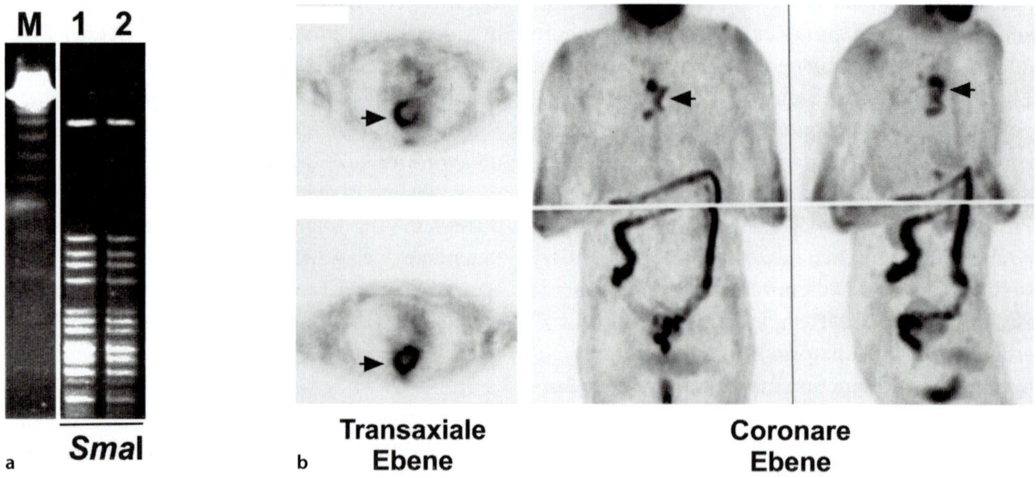

Abb. 2.1a,b. a Analyse der klonalen Beziehung der *L. monocytogenes*-Isolate der 1. (Spur 1) und der 2. (Spur 2) Episode durch Pulsfeldgeleelektrophorese. Nach Spaltung der DNA durch *SmaI* erfolgte die Auftrennung im Agarosegel. Die resultierenden Banden wurden durch Ethidiumbromidfärbung dargestellt. *M* Marker (SmaI gespaltene DNA von *S. aureus* NCTC 8325). **b** 18-F-Fluoro-D-Deoxyglukose-Positronenemissionstomographie (PET) mit Darstellung einer sich auf die Aortenprothese projizierenden Signalanhebung als Zeichen einer vermehrten Stoffwechselaktivität in diesem Bereich. Dies ist als Ausdruck des entzündlichen Geschehens zu werten. (Abb. nach Rohde et al. 2004, mit freundlicher Genehmigung von Elsevier Ltd.)

Diskussion

L. monocytogenes ist ein ubiquitär vorkommender Erreger, der z. B. in der Erde und verfaulenden Pflanzen gefunden werden kann. Bei etwa 5% der Bevölkerung kann *L. monocytogenes* auch in der Stuhlflora nachgewiesen werden. Trotz seiner weiten Verbreitung auch in häufig konsumierten Nahrungsmitteln wie Rohmilchkäse und Wurst ruft *L. monocytogenes* in der Regel Infektionen nur bei prädisponierten Personen hervor (Farber u. Peterkin 1991; Lorber 1997). Betroffen hiervon sind Patienten mit einem Lebensalter von über 50 Jahren, Lebererkrankungen und Stoffwechselstörungen wie Diabetes mellitus und Eisenüberladung. Als besonders gefährdet müssen auch immunsupprimierte Patienten und Schwangere betrachtet werden. Typische klinische Manifestationen bei diesen prädisponierten Patienten sind Bakteriämie, Meningoencephalitis und Endokarditis sowie generalisierte Verläufe bei Infektion in utero (Granulomatosis infantiseptica). Im Gegensatz dazu kann eine *L. monocytogen*-induzierte Gastroenteritis auch unabhängig von prädisponierenden Faktoren auftreten (Hof 2001; Hof et al. 1997).

Als Ursache für die rezidivierende *L. monocytogenes*-Infektion mit einem klonal identischen Stamm bei unserem Patienten kommen verschiedene Ursachen in Betracht. Zum einen kann dies durch ein endogenes Rezidiv erklärt werden. Ein solcher Verlauf konnte bei einer rezidivierenden *L. monocytogenes*-Meningitis beobachtet werden, bei welcher der Infektionsstamm auch aus dem Stuhl des betroffenen Patienten isoliert werden konnte (Larner et al. 1989; Rohde et al. 2004). Da bei unserem Patienten eine enterale *L. monocytogenes*-Besiedlung nicht nachgewiesen werden konnte, erscheint dies jedoch weniger wahrscheinlich. Des Weiteren kommt eine Reinfektion aus einer exogenen Quelle in Betracht. So ist bekannt, dass distinkte *L. monocytogenes*-Stämme in Anlagen zur Käseherstellung über einen langen Zeitraum persistieren und hierüber kontinuierlich die produzierte Ware kontaminieren können (Schuchat et al. 1991). Obwohl diese Möglichkeit bei unserem Patienten nicht vollständig ausgeschlossen werden kann (nach eigenen Angaben konsumierte er gerne Rohmilchkäse eines bestimmten Herstellers), erscheint sie aufgrund der fehlenden Prädispositionsfaktoren als wenig wahrscheinlich. Daher ist die Möglichkeit einer persistierenden Infektion am naheliegendsten.

Tatsächlich konnte durch FDG PET die Aortenprothese als potentieller ursächlicher Fokus identifiziert werden. FDG PET ist eine nuklearmedizinische Methode, bei der radioaktiv markierte Glucose in Stoffwechsel-aktiven Arealen vermehrt angereichert wird. Zwar weist sie im Vergleich zu anderen Verfahren zur Darstellung infektiöser Foci wie der Leukozytenszintigraphie eine geringere Spezifität auf, ihr Einsatz erscheint jedoch aufgrund der höheren Ortsauflösung und einer überlegenen Akkumulationskinetik gerechtfertigt (De Winter et al. 2002).

L. monocytogenes ist im Zusammenhang mit Gefäßprotheseninfektionen als ein ungewöhnlicher Erreger zu betrachten (Rohde et al. 2004). Typischerweise lassen sich bei klinisch frühzeitig manifesten Infektionen *Staphylococcus aureus*, *Enterobacteriaceae* sowie *Pseudomonas aeruginosa* nachweisen. Bei sich spät manifestierenden Infektionen spielt *Staphylococcus epidermidis* die überragende Rolle. Infektionen von Gefäßprothesen treten, abhängig von der Lokalisation, in 1% (Aorta) bis 2,6% (A. femoralis) auf. Die Infektion der Prothese kann aus einer intraoperativen Kontamination resultieren. Zudem können sich Infektionen benachbarter anatomischer Strukturen per continuitatem auf das Implantat ausdehnen, und schließlich kann die Infektion auch hämatogen im Rahmen einer Bakteriämie erfolgen.

Bei unserem Patienten ist am ehesten von einer hämatogenen Besiedlung der Prothese auszugehen. Es bleibt hierbei ungeklärt, ob eine Infektion der Aortenprothese bereits im Rahmen der ersten Episode vorlag oder aber aus der Bakteriämie resultierte. Dies wäre insbesondere im Hinblick auf die Therapiedauer der ersten Episode von Bedeutung, die im Falle einer Protheseninfektion mit etwa 3 Wochen deutlich zu kurz gewesen wäre. Unabhängig davon erscheint jedoch auch die initiale Therapie, bei der der Patient mit 8 g Ampicillin pro Tag eine grenzwertig niedrige Gesamttagesdosis erhielt, die Entstehung eines Rezidivs zumindest begünstigt zu haben. Die Therapie einer *L. monocytogenes*-Infektion besteht in der Regel

Tab. 2.1. Therapie von *L. monocytogenes*-Infektionen. (Nach Lorber 2001)

Syndrom	Antibiotikum	Dosierung pro Tag	Intervall	Minimale Therapiedauer (Wochen)
Meningitis	Ampicillin +	200 mg/ kg KG	alle 4 Stunden	3
	Gentamicin	5 mg/ kg KG	alle 8 Stunden	
Hirnabszess	Ampicillin +	200 mg/ kg KG	alle 4 Stunden	6
	Gentamicin	5 mg/ kg KG	alle 8 Stunden	
Endokarditis	Ampicillin +	200 mg/ kg KG	alle 6 Stunden	6
	Gentamicin	5 mg/ kg KG	alle 8 Stunden	
Bakteriämie	Ampicillin +	200 mg/ kg KG	alle 6 Stunden	2

aus einer Kombinationstherapie mit Ampicillin und Gentamicin. Hierbei müssen in Abhängigkeit von der Infektionsart 200 mg/kg Körpergewicht Ampicillin über 2 (Bakteriämie) bis 6 (Encephalitis) Wochen verabreicht werden (Tab. 2.1). Bei einer Unverträglichkeit von β-Laktamantibiotika ist die fixe Kombination von Trimethoprim/Sulfamethoxazol (15–20 mg/kg Körpergewicht pro Tag) Substanz der Wahl (Hof et al. 1997; Lorber 2001).

Eine besondere therapeutische Schwierigkeit bestand bei unserem Patienten in der Infektion der Aortenprothese. Üblicherweise ist bei solchen Fremdkörper-assoziierten Infektionen eine alleinige antibiotische Therapie nicht ausreichend, um die Erreger suffizient zu eradizieren. Vielmehr ist unbedingt die chirurgische Sanierung des Infektionsherdes anzustreben, die mit einer antibiotischen Therapie über 6–8 Wochen kombiniert wird (Karchmer 2000). Probleme ergeben sich hierbei aus der Tatsache, dass die Ersatzprothese am Ort der Infektion implantiert wird. Daher wird vorgeschlagen, die Gefäßkontinuität extraanatomisch wiederherzustellen (Bisno u. Dickinson 1999). Bei unserem Patienten war eine operative Strategie aufgrund des reduzierten Allgemeinzustandes und dem damit verbundenen, erhöhten Risiko nicht möglich. Die hochdosierte Ampicillin i.v. Therapie über 6 Wochen im Sinne einer Sequentialtherapie, gefolgt von der Gabe von Ampicillin p.o., führte jedoch in diesem Fall letztendlich zur Sanierung der Infektion.

Literatur

Bisno AL, Dickinson GM (1999) Infections associated with intravascular lines, grafts and devices. In: Armstrong D, Cohen J (eds) Infectious Diseases. Mosby, Philadelphia, pp 48.1-48.8

Brosch R., Brett M, Catimel B, Luchansky JB, Ojeniyi B, 120Rocourt J (1996) Genomic fingerprinting of 80 strains from the WHO multicenter international typing study of *Listeria monocytogenes* via pulsed-field gel electrophoresis (PFGE). Int J Food Microbiol 32:343-355

De Winter F, Vogelaers D, Gemmel F, Dierckx RA (2002) Promising role of 18-F-fluoro-D-deoxyglucose positron emission tomography in clinical infectious diseases. Eur J Clin Microbiol Infect Dis 21:247-257

Farber JM, Peterkin PI (1991) *Listeria monocytogenes*, a foodborne pathogen. Microbiol Rev 55:476-511

Hof H (2001) *Listeria monocytogenes*: a causative agent of gastroenteritis? Eur J Clin Microbiol Infect Dis 20:369-373

Hof H, Nichterlein T, Kretschmar M (1997) Management of listeriosis. Clin. Microbiol Rev 10:345-357

Karchmer AW (2000) Infections of prosthetic valves and intravascular devices. In: Mandell GL, Bennett JE, Dolin R (eds) Principles and practice of infectious diseases. Churchill Livingston, Philadelphia, pp 903-917

Larner AJ, Conway MA, Mitchell RG, Forfar JC (1989) Recurrent *Listeria monocytogenes* meningitis in a heart transplant recipient. J Infect 19:263-266

Lorber B (1997) Listeriosis. Clin Infect Dis 24:1-9

Lorber B (2001) Listeria. In: Schlossberg D (ed) Current therapy of infectious diseases. Mosby, St. Louis, pp 522-525

Nguyen VJ, Nguyen L, Guillemain R, Amrein C, Buu-Hoi A, Gutmann L (1994) Relapse of infection or reinfection by *Listeria monocytogenes* in a patient with a heart transplant: usefulness of pulsed-field gel electrophoresis for diagnosis. Clin Infect Dis 19:208-209

Rohde H, Horstkotte MA, Loeper S, Aberle J, Jenicke L, Lampidis R, Mack D (2004) Recurrent *Listeria monocytogenes* aortic graft infection: confirmation of relapse by molecular subtyping. Diag Microbiol Infect Dis 48:63-67
Schuchat A, Swaminathan B, Broome CV (1991) Epidemiology of human listeriosis. Clin Microbiol Rev 4:169-183

Aus der Haut gefahren

Anette Ditzen, Kirsten Anding-Rost, Simone Trautmann, Matthias Meinhardt, Enno Jacobs

Klinische Präsentation

Ein 69-jähriger Patient wird mit den klinischen Zeichen einer Pneumonie in die Universitätsklinik eingewiesen. In der Notaufnahme berichtet er über schon länger bestehendes Unwohlsein, Abgeschlagenheit und Müdigkeit. Seit 3 Tagen habe er Fieber mit Temperaturen bis 39°C sowie Dyspnoe mit produktivem Husten. Fragen nach Auslandsaufenthalten werden verneint.

An Vorerkrankungen sind bei diesem Patienten eine chronische Bronchitis und eine generalisierte Arteriosklerose bekannt. Weiterhin besteht eine Niereninsuffizienz im Stadium der kompensierten Retention aufgrund einer Nephrektomie rechts bei Z.n. Urothel-Karzinom. Außerdem liegen eine unklare Hauterkrankung mit Schuppung und Rhagaden sowie ein Lichen ruber vor, der seit 3 Jahren mit Prednisolon therapiert wird.

Bei der körperlichen Untersuchung ist der Patient in gutem Ernährungs-, aber reduziertem Allgemeinzustand mit einer Körpertemperatur von 39°C und klinischen Zeichen der Exsikkose. Die Herzfrequenz beträgt 100/min, der Blutdruck 90/60 mmHg. Die weitere Inspektion zeigt ein konfluierendes Exanthem an den Extremitäten, jedoch kein Rachenenanthem. Bei der Auskultation der Lunge werden feinblasige Rasselgeräusche v.a. rechts basal festgestellt. Die übrige körperliche Untersuchung ist unauffällig.

Die laborchemische Untersuchung erbringt folgende auffällige Werte:

Parameter	Aktueller Wert	Normalwert
Hämoglobin	10,95 g/dl	14,0–17,5 g/dl
Leukozyten	12,2/nl	3,8–9,8/nl
CRP	23,51 mg/dl	<5 mg/dl
Kreatinin	4,71 mg/dl	0,67–1,36 mg/dl
Harnstoff	221,02 mg/dl	18–55 mg/dl

Weitere Beobachtungen:
- Urinstatus und Sediment: pH 8,0
- Leukozyturie
- Erythrozyturie
- massenhaft Erythrozyten
- Leukozyten und viele Bakterien im Urinsediment

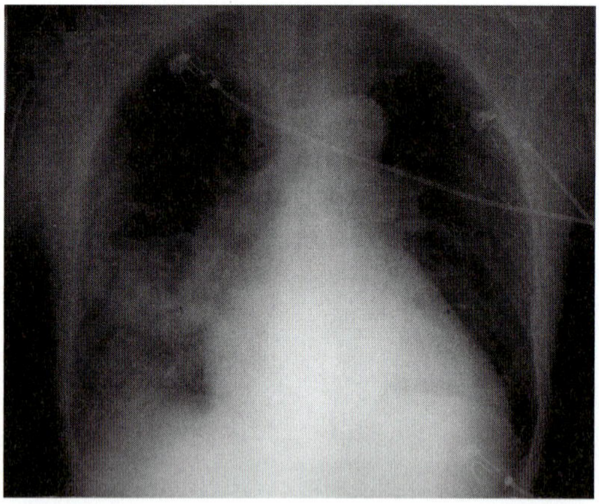

Abb. 3.1. Röntgen-Thorax bei Aufnahme: Infiltrate im rechten Unterlappen

Alle übrigen routinemäßig erhobenen klinisch-chemischen Parameter sind unauffällig.

Das Röntgen-Thoraxbild bei Aufnahme (■ Abb. 3.1) zeigt Infiltrate im rechten Unterlappen.

? Fragen

1. **Welche Verdachtsdiagnose ist bei diesem Patienten zu stellen?**
2. **Woran ist differenzialdiagnostisch zu denken?**
3. **Welche Untersuchung ist pathognomonisch?**

Weiterer klinischer Verlauf

Der Patient wird 3 Stunden nach stationärer Aufnahme wegen zunehmender Kreislaufinstabilität und respiratorischer Insuffizienz auf die Intensivstation verlegt. Die empirische Antibiotikatherapie besteht aus einem Makrolid und einem Carbapenem.

Am Folgetag verschlechtert sich der Allgemeinzustand des Patienten noch mehr und er entwickelt ein akutes Nierenversagen. In der Mikrobiologie werden grampositive Kokken im Bronchialsekret, der BAL und in den Hautabstrichen nachgewiesen.

Die auffälligen Hautveränderungen werden primär als Exsikkationsekzem bewertet. Im weiteren Verlauf kommt es jedoch zur Ausbildung von Erosionen und intraepidermal verschieblichen Blasen; mit der Vorgeschichte des Lichen ruber werden diese zunächst als Immunkomplexvaskulitis diagnostiziert.

Einen Tag später wird der Patient im Rahmen eines septischen Multiorganversagens beatmungs-, dialyse- und katecholaminpflichtig. Die mikrobiologische Differenzierung erbringt den Nachweis von *Staphylococcus aureus* in BAL, Bronchialsekret, verschiedenen Hautabstrichen und Katheterurin.

Der Patient verstirbt innerhalb von 72 Stunden im septischen Geschehen und Multiorganversagen. Mit dem Einverständnis der Ehefrau wird eine Obduktion durchgeführt. Die Autopsie bestätigt das Multiorganversagen im septischen Geschehen ebenso wie die eitrige Bronchopneumonie. Weitere postmortale Diagnosen sind eine fibrinös-eitrige Begleitperikarditis sowie ein Lokalrezidiv des Urothel-Karzinoms.

Die histologische Untersuchung erbringt keinen Anhalt für eine Vaskulitis bzw. für einen chronischen Lichen ruber. Im Stratum granulosum ist jedoch eine intraepidermale Spaltbildung zu sehen (Abb. 3.2). Die Gramfärbung zeigt grampositive Haufenkokken in den Hautläsionen und im Lungenparenchym.

Staphylococcus aureus wird molekularbiologisch auf das Vorhandensein der Gene *eta* und *etb* untersucht. Der Stamm weist in der PCR beide Gene auf, so dass die Expression beider exfoliativen Toxine ETA und ETB möglich ist.

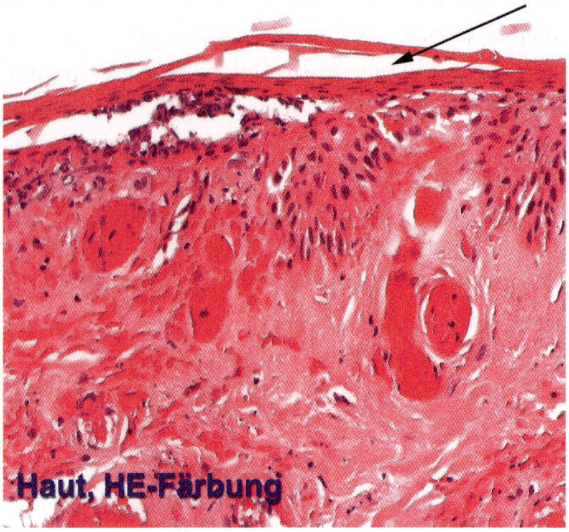

Abb. 3.2. Intraepidermale Spaltbildung (*Pfeil*) im Stratum granulosum, HE-Färbung (200-fache Vergrößerung)

Diagnostisch wegweisend für die Toxinbildung ist jedoch der histologische Nachweis der intraepidermalen Spaltbildung im Stratum granulosum (*Pfeil* in Abb. 3.2), die pathognomonisch für das Staphylococcal Scalded Skin Syndrome (SSSS) ist.

Diagnosen

- **Staphylococcal Scalded Skin Syndrome (SSSS) ausgehend von einer ambulant erworbenen *Staphylococcus-aureus*-induzierten Pneumonie**
- **Harnwegsinfektion durch *Staphylococcus aureus***
- **Fibrinös-eitrige Begleitperikarditis**
- **Lokalrezidiv eines Urothel-Karzinoms bei Z.n. Resektion des Primärtumors vor 1 Jahr**

Diskussion

Das SSSS ist eine superfiziell blasenbildende Hauterkrankung, die von den exfoliativen Toxinen von *S. aureus* ausgelöst wird. Das klinische Bild wurde erstmals von Baron Ritter von Rittershain beschrieben, der 297 Fälle bei Kleinkindern beobachtete. Er benannte das Krankheitsbild »Dermatitis exfoliativa neonatorum«. Hingegen beschreibt der »Pemphigus neonatorum« eine mildere und selbstlimitierende Verlaufsform bei Kindern, die mit geringer Blasenbildung einhergeht.

Epidemiologie und Pathophysiologie

Etwa 5% aller *S. aureus*-Stämme produzieren exfoliative Toxine, zwei verschiedene Typen (ETA und ETB) sind humanpathogen. Die Expression eines Toxins reicht jedoch aus, um dieses Syndrom hervorzurufen. Die meisten Exfoliativtoxin-produzierenden *S. aureus*-Stämme sind Methicillin-sensibel. In Japan gab es jedoch zwei Fälle von SSSS, die je einmal von einem Methicillin-resistenten ETA- und ETB- positiven *S. aureus*-Stamm ausgelöst wurden. Das ETA kommt in Europa, Afrika und Nordamerika sehr viel häufiger vor, Gene zur Bildung des ETA werden dort in über 80% aller Exfoliativtoxin-bildenden *S. aureus*-Stämme gefunden. In Japan ist das ETB häufiger zu finden.

Die Basensequenzen der beiden Toxine stimmen in 40% überein, bezüglich ihrer Eigenschaften gibt es jedoch einige Unterschiede (◘ Tab. 3.1).

Beide Toxine verursachen histologisch nicht unterscheidbare dermatologische Läsionen. Nach Freisetzung des Toxins kommt es primär zur Ausbildung eines rotgelben Erythems, das bevorzugt an den Extremitäten mit Betonung der Flexorenseiten auftritt. Das Toxin bindet an Keratingranula im Stratum granulosum der Epidermis und führt dort zur pathognomonischen Spaltbildung. Durch die Spaltbildung entstehen intraepidermale Blasen, die sich durch leichten seitlichen Druck in der Epidermis verschieben lassen. Dieses Phänomen bezeichnet man als positives Nikolsky-Zeichen. Die Blasen füllen sich mit Flüssigkeit und werden größer, bis sie schließlich platzen. Dabei schält sich die obere Epidermis und lässt die Haut wie nach einem Sonnenbrand aussehen. Die Hautablösung kann lokal oder generalisiert vonstatten gehen; ist sie nur lokalisiert, spricht man von bullöser Impetigo, im generalisierten Fall spricht man vom SSSS (◘ Abb. 3.3).

Das SSSS ist primär eine Krankheit des Säuglings- und Kindesalters und ist assoziiert mit einer Staphylokokkeninfektion des oberen Respirationstrakts, des Mittelohrs, der Konjunktiven oder der Nabelschnur. Über einige seltene Fälle von SSSS wurde nach septischer Arthritis, Pyomyositis und mütterlichen Brustabszessen berichtet.

Bei Erwachsenen kommt es sehr viel seltener zur Ausbildung dieses Syndroms; bisher beschrieben wurden Fälle von SSSS nach Katheterbesied-

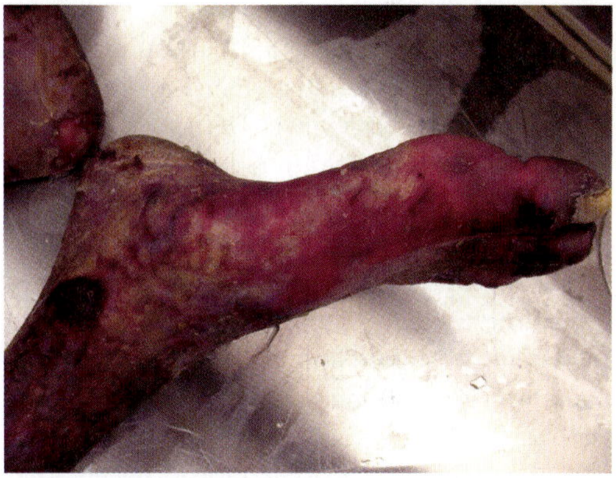

◘ **Abb. 3.3.** Generalisierte Hautablösung bei SSSS (Obduktionsbild)

◘ **Tab. 3.1.** Eigenschaften der Exfoliativtoxine ETA und ETB von *S. aureus*

	ETA	ETB
Aminosäuren	242	246
Molekulargewicht (kDA)	26.950	27.274
Gen	chromosomal kodiert	plasmidvermittelt
Verhalten bei Hitzeeinfluss	stabil	labil

lungen, Abszessen oder septischer Arthritis. Noch seltener ist, dass ein *S. aureus* -Stamm Gene zur Produktion **beider** Exfoliativ-Toxine trägt.

Zu den Risikofaktoren für die Entstehung des SSSS bei Erwachsenen zählen insbesondere Niereninsuffizienz, maligne Erkrankungen, Immunsuppression und dermatologische Grunderkrankungen. Männer sind im Durchschnitt häufiger betroffen als Frauen; das Manifestationsalter ist bei über 50% der Fälle >60 Jahre. Die Mortalität ist mit bis zu 60% sehr hoch.

Diagnose

Die meisten Diagnosen des SSSS werden klinisch gestellt. Differenzialdiagnostisch (▫ Tab. 3.2) ist v.a. an das Erythema multiforme sive toxische epidermale Nekrolyse (TEN) zu denken, ebenfalls eine exfoliative Hauterkrankung, deren Prävalenz jedoch im Erwachsenenalter sehr viel höher ist als bei Kindern. Weitere Differenzialdiagnosen sind Verbrennungen, das Erythema exsudativum multiforme sive Stevens Johnson Syndrome (SJS), das Toxic shock Syndrome (TSS), Infektionserkrankungen sowie immunologische Reaktionen im Sinne einer Graft-versus-host-Disease.

Da das klinische Bild durch ein Exotoxin hervorgerufen wird, sind die verursachenden Staphylokokken häufig an einem anderen Ort des Körpers lokalisiert, die Blasenflüssigkeit ist beim generalisierten SSSS somit steril. Bei der lokalisierten Form (bullöse Impetigo) dagegen ist *S. aureus* normalerweise aus dem Blaseninhalt kultivierbar.

Diagnostisch wegweisend sind – neben Anamnese und Klinik – die Hautbiopsie mit Nachweis der typischen Spaltbildung in der Epidermis, der Nachweis von *S. aureus*, ein positives Nikolsky-Zeichen und schließlich der molekularbiologische Nachweis der Gene für die Exfoliativtoxinproduktion.

Die Blutkulturen der Patienten mit SSSS sind bei Kindern normalerweise negativ, bei Erwachsenen jedoch in bis zu 62,5% der Fälle positiv.

Bisher war der Goldstandard zur Bestätigung der Diagnose SSSS die subkutane Injektion geringer Mengen des teilweise gereinigten Toxins in erwachsene Nacktmäuse, bei denen nach 2–120 min nach der Injektion das positive Nikolsky-Zeichen nachweisbar ist. Diese Methode wird jedoch als Routinediagnostik nicht angewandt.

Therapie

Das wichtigste Therapieziel ist die Eradikation der toxinbildenden Bakterien durch Antibiotika, verbunden mit adäquater Pflege der Haut zur Vorbeugung bzw. Behandlung von Sekundärsymptomen. Milde Formen des SSSS werden durch lokale Wundbehandlung in Kombination mit oralen penicillinasefesten Antibiotika therapiert.

Bei generalisierten Verlaufsformen wird neben der symptomatischen Therapie die Gabe eines Staphylokokkenpenicillins in Kombination mit einem Aminoglykosid empfohlen. Die zusätzliche Gabe von Clindamycin wird in der Literatur diskutiert und soll durch die Hemmung der Proteinsynthese die Toxinbildung vermindern. Die Applikation von topischen Antibiotika ist in der Regel unwirksam und sollte wegen der schwer einschätzbaren Absorption vermieden werden; Steroide sind kontraindiziert.

Eine rechtzeitige antibiotische Therapie kann die Progression der Infektion und der Exfoliation beim SSSS verhindern und damit den Schweregrad limitieren. Da dieses Syndrom toxinvermittelt ist, kann die Exfoliation noch 24–48 h nach Beginn der Antibiose persistieren, neue Läsionen werden in dieser Periode jedoch selten gesehen. Ist die Therapie erfolgreich, so heilen die Hautläsionen innerhalb von 7–10 Tagen ab. Selten kommt es dabei zur Narbenbildung, da die Hautläsionen nur oberflächlich sind.

Wichtig

Schwere blasenbildende Hauterkrankungen können durch bakterielle Toxine vermittelt sein. Eine rechtzeitige kalkulierte antibiotische Therapie kann das Überleben der Patienten sichern. Entscheidend ist jedoch die genaue differenzialdiagnostische Abgrenzung des SSSS von der Toxischen epidermalen Nekrolyse (TEN) und dem Stevens-Johnson-Syndrom (SJS), da die Klinik von TEN und SJS durch Antibiotikagaben noch verschlimmert werden kann.

Tab. 3.2. Differenzialdiagnosen der exfoliativen Hauterkrankungen

	SJS	Lyell-Syndrom		TSS
		TEN (medikamentös-induziert)	SSSS (Staphylokokken-induziert)	
Effloreszenzen	Einzelläsionen (kokardenförmig, Erosionen mit Blasen), ∅ <3 cm, die Läsionen können jedoch konfluieren <10% der Körperoberfläche sind involviert	Blasen und Erosionen auf erythematösen Arealen, auch in den Konjunktiven und der Mukosa von Oropharyngealtrakt, Anus und Vagina, Nikolsky-Phänomen +	Blasen und Erosionen auf erythematösen Arealen, Nikolsky-Phänomen + >20% der Körperoberfläche sind involviert	Generalisiertes Erythem mit nachfolgender Abschuppung, v.a. im Bereich der Handflächen und Fußsohlen
Schleimhautbefall	häufig	häufig	nein	gelegentlich
Fieber	häufig	häufig	häufig	häufig
Blasenbildung	subepidermal	subepidermal	intraepidermal	subgranulös
Manifestationsalter	ca. 25 J.	ca. 60 J.	Neugeborene und Kleinkinder, immunsupprimierte Patienten	Junge Frauen zwischen 15–30 J.
Erreger	Herpesviren, Mycoplasma pneumoniae; selten Medikamenten-induziert	Infolge Virusinfektion oder medikamentöser Therapie mit Sulfonamiden, ß-Laktamen, Chinolonen, Imidazolderivaten, NSAIDs, Antikonvulsiva	Exfoliative Toxine von S. *aureus* (ETA und ETB)	Toxic-shock-syndrome-toxin-1 (TSST-1) von S. aureus, oft assoziiert mit der Benutzung von Tampons. Nicht-menstruelles TSS nach Staphylokokken-induzierten Infektionen der Haut und des Respirationstraktes
Mortalität (%)	1–6	25–60	3 (Kleinkinder) 60 (Erwachsene)	2–6

SJS Stevens-Johnson-Syndrom (schwere Verlaufsform des Erythema exsudativum multiforme); *TEN* Toxische epidermale Nekrolyse (medikamentös-induziertes Lyell-Syndrom); *SSSS* Staphylococcal Scalded Skin Syndrome (Staphylokokken-induziertes Lyell-Syndrom); *TSS* Toxic Shock-Syndrome

Literatur

Cribier B, Piemont Y, Grosshans E (1994) Staphylococcal scalded skin syndrome in adults: a clinical review with an illustrated case. J Am Acad Dermatol 30:319-24

Ito Y, Yoh MF et al. (2002) Staphylococcal scalded skin syndrome in an adult due to methicillin-resistant *Staphylococcus aureus*. J Infect Chemother 8(3):256-261

Hardwick N, Parry CM, Sharpe GR (1995) Staphylococcal scalded skin syndrome in an adult: influence of immune and renal factors. Br J Dermatol 132:468-471

Konstantinow A, Mühlbauer W, Balda BR, Ring J (2001) Toxische epidermale Nekrolyse. Teil 1: Klinik und Differentialdiagnose. DMW 126:141-144

Ladhani S, Joannou CL, Lochrie DP et al. (1999) Clinical, Microbial and Biochemical Aspects of the Exfoliative Toxins Causing Staphylococcal Scalded Skin Syndrome. Clin Microbiol Rev 12(2):224-242

Ladhani S (2001) Recent developments in staphylococcal scalded skin syndrome. Clin Microbiol Infect 7: 301-307

Stanley RS, Amagai M (2006) Pemphigus, Bullous Imeptigo, and the Staphylococcal Scalded-Skin Syndrome. NEJM 355:1800-1810

Ausbruch in der Notfallambulanz

Elisabeth Meyer, Winfried Ebner

Klinische Präsentation

Eine 34-jährige Internistin versieht den 3. Nachtdienst in Folge in der internistischen Notaufnahme eines Universitätsklinikums. Freitagnacht (8. März) gegen 23 Uhr treten bei ihr plötzlich krampfartige Bauchschmerzen auf sowie eine starke Übelkeit. Sie muss mehrmals erbrechen und kollabiert schließlich auf der Toilette. Der Blutdruck beträgt 100/60 mmHg, Puls 96/min, Körpertemperatur 37,0°C. Die körperliche Untersuchung ist bis auf schmerzhaftes Abdomen unauffällig. Es besteht jedoch keine Abwehrspannung. Die Laborwerte (Na, K, Crea, GOT, GPT, Blutbild) liegen alle im Normbereich. Sie gibt keine wesentlichen Vorerkrankungen an, eine Schwangerschaft schließe sie aus. Sie erhält eine kristalloide Infusion und wird schließlich nach Hause gebracht, da sie zu schwach ist, um weiter zu arbeiten.

Im Laufe des Samstags erkranken 5, im Laufe des Sonntags 3 und am Montagmorgen ein weiterer Mitarbeiter der Notaufnahme: Insgesamt sind 4 ärztliche Mitarbeiter und 6 Pflegekräfte betroffen. Sie leiden an wässrigem Durchfall und/oder Erbrechen und berichten über unterschiedlich starke Bauchkrämpfe, je 2 Mitarbeiter haben Fieber bis 38,2°C sowie Kopf- und Gliederschmerzen. Die Personalsituation am Wochenende ist in der Notaufnahme angespannt. Deshalb arbeiten einige mit geringer ausgeprägter Symptomatik bis zum Ende ihrer Dienstschicht, andere müssen aufgrund der starken wässrigen Durchfälle abgeholt und nach Hause gebracht werden.

Fragen

1. **An welche Ursachen und/oder Erreger denken Sie?**
2. **Welche Therapieempfehlungen geben sie den elf Mitarbeitern der Notaufnahme?**
3. **Wie gehen Sie weiter vor, welche organisatorischen Maßnahmen treffen sie?**

Weiterer klinischer Verlauf

Am Montagmorgen wird die Krankenhaushygiene verständigt, die sich in der Notaufnahme einen Überblick über die Symptomatik und Erkrankungsbeginn des medizinischen Personals verschafft. Eine gemeinsame Essensquelle als Ursache kann ausgeschlossen werden. Nachdem innerhalb kurzer Zeit 10 Mitarbeiter des Schichtdienstes mit ähnlichen Symptomen erkrankt sind, muss von einem Ausbruch, verursacht durch einen Erreger mit kurzer Inkubationszeit und hoher Infektiosität, ausgegangen werden. Deshalb wird sofort ein Ausbruchsteam gebildet, das sich täglich trifft: Es besteht aus 2 Mitarbeitern der Krankenhaushygiene, einem Mikrobiologen, der Pflegedienstleitung, einer Arbeitsmedizinerin und dem ärztlichen Direktor, damit festgelegt wird, wer für welche Arbeitsabläufe zuständig ist und wie Information schnell weitergeben werden.

Die Falldefinition des Ausbruchs wird folgendermaßen festgelegt: jeder Mitarbeiter oder Patient des Klinikums, die/der seit dem 6. März (also 2 Tage vor der Erkrankung der Internistin) mit wässrigem Durchfall und/oder Erbrechen erkrankt ist. Von den Erkrankten sollen Name, Geburtsdatum, Station, Symptomatik, Erkrankungsbeginn und Ende und bei Patienten alle Verlegungen und diagnostischen und therapeutischen Maßnahmen erfasst werden. In der Notaufnahme werden alle Aufnahmeberichte dahingehend durchgesehen, ob Patienten mit Durchfall oder Erbrechen dort behandelt wurden. Es kristallisiert sich als möglicher Indexfall eine Patientin heraus, die zunächst ambulant dialysiert wurde, dann über die Notaufnahme stationär aufgenommen werden musste, da sie über starke Bauchkrämpfe und mehrmaliges Erbrechen klagte. Auf Nachfrage sind am Wochenende bis Montag in der Dialyseabteilung 6 medizinische Mitarbeiter erkrankt, auf die obige Falldefinition zutrifft. Das Ausbruchsteam äußert den Verdacht eines Ausbruchs verursacht durch Noroviren. Daraufhin werden die betroffen Stationen über wichtige Hygienemaßnahmen detailliert informiert, es wird ein Informationsblatt erstellt und mit der Information über den Ausbruch über die Pflegedienstleitungen und Chefärzte an alle Stationen des Klinikums weitergeleitet. Um die Verdachtsdiagnose zu sichern, werden Stuhlproben auf bakterielle Durchfallerreger, enteropathogene Viren untersucht und an ein Speziallabor zur PCR-Diagnostik geschickt. Nach 4 Tagen kommt der Befund: die PCR für Noroviren ist positiv. Am Ende des Ausbruchs sind insgesamt 56 Mitarbeiter und 20 Patienten des Klinikums betroffen (Abb. 4.1).

Diagnose
Noroviren-Ausbruch

Diskussion

Erreger, Klinik, Epidemiologie

Noroviren, früher Norwalk-like Viren genannt, gehören zur Familie der Caliciviren. Dies sind unbehüllte, einsträngige RNA-Viren mit einem Durchmesser von 25–35 nm. Sie gehören damit zu den kleinsten bekannten Viren. Elektronenmikroskopisch sieht man eine Kapsidstruktur mit tiefen Einsenkungen (lat. kalix = Kelch). Dieses Merkmal, das bei Noroviren allerdings wenig ausgeprägt ist, gab der Virusfamilie den Namen *Caliciviridae*.

Im Oktober 1968 kam es in einer Schule in Norwalk, Ohio, zu einem Gastroenteritis-Ausbruch, bei dem innerhalb von 2 Tagen 116 von 232 Schülern und Lehrern an Durchfall und Erbrechen erkrankten. 32% der Kontaktpersonen erkrankten ebenfalls. Die Diagnose lautete »winter vomiting disease«. Erst 4 Jahre später, im Juni 1972, gelang Kapikian und seinen Mitarbeitern der elektronenmikroskopische Nachweis von 27 nm großen »virus-like particles« in tiefgefrorenen Isolaten, die mit dem Ausbruch in Norwalk in Zusammenhang standen. Der Erreger erhielt den Namen *Norwalk-Virus*.

Die humanen Caliciviren wurden mittlerweile in die beiden Genera *Norovirus* und *Sapovirus* unterteilt, wobei bei den Noroviren inzwischen 5 Genogruppen (GG I bis V) bekannt sind. Zwei hiervon sind nicht humanpathogen (GGIII = Jena-Virus und GGV = Maus-Virus). Beide humane Genogruppen zeichnen sich durch ihr hochvariables Genom aus, so dass mittlerweile mindestens 20 Genotypen beschrieben sind. Die *Norovirus*-Epidemien der letzten Jahre in Deutschland und Europa werden durch Genotypen von GGII domi-

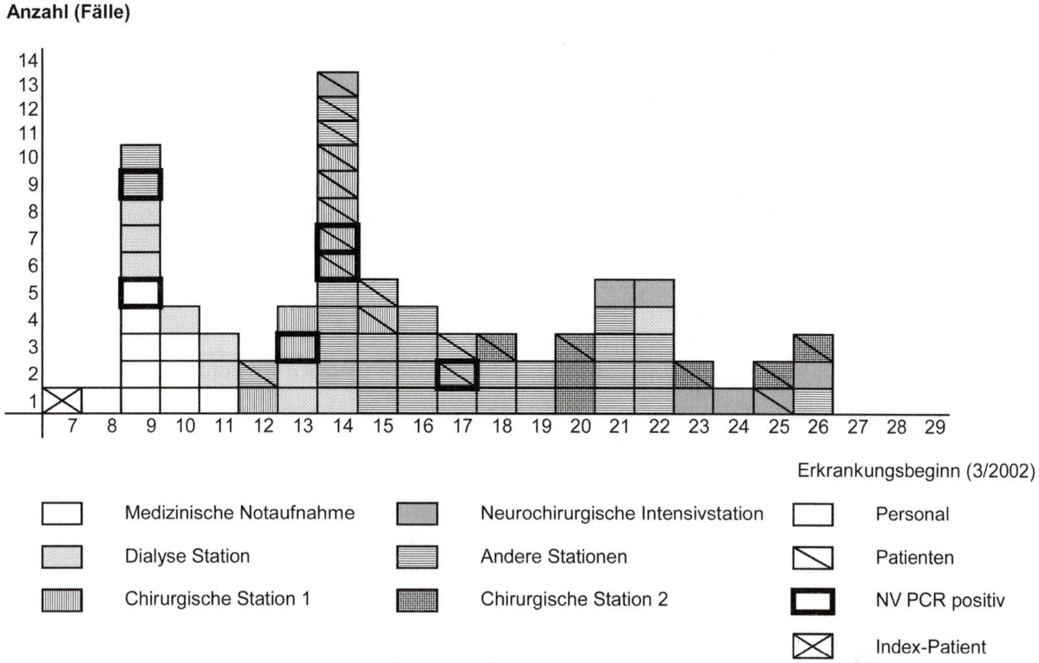

Abb. 4.1. Epidemiekurve eines Gastroenteritis-Ausbruchs, verursacht durch Noroviren

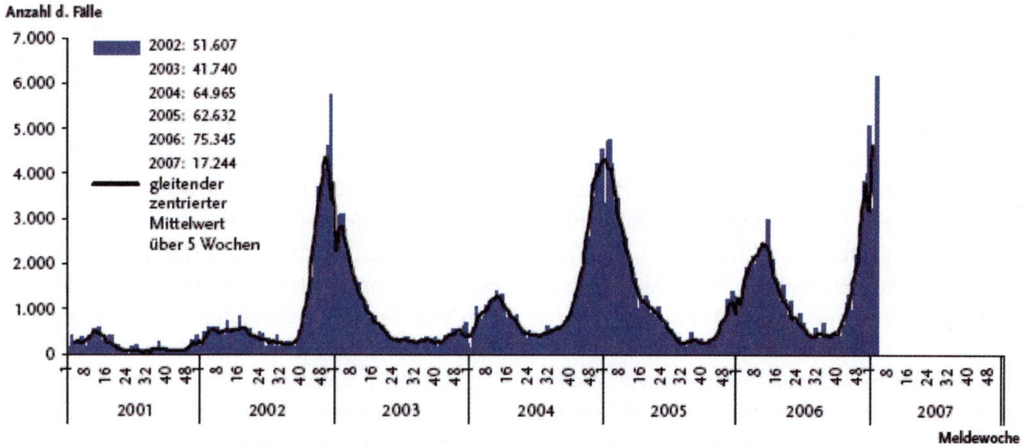

Abb. 4.2. Übermittelte Norovirus-Gastroenteritiden nach Meldewoche, Deutschland 2001–2007. (Quelle: Epidemiologisches Bulletin Nr. 4, 2.2.2007, Acces über: http://www.rki.de am 18.2.2007)

niert. Besonders häufig treten antigene Driftvarianten des Genotyps GGII-4 auf.

Es wird vermutet, dass 60 (–95)% aller nichtbakteriellen Gastroenteritiden durch Noroviren verursacht werden. Wie aktuelle Zahlen des Robert Koch-Institutes zeigen (Abb. 4.2), wird in Deutschland eine deutliche Zunahme der Erkrankungen beobachtet, wobei sowohl eine deutliche saisonale Häufung als auch eine charakteristische Häufung alle 2 Jahre zu erkennen ist.

Nach § 6 des Infektionsschutzgesetzes (IfSG) besteht bei einer akuten Gastroenteritis Meldepflicht, wenn 2 oder mehr gleichartige Erkrankungen auftreten, die in einem epidemiologischen Zusammenhang stehen. Die Meldepflicht für den Labornachweis von Noroviren besteht ebenfalls (nach § 7 IfSG).

Nach einer Inkubationszeit von 6–50 h kommt es bei den Infizierten zu Brechdurchfall (Durchfall und/oder Erbrechen) mit meist krampfartigen Bauchschmerzen. Kopfschmerz, Fieber und Myalgien treten bei ca. einem Drittel der Infizierten auf. Im oberen Dünndarm finden sich eine Vergröberung und Verkürzung der Zotten; dies führt zu Magenmotilitätsstörung und Malabsorption, was sich in Erbrechen und Durchfall äußert. Die Dauer der Erkrankung beschränkt sich in der Regel auf 0,5–3 Tage; längere Verläufe, insbesondere eine verlängerte Ausscheidung, sind bei Immunsupprimierten möglich. Bis 2 Tage nach Beendigung der Symptomatik ist die Virusausscheidung massiv, das Übertragungsrisiko somit hoch. Eine Virusausscheidung im Stuhl findet sich jedoch bis 2 Wochen (länger eher selten).

Nach durchgemachter Erkrankung besteht, wenn überhaupt, eine allenfalls kurzzeitige Immunität, was nicht nur mit der Verschiedenheit der Genotypen zu tun hat. Personen mit einem relativ hohen Niveau an spezifischen Antikörpern scheinen sogar öfter zu erkranken.

Der Hauptübertragungsweg von Noroviren ist fäkal-oral (direkt und indirekt über kontaminierte Flächen). Problematisch ist hierbei die hohe Viruslast im Stuhl von Erkrankten: 10^6 infektiöse Partikel finden sich pro ml Stuhl; 10–100 Virionen reichen aus, um eine Infektion auszulösen. Das heißt, dass auch nicht sichtbar kontaminierte Flächen bei der Infektionsübertragung eine Rolle spielen. Ein weiterer Faktor für die rasche Ausbreitung von Noroviren ist die Tatsache, dass es auch bei heftigem Erbrechen über entstehende Tröpfchen zu einer Infektionsübertragung kommen kann. Kontaminierte Lebensmittel spielen mittlerweile eine untergeordnete Rolle.

Diagnostik

Bei der Diagnostik ist der Virusgenom-Nachweis durch PCR Mittel der Wahl (die Nachweisgrenze liegt bei 100 Viruspartikeln pro ml infektiösen Materials). Alle anderen Nachweismethoden (z.B. Antigen-EIA) haben bislang eine schlechte Spezifität und Sensitivität. In Ausbruchsituationen sollen Stuhlproben von 5 typisch Erkrankten zur Diagnostik eingeschickt werden (RKI 2002). In etwa 50 Laboratorien in Deutschland ist der PCR-Nachweis bislang möglich. Das Konsiliarlabor befindet sich im Robert Koch-Institut in Berlin.

Prävention und Ausbruchmanagement

Bei der Auswahl des Händedesinfektionsmittels bestehen noch einige Unsicherheiten. Ergebnisse von Desinfektionsmitteltestungen am Surrogatvirus (*Felines Calicivirus*) sind nicht einheitlich und erwartungsgemäß. Normalerweise sind längerkettige Alkohole wie n- und iso-Propanol gegenüber unbehüllten Viren besser wirksam als kurzkettige Alkohole wie Ethanol. Im Falle von Noroviren trifft dies für n-Propanol auch zu, iso-Propanol jedoch wirkt sogar schlechter als Ethanol. Auch wirken die niedrigkonzentrierten Alkohole besser als die hochkonzentrierten. Für die Desinfektionspraxis ergibt sich hieraus die Konsequenz, bei alkoholischen Präparaten eine möglichst lange Einwirkungszeit zu wählen. Bei längerer Einwirkungszeit erfüllen wahrscheinlich alle alkoholischen Händedesinfektionsmittel mehr oder weniger gut die Bedingungen für ausreichende Wirksamkeit gegenüber *Felinem Calicivirus*.

Das vordringliche Ziel bei jedem Ausbruch ist es, den Ausbruch so schnell wie möglich zu stoppen und Kontrollmaßnahmen für die Prävention zukünftiger Ausbrüche zu etablieren.

Das RKI empfiehlt den Ablauf eines Ausbruchsmanagement in folgenden Schritten, die in der Praxis oft gleichzeitig ablaufen und auch in der Reihenfolge im Einzelfall unterschiedlich sein können:

1. Ausbruch bestätigen
2. Vorbereitung der Untersuchung (einschließlich einer Ortsbegehung)
3. Diagnose sichern
4. Fälle ermitteln (Falldefinition, Erstellen einer Line List)
5. Daten ordnen (Zeit, Ort, Person)
6. Sofortige Kontrollmaßnahmen

7. Hypothese zur Ursache des Ausbruchs formulieren
8. Analytische Studie zum Testen der Hypothese durchführen
9. Gezielte Kontroll- und Präventionsmaßnahmen einrichten
10. Surveillance zur Evaluation der eingeleiteten Maßnahmen beginnen
11. Bericht erstellen
12. Weiterführende Studien durchführen, falls notwendig

Bei einem Gastroenteritis-Ausbruch durch Noroviren im Krankenhaus sind vor allem 2 Besonderheiten zu beachten: die hohe Infektiosität des Virus und die Erkrankungshäufigkeit beim Krankenhauspersonal. Um eine Ausbreitung und weitere Arbeitsausfälle zu verhindern, müssen umgehend organisatorische und hygienische Maßnahmen ergriffen werden, auch wenn noch kein Erregernachweis vorliegt.

Organisatorische Maßnahmen:

- Ausbruchsteam bilden (Hygiene, Mikrobiologie, Ärztliche DirektorInnen, Pflegedienstleitung, Arbeitsmediziner, wenn Personal betroffen ist), das sich täglich trifft und Vorgehen und Zuständigkeiten festlegt
- Kooperation mit dem Gesundheitsamt, Meldepflicht (nach § 6 des Infektionsschutzgesetzes (IfSG) besteht bei einer akuten Gastroenteritis Meldepflicht, wenn 2 oder mehr gleichartige Erkrankungen auftreten, die in einem epidemiologischen Zusammenhang stehen. Die Meldepflicht für den Labornachweis von Noroviren besteht nach § 7 IfSG ebenfalls).
- Checkliste, anhand derer Informationsweitergabe und Arbeitsabläufe abgehakt werden können (dabei ist es wichtig, nicht nur Pflegedienst und ärztliche Mitarbeiter mit einzubeziehen, sondern auch Reinigungsdienst und Küche)
- Personal möglichst detailliert und ausführlich informieren. Je besser das Personal und Entscheidungsträger informiert sind, desto besser werden notwendige Hygienemaßnahmen durchgesetzt.
- Falldefinition und Fall-Liste vorher festlegen (Name, Geburtsdatum, Anschrift, Erkrankungsdatum, Symptome, Zimmerbelegung, Verlegungen, Untersuchungen, Speisen, Laborergebnisse)
- Stuhlproben von 5 (laut RKI) Erkrankten an Laboratorien, die Noroviren nachweisen können

Hygienemaßnahmen

Um den circulus vitiosus von Personalknappheit, pflegeintensiven Patienten, Personaleinsatz auf anderen Stationen und weiterer Ausbreitung von Noroviren im Krankenhaus zu unterbrechen, müssen erkrankte Patienten isoliert oder entlassen werden, erkranktes Personal soll frühestens 2 Tage nach Beendigung der Symptomatik die Arbeit wiederaufnehmen, Pflegepersonal soll einzelnen Stationen zugeordnet sein, und nach Möglichkeit soll ein Aufnahmestopp verhängt werden.

Weitere wichtige Hygienemaßnahmen:

- Einzelzimmer- bzw. Kohortenisolation von Erkrankten mit eigenem WC
- Händedesinfektion: vor und nach jedem Patientenkontakt gründliche Händedesinfektion für mindestens eine Minute
- Handschuhe und Kittelpflege bei Kontakt mit symptomatischen Patienten
- Chirurgische Maske bei Patienten mit Erbrechen oder bei Kontakt mit Erbrochenem
- Laufende Desinfektion der patientennahen Flächen, Toiletten, Nachtstuhl, auch der Personaltoiletten mit einem aldehydische Flächendesinfektionsmittel

Nach jedem Ausbruch ist es hilf- und lehrreich, Defizite im Organisations- und Hygienemanagement zu analysieren und sich zu fragen, ob das Ausbruchmanagement-Team und die Kommunikationsketten funktioniert haben, ob die Sofort- und die gezielten Maßnahmen richtig und notwendig waren und welche Präventionsstrategien sich bewährt haben und welche nicht.

Wichtig

Bei einem gehäuften Auftreten von wässrigem Durchfall, Erbrechen und/oder Bauchkrämpfen ist differenzialdiagnostisch immer eine Infektion durch hochkontagiöse Noroviren in Betracht zu ziehen.

Literatur

Ammon A, Gastmeier P;Weist K, Kramer MH, Petersen LR (21001) Empfehlungen zur Untersuchung von Ausbrüchen nosokomialer Infektionen. RKI Heft 21

Gehrke C, Steinmann J, Goroncy-Bermes P (2004) Inactivation of Feline Calicivirus, a surrogate of norovirus (formerly Norwalk-like viruses), by different types of alcohol in vitro and in vivo. J Hosp Infect 56: 49-55

Meyer E, Ebner W, Scholz R, Dettenkofer M, Daschner FD (2004) Nosocomial outbreak of norovirus gastroenteritis and investigation of ABO histo-blood group type in infected staff and patients. J Hosp Infect 56:64-66

RKI (2002) Norwalk-like-Virus-Infektionen: Zum Management von Ausbrüchen. Epid Bull 47: 3-8

Bauernfeier

Hannes Wickert, August Stich

Klinische Präsentation

Eine 42-jährige Patientin, gebürtige Rumänin, die seit 1992 in Deutschland lebt, wird von ihrem Hausarzt wegen unklarer Beschwerden in die infektiologische Ambulanz eines Krankenhauses überwiesen.

Dort klagt die Patientin über einen massiven Reizhusten, der schon seit 2 Monaten bestehe. Dies wird auch von ihrem Sohn und von ihrem Ehemann, die sie beide begleiten, bestätigt. Ähnliche Beschwerden habe sie schon einmal vor 16 Jahren in Rumänien gehabt. Sie sei damals zu einem rumänischen Kollegen gegangen, der ihr ein Medikament gegeben habe. Daraufhin seien die Beschwerden verschwunden. An den Namen des Medikaments und die Einnahmedauer kann sich die Patientin jedoch nicht mehr erinnern. Der Ehemann der Patientin gibt an, seine Frau habe zur damaligen Zeit auch kurzfristig unter Durchfall gelitten. Die Patientin, die einen sehr niedergeschlagenen Eindruck macht, erklärt eher nebenbei, dass ‚Nadelstiche' wie schon vor 16 Jahren am ganzen Körper zu spüren seien.

Der Assistenzarzt, der in der Ambulanz die Anamnese erhebt, wird nun hellhörig. Er erkundigt sich ausführlich nach der Reiseanamnese dieser Patientin.

Die Patientin berichtet daraufhin, dass ihre Beschwerden 2 Wochen nach ihrer Rückkehr aus Rumänien aus heiterem Himmel angefangen hätten. Sie habe, wie auch jedes Jahr zuvor, ihre restliche Familie für mehrere Wochen besucht. Da ihre Verwandten in der Mehrzahl Landwirte seien, habe sie auch vor Ort reichlich Tierkontakt mit Hunden, Katzen, Pferden, Schafen und Kühen gehabt. Diese jährlichen Treffen seien sehr lustig, da man viele Leute träfe, die man schon lange nicht mehr gesehen habe. Zu Ehren des Besuches aus Deutschland seien diese Familienfeiern auch immer mit ausgiebigen Schlachtfesten verbunden. Begeistert erzählt der Ehemann der Patientin über die richtige Herstellung von Schinken und Würsten und davon, dass der ‚Wurstteig' richtig gewürzt und abgeschmeckt werden müsse, bevor er in Schweinedärme abgefüllt und anschliessend abgekocht werde. Für den Ehemann versteht es sich von selbst, dass bei diesen Festen viel Alkohol getrunken wird, der ja wohl in Maßen nicht schädlich sei.

Fragen

1. **Welche Erkrankung vermuten Sie hinter dieser Anamnese?**
2. **Mit welchen Symptomen geht diese Erkrankung einher?**
3. **Welche Untersuchungen würden Sie anordnen?**
4. **Wie wird diese Erkrankung behandelt?**

! Diagnose
Trichinose

Epidemiologie

Aufgrund des angegebenen Reiselandes Rumänien, der ‚Nadelstiche' und der Schlachtfeste mit Verzehr von Fleischprodukten sowie des initialen Blutbildes (Leukozytose mit $16 \times 10^9/l$ bei gleichzeitiger Eosinophilie von 11%) wurde eine Infektion der Patientin mit Trichinen (*Trichinella* spp.) vermutet. Trichinen gehören zu den Nematoden und umfassen 8 Arten (*Trichinella spiralis, T. pseudospiralis, T. nelsoni, T. britovi, Trichinella murelli, Trichinella papuae, Trichinella zimbabwensis* und *T. nativa*). Drei weitere Genotypen wurden beschrieben, deren Zuordnung im Moment nicht gesichert ist. Während *T. spiralis* und *T. pseudospiralis* weltweit verbreitet sind, kommen beispielsweise *T. nelsoni* und *T. zimbabwensis* vorwiegend im tropischen Afrika, *T. nativa* v.a. in arktischen Regionen vor. *T. murelli* wird v.a. in Nordamerika und im nördlichen Mexiko vorgefunden, während *T. britovi* in Europa und einigen Gegenden in Afrika und Asien beheimatet ist. In der freien Natur sind die Hauptwirte eine Vielzahl von Carnivoren oder Omnivoren (beispielsweise Bären, Füchse, Hausschweine, Wildschweine, aber auch Pferde, Vögel und Krokodile), wobei jedoch der wichtigste Überträger in den gemäßigten Klimazonen infizierte Schweine sind, die eine besonders hohe Empfindlichkeit für den Befall mit *T. spiralis* aufweisen. Der Mensch ist im Lebenszyklus dieser Würmer ein Fehlwirt.

Trichineninfektionen sind aufgrund der teils noch mangelnden Fleischbeschau bei Hausschlachtungen in Rumänien und anderen Ländern des Balkans (u.a. Kroatien, Serbien, Bulgarien) relativ häufig. So erkranken alleine in Rumänien jährlich mehrere dutzend Menschen an einer Trichinose (http://www.trichinella.org/). Weiterhin konnten infiziertes Bärenfleisch (Rumänien, Russland, Kanada), Pferdefleisch (Frankreich, Italien), Dachsfleisch (Russland) und Walrossfleisch (Kanada) als Infektionsquellen identifiziert werden (http://www.trichinella.org/).

Symptomatik

Die Symptome einer Trichinose variieren sehr stark und hängen u.a. von der Schwere der Infektion (d.h. der Anzahl der aufgenommenen Trichinenlarven), der Häufigkeit der Exposition und der jeweiligen Krankheitsphase ab:

1. **Enterale Phase:** Der Infektionszyklus beginnt mit der Aufnahme der mit lebenden Trichinenlarven infizierten Fleisch- oder Wurstware. Die in einer sogenannten Zyste oder besser Ammenmuskelzelle lebenden Larven werden durch die Magensäure aus ihrer Umgebung befreit und penetrieren anschliessend die Mukosa des Dünndarms. Dort wandeln sie sich nach 1–2 Tagen in die Adultformen um. 5–6 Tage nach der Infektion beginnen die Weibchen mit der Abgabe der ersten Larven. Die Weibchen verbleiben ungefähr 4 Wochen in der Mukosa, bis sie durch eine gegen sie gerichtete Immunreaktion mit dem Stuhl ausgeschieden werden. Diese enterale Phase dauert i. Allg. 4–10 Tage, kann aber durchaus mehrere Wochen betragen. Symptome während dieser Zeit beinhalten Durchfälle, Anorexie, Schwächezustände, Übelkeit oder auch Leibschmerzen mit Erbrechen. Im Falle leichter Infektionen können Symptome auch völlig fehlen (Capo u. Despommier 1996). Aufgrund der unspezifischen Symptome wird die Trichinose in dieser Phase der Erkrankung häufig nicht diagnostiziert oder fälschlicherweise als Nahrungsmittel-Intoxikation missinterpretiert.
2. **Parenterale Phase** (auch invasive Phase oder Gewebephase genannt): Diese Phase korreliert mit dem Auswandern der Larven aus dem Darm über die Blutgefässe in die gestreifte Skelettmuskulatur, wo sie einzelne Muskelzellen befallen. Sie zeichnet sich durch eine teilweise heftige Symptomatik aus und kann bis zu einigen Monaten andauern. Im Vordergrund stehen Muskelschmerzen, Fieber, periorbitale Ödeme, Steifheitsgefühl, Probleme beim Schlucken und Bronchitis. Auf ihrer Suche nach Muskelzellen wandern die Larven auch ins Gehirn und ins Myokard des Herzens, wo sie schnell zerfallen und reabsorbiert werden. Dieser Zerfall löst eine massive Entzündungs-

reaktion hervor, so dass es zu Meningitis, Enzephalitis oder Myokarditis mit Herzkreislaufversagen und Tod kommen kann (Bösel et al. 1995; Capo u. Despommier 1996).

3. **Rekonvaleszenz-Phase:** Diese letzte Phase geht mit der letztlichen Zystenbildung um die intrazelluläre Larve im Muskelgewebe und allgemeiner Gewebereparatur einher und ist oftmals durch Kachexie und Ödeme gekennzeichnet. Diese Phase kann bis zu einigen Jahren andauern.

Diagnostik

Die Diagnose einer Trichinose ruht neben der Anamnese und richtigen Interpretation der oft unspezifischen Symptome auf verschiedenen Säulen:

- dem Blutbild (deutliche Leukozytose mit bis zu 40-80% Eosinophilen),
- dem Antikörpernachweis (Serologie, die allerdings erst nach 2-4 Wochen positiv wird) und
- dem direkten Erregernachweis (Biopsie, bei eindeutiger Symptomatik und Serologie nicht immer angezeigt).

Im Blutbild findet sich bei Muskelbefall durch Trichinen häufig eine hochgradige Leukozytose inklusive einer deutlichen Eosinophilie. Die Blutkörperchensenkungsgeschwindigkeit (BSG) ist meistens im Normbereich. Weiterhin können Infektionen mit *Trichinella* spp. mittels spezifischer Trichinenserologie, die beim Menschen größere Bedeutung besitzt als der Erregerdirektnachweis, nachgewiesen werden. Allerdings sollte man daran denken, dass die serologischen Ergebnisse nur bedingt mit dem klinischen Verlauf und der Schwere der Erkrankung korrelieren. IgE Antikörper sind typischerweise miterhöht. Andere Laborparameter, die bei Trichinose-Erkrankten erhöht sein können, sind Muskelenzyme wie beispielsweise Kreatinkinase oder auch Laktatdehydrogenase-Isoenzyme (LDH_4 und LDH_5) (Murrel u. Bruschi 1994; Capo u. Despommier 1996; Bruschi *et al.* 2002). In Einzelfällen können auch bildgebende Verfahren wie CT oder MRT sowie andere Verfahren wie EKG und Lumbalpunktion individuell zum Einsatz kommen. Eine Muskelbiopsie sollte bis auf Ausnahmen nur durchgeführt werden, wenn die übrigen diagnostischen Verfahren zu keiner schlüssigen Diagnose geführt haben (eine negative Muskelbiopsie schliesst eine Infektion nicht aus!).

Therapie

Das Ziel der Therapie ist, innerhalb der ersten Wochen den Befall der Muskelzellen mit Trichinenlarven zu reduzieren, eine systemische Ausbreitung zu verhindern und im Falle einer schon länger bestehenden Infektion Entzündungen und Gewebsschäden zu begrenzen (http://www.medicalletter.org; http://www.emedicine.com/). Innerhalb der ersten Woche(n), also der enteralen Phase, sollten Patienten mit Antihelminthika behandelt werden. Geeignet hierfür sind Albendazol, Mebendazol und Thiabendazol, z.B. Albendazol 2×400 mg über 7 Tage. Diese Medikamente töten die Nematoden im Darm ab. Ist die parenterale Phase allerdings schon erreicht, nützen Antihelminthika in der Regel nichts mehr, da sie eine nur schwache Wirkung auf die gewebsständigen Trichinenlarven aufweisen. Allerdings sind bei schweren Trichineninfektionen und ‚chronischen' Trichinenerkrankungen (durch wiederholte Infektionen) Antihelminthika durchaus angezeigt. Während der parenteralen Phase sind die Säulen der Trichinentherapie jedoch v.a.:

Bettruhe, insbesondere bei Myokarditis; diese Patienten können sich klinisch schnell verschlechtern.

Antipyretika; Trichineninfektionen können mit Fieber bis zu 40°C einhergehen; das ist einmalig unter den Helmintheninfektionen

Analgetika, z.B. Ibuprofen

Steroide: 0,5–3 mg/kg Körpergewicht Prednisolon. (Im Falle einer schweren Infektion mit Trichinen haben sich Steroide als hilfreich erwiesen, da sie in der Lage sind, die teils massiven Entzündungsvorgänge im Gewebe einzudämmen. Allerdings erschweren sie dadurch auch die Elimination der adulten Trichinen im Darm, was nachfolgend mit einer verlängerten Ausscheidung von Trichinenlarven einhergehen kann) (Murrel u. Bruschi 1994, Bruschi et al. 2002).

Weiterer klinischer Verlauf

Nach der köperlichen Untersuchung wurde bei der Patientin eine serologische Untersuchung auf Trichinenantigen durchgeführt. Der EIA war mit 12 IU/ml (normal: <4) hochpositiv und sowohl der IgM- als auch der IgG-Westernblot zeigten Trichinella-Antigen spezifische Banden (p67, p63, p60, p55, p47, p43). In einer Muskelbiopsie des M. deltoideus fanden sich im Quetschpäparat eingerollte Trichinenlarven (Abb. 5.1). Somit konnte bei dieser Patientin die Diagnose einer Trichinose definitiv gestellt werden. Die Behandlung erfolgte mit Albendazol 2×400 mg/Tag für 7 Tage, wodurch sich die angegebenen Symptome innerhalb weniger Tage besserten und sich das Blutbild während der nächsten 4 Wochen wieder normalisierte. Die Infektionsquelle der Patientin ließ sich retrospektiv nicht mit 100%-iger Sicherheit eruieren, da der Ehemann der Patientin weder klinische noch serologische Anzeichen einer Trichinose aufwies, obwohl er sicherlich stärker in den Prozess der Hausschlachtung involviert gewesen war.

Wichtig

Bei Patienten aus endemischen Ländern sollte bei gegebener Anamnese und Symptomatik differenzialdiagnostisch immer an eine Trichinose gedacht werden.

Bei Patienten, die aus religiösen Gründen kein Schweinefleisch verzehren, sollte man bei gegebener Anamnese und Symptomatik auch eine Trichineninfektion in die Differenzialdiagnose miteinschliessen. Diese Patienten infizieren sich u.a. durch Fleischgerichte, die mit infiziertem Schweinefleisch vermischt bzw. ‚gestreckt' wurden. Außerdem können auch zahlreiche andere Säugetierarten als Infektionsquelle fungieren.

Im Zweifelsfall sollte man Patienten mit der Verdachtsdiagnose einer Trichinose stationär aufnehmen, da bei schweren Verläufen Komplikationen sehr schnell auftreten und lebensbedrohlich werden können. Ein plötzlicher Abfall der Eosinophilen unter 1% ist als Zeichen einer schweren Infektion zu werten und ist oft mit einem schweren Krankheitsverlauf verbunden (Capo u. Despommier 1996).

Das Einfrieren von Fleischwaren führt nicht immer zur sicheren Abtötung der Trichinenlarven (insbesondere *T. nativa*, die in arktischen Gebieten Bären und Pferde infizieren kann, zeigt sich äußerst resistent gegen Kälte). Als grobe Richtwerte können gelten: Temperaturen von -30°C für 6 Tage bzw. von -15°C für 20 Tage scheinen zum Abtöten von Trichinenlarven zu genügen.

Kochen oder Braten von Fleischwaren jedoch tötet Trichinenlarven sicher ab. Da Fleischstücke allerdings in ihrer Dicke und Grösse variieren können, kann als Anhaltspunkt gelten: Wenn weder der Bratensaft noch das gebratene Fleischstück rötlich erscheinen, wurden die erforderlichen Temperaturen zum Abtöten der Larven erreicht.

Cave: Einsalzen, Räuchern und Trocknen von Fleischwaren sind keine geeigneten Massnahmen, um Trichinenlarven abzutöten!

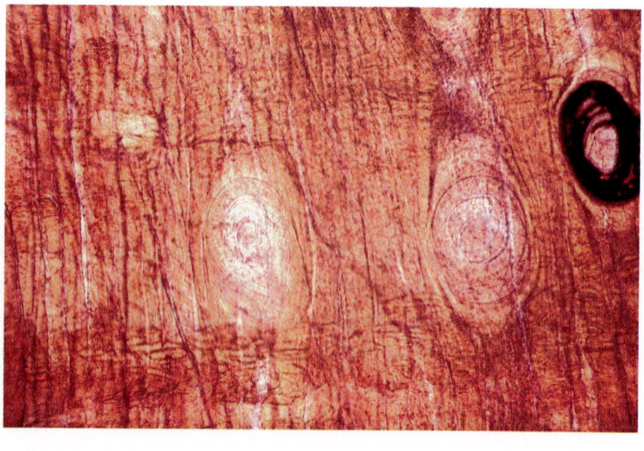

Abb. 5.1. Muskelquetschpräparat mit Nachweis von *Trichinella*-Larven (×100)

Weiterführende Literatur

Bösel B, Luttmann U, Hartung K (1995) Praktikum des Infektions- und Impfschutzes, 11. Aufl. Hoffmann GmbH Verlag

Bruschi F, Dupouy-Camet J, Kocieka W, Pozio E, Bolas-Fernandez F (2002) Opinion on the diagnosis and treatment of human trichinellosis. Expert Opin Pharmacother 3 (8):1117-1130

Capo V, Despommier, DD (1996) Clinical Aspects of Infection with *Trichinella* spp. Clin Microbiol Rev. 9 (1): 47-54

Murrel D, Bruschi F (1994) Clinical trichinellosis. In: Sun T (ed) Progress in clinical parasitology. CRC Press, Boca Raton, Fla. 117-150

Bengalisches Fieber

Sabine Dobinsky, Maike Ermer, Christoph Gerigk, Georg Schäfer, Dietrich Mack

Klinische Präsentation

Ein 43-jähriger in Deutschland lebender Bengale wird am Wochenende im Februar 2004 mit dem Rettungstransportdienst in die Notaufnahme des Krankenhauses gebracht. Seit 3 Tagen leidet er unter zunehmendem Husten, Auswurf, Luftnot, Fieber und atemabhängigen Thoraxschmerzen. Der Hausarzt hatte bereits Roxithromycin verordnet, hierunter verschlechterte sich die Luftnot jedoch weiter. Nach Angaben der Ehefrau war der Patient 14 Tage zuvor von einem mehrwöchigen Aufenthalt in Dhaka/Bangladesh mit einem Zwischenstop in Dubai/Vereinigte Arabische Emirate zurückgekommen.

An Vorerkrankungen sind ein Diabetes mellitus Typ II bekannt sowie eine 3-Gefäß-KHK mit Zustand nach perkutaner transluminaler Koronarangioplastie (PTCA) vor 4 Monaten, eine Hypertonie und Nikotinabusus. 1975/77 wurde eine bronchopulmonale Fistel bei Tuberkulose medikamentös behandelt. Beruflich betreibt der Patient ein Restaurant und eine Imbissstube. Die Ehefrau und die beiden Kinder sind gesund, obwohl ein Kind hustet.

Untersuchungsbefunde

Im Untersuchungsbefund fällt eine Lippenzyanose auf, auskultatorisch beidseits basal grobblasige Rasselgeräusche, sonorer Klopfschall, auf dem Rücken ein kleinfleckiges Exanthem. Es besteht eine Tachykardie von 120/min, Blutdruck 160/100 mmHg, 2/6 Systolikum p.m. Erb, Körpertemperatur 40,3°C.

Radiologisch zeigt sich eine fleckige Tranzparenzminderung akzentuiert im linken Lungenober- und rechten Mittel- und Unterfeld (■ Abb. 6.1).

Die laborchemische Untersuchung deutet auf ein septisches Geschehen hin mit Verbrauchskoagulopathie, Rhabdomyolyse und beginnendem Nierenversagen.

Parameter	Aktueller Befund	Normalwerte
pO_2 unter 4 l O_2	57 mm Hg	75–100 mm Hg
Leukozyten	0,9/nl	3,5–10,0/nl
Thrombozyten	68/nl	140–440/nl
Stabkernige	10%	0–5%
CRP	505,6 mg/l	0,0–5,0 mg/l
Procalcitonin	130 ng/ml	<0,5 ng/ml
Lactat	9,2 mmol/l	0,5–2,2 mmol/l
Creatinin	2,2 mg/dl	0,0–1,4 mg/dl
Harnstoff	86 mg/dl	10–50 mg/dl
CK	1128 U/l	0–174 U/l
CK-MB	81 U/l	0–24 U/l
Myoglobin	590,7 ng/ml	0,0–7 0,0 ng/ml
GOT	87 U/l	0–50 U/l
LDH	633 U/l	0–220 U/l
Quick	45%	70–130%
PTT	54 sec.	24–38 sec.
ATIII	43%	80–120%
Fibrinogen	670 mg/dl	170–410 mg/dl
D-Dimere	8505,4 µg/l	0,0–500,0 µg/l

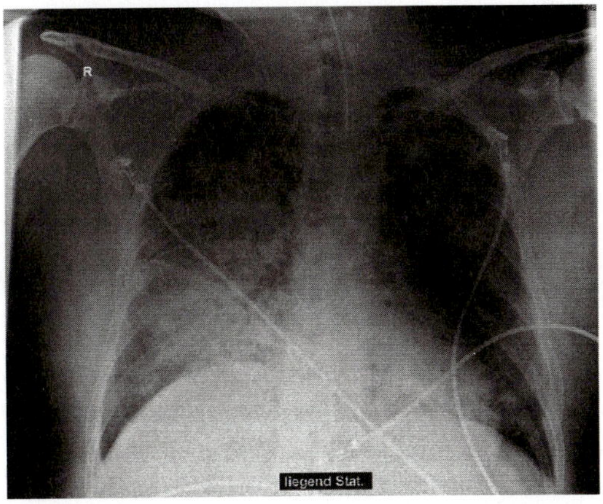

Abb. 6.1. Röntgen-Thorax mit fleckiger Tranzparenzminderung akzentuiert im linken Lungenober- und rechten Mittel- und Unterfeld

Bereits während der Untersuchung kommt es zu einer raschen Verschlechterung der respiratorischen Partialinsuffizienz und beginnender Somnolenz, so dass der Patient in der Notaufnahme intubiert und auf die Intensivstation verlegt wird.

In einer dort durchgeführten *Bronchoskopie* lässt sich viel blutig-schaumiges, seröses Sekret absaugen, im Bereich der beiden Unterlappen putrides Sekret. Die Schleimhaut ist gerötet und sehr vulnerabel mit diffusen landkartenartigen Ulzerationen.

Fragen

1. **Welche Notfalldiagnostik würden Sie veranlassen und welche Konsequenzen ergeben sich daraus?**
2. **Wie erklären Sie sich die Neutropenie in dieser Konstellation?**
3. **Welche Differenzialdiagnosen ergeben sich aus der Reiseanamnese?**
4. **Halten Sie Isolierungsmaßnahmen oder eine Umgebungsprophylaxe für notwendig?**

Weiterer klinischer Verlauf

Aufgrund der kürzlich zurückliegenden Asien-Reise und der auffälligen Neutropenie wird der Patient primär unter dem Verdacht einer hochkontagiösen Erkrankung auf der Intensivstation isoliert. Es erfolgt eine kalkulierte Therapie mit Imipenem (3×1 g) und Clarithromycin (2×500 mg).

Nach Intubation wird aus Nasenrachensekret ein Influenza-Schnelltest (Enzymimmunotest) durchgeführt, das Ergebnis ist negativ. Trotzdem erhält der Patient zusätzlich den Neuraminidase-Inhibitor Oseltamivir (75 mg per Magensonde).

Aus dem bronchoskopisch gewonnenen Material wird eine Virus-PCR veranlasst, nach Rücksprache mit dem Nationalen Referenzzentrum für tropische Infektionserreger (Bernhard-Nocht-Institut, Hamburg) wird auf eine SARS-CoV-PCR verzichtet. Des Weiteren wird aus dem Bronchialsekret ein Gram-Präparat angefertigt, um erste Hinweise auf eine bakterielle Erregerätiologie zu erhalten (Abb. 6.2).

Mikroskopisch lassen sich massenhaft grampositive Haufenkokken nachweisen, die zum Großteil auch intrazellulär in den reichlich vorhandenen Leukozyten lokalisiert sind. Am folgenden Tag wird passend hierzu *Staphylococcus aureus* aus der bronchoalveolären Lavage der rechten und linken Lunge angezüchtet. Es handelt sich hierbei um ein Pencillinase-negatives, Oxacillin- und Makrolid-empfindliches Isolat. Der gleiche Stamm lässt sich auch in 3 Blutkulturen nachweisen. Am selben Tag liegt das Ergebnis der virologischen Diagnostik vor: In der PCR Nucleinsäure-Nachweis von Influenza A. Spätere Subtypsierung durch das Nationale Referenzzentrum Influenza (Robert-Koch-Institut, Berlin) ergibt Influenza A, Typ H3N2. Es wird die Diagnose einer schweren Sepsis und Pneumonie durch Influenza A mit Superinfektion durch *Staphylococcus aureus* gestellt. Die Familienmitglieder sowie die unmittelbaren Kontaktpersonen erhalten jetzt eine medikamentöse Prophylaxe mit Oseltamivir.

Im weiteren, sehr kritischen Verlauf kommt es unter spezifischer Therapie (Flucloxacillin plus Clindamycin, sowie Oseltamivir, Dosis jeweils an die Niereninsuffizienz angepasst) und Beatmung mit hoher Sauerstoffkonzentration (P_iO_2 80–100%) sowie hoher Katecholaminbedürftigkeit zur Ausbildung eines schweren ARDS mit »weißer Lunge« und einem einmaligen Reanimationsereignis bei ventrikulärer Tachykardie. Laborchemisch zeigt sich ab dem 3. Behandlungstag ein kontinuierlicher Anstieg der Leukozyten auf maximal 28/nl nach 13 Tagen, das CRP fällt am 6. Behandlungstag erstmals deutlich ab (<200 mg/l). Unter Langzeitbeatmung mit Tracheotomie (30 Tage), Nierenersatzverfahren und weiteren intensivmedizinischen Maßnahmen kann schließlich eine kardiopulmonale Stabilisierung erreicht werden. Zwischenzeitlich weisen laborchemische Parameter und EKG-Veränderungen auf eine mögliche Myokardischämie, differenzialdiagnostisch Perimyokarditis hin, die Veränderungen sind jedoch rückläufig. Nach gut 5-wöchiger intensivmedizinischer Therapie kann der Patient schließlich auf eine periphere Station verlegt werden. Nach weiteren mobilisierenden Maßnahmen erfolgt die Entlassung des Patienten in einem verhältnismäßig guten Allgemeinzustand, wenn auch mit noch deutlich eingeschränkter Lungenfunktion zur Anschlussheilbehandlung in eine Rehabilitationsklinik.

Diagnose

Sepsis und Pneumonie durch Influenza A (H3N2) mit Superinfektion durch *Staphylococcus aureus*

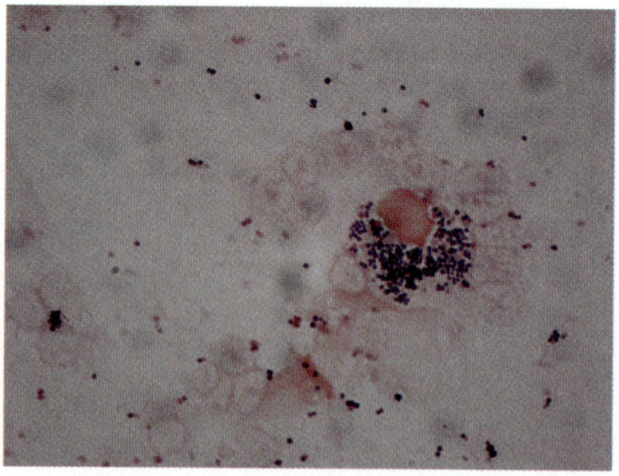

Abb. 6.2. Gram-Präparat aus Bronchialsekret

Diskussion

Differenzialdiagnosen

Ein besonderes differenzialdiagnostisches Dilemma ergibt sich in der heutigen Zeit bei Patienten, die mit einer schweren Atemwegserkrankung aus einem ostasiatischen Land einreisen. Aufgrund der im Jahr 2003 aufgetretenen SARS-Epidemie wird grundsätzlich eine erhöhte Aufmerksamkeit zur frühen Erfassung eventueller neuer Fälle empfohlen (Fortgesetzte SARS-Surveillance in Deutschland 2004, RKI). Die als »severe acute respiratory syndrome« bezeichnete Erkrankung wird durch das kürzlich entdeckte SARS-assoziierte Coronavirus (SARS-CoV) hervorgerufen und wurde erstmals in Südchina im November 2002 beschrieben. Seit Februar 2003 kam es zu einem weltweiten Ausbruch mit mehr als 8000 erkrankten Personen, von denen 774 starben (Peiris et al. 2003). Derzeit unterscheidet die WHO 3 Risikograde für gefährdete Regionen, die sich an die Epidemiologie des vorausgegangenen Ausbruchs orientiert (www.who.int/csr/sars). In unserem Fall wurde das Risiko für eine SARS-CoV-Infektion als sehr gering eingeschätzt: Bangladesh hatte 2003 keine SARS-Fälle gemeldet, des Weiteren war der Patient bei Erkrankungsbeginn bereits seit 14 Tagen wieder in Deutschland. SARS-CoV hat für ein respiratorisches Virus eine ungewöhnlich lange Inkubationszeit von 4–7 Tagen, jedoch scheinen 14 Tage eher die Ausnahme zu sein (Peiris et al. 2003).

Weitere Differenzialdiagnosen, die bei Reiserückkehrern aus asiatischen oder tropischen Ländern immer berücksichtigt werden sollten, sind Malaria tropica und Tuberkulose, außerdem die nicht nur auf tropische Gebiete beschränkte Legionellose. Mithilfe einer Notfalldiagnostik können innerhalb weniger Stunden bereits wesentliche Informationen gewonnen werden, z.B. erlaubt ein mikroskopisches Präparat die Beurteilung über vorhandene Erreger und Leukozyten (Gramfärbung und Ziehl-Neelsen-Färbung auf Mykobakterien). Ebenfalls innerhalb weniger Stunden erhältlich sind ein Blutausstrich auf Plasmodien und ein Legionella-Antigen-Test aus Urin.

Besondere Erkrankungen und aktuelle Meldungen aus einem bestimmten Land können im Internet abgerufen werden, z.B. unter der WHO-Website (www.who.int/country) oder der Website des Centrums für Reisemedizin in Deutschland (www.crm.de). In Bangladesh wurde z.B. in der letzten Zeit vermehrt von einer durch das NIPAH-Virus (ein Paramyxovirus) verursachten Erkrankung berichtet, die mit respiratorischer Symptomatik und mit Encephalitis einhergeht. Die Infektion trat besonders westlich des Ganges bei der einheimischen Bevölkerung mit Kontakt zu Schweinen auf.

Influenza: Epidemiologie

In unseren Breitengraden ist in den Wintermonaten und insbesondere ab der 5.–15. Kalenderwoche mit dem vermehrten Auftreten von Influenza-Infektionen zu rechnen. In Deutschland kommt es jährlich zu etwa 2–3 Mio Arztbesuchen aufgrund einer Influenza-Infektion, wobei die Morbidität in der Saison 2002/2003 etwa doppelt so hoch lag (Arbeitsgemeinschaft Influenza: www.influenza.rki.de/agi). 5000 bis 8000 Erkrankungen verlaufen tödlich. Die in der aktuellen Saison 2003/2004 zirkulierenden Virustypen verteilen sich ähnlich wie im Vorjahr auf Influenza A Typ H3N2 (86% in 2003) und Influenza B (14% in 2003), nur vereinzelt Influenza A/H1N1 und A/H1N2 (2003).

Bei unserem Patienten handelte es sich somit um den derzeit zirkulierenden Influenza A-Epidemie-Stamm, so dass die Infektion auch angesichts der kurzen Inkubationszeit von 1–2 Tagen in Deutschland stattgefunden hat. Durch seine Tätigkeit in einem Beruf mit viel Publikumsverkehr und vorbestehende Grunderkrankungen gehört er zu dem Personenkreis mit besonders hohem Infektionsrisiko. Der Patient war nicht geimpft.

Influenza: Klinik

Die klinische Symptomatik von Influenza-Erkrankungen kann sehr unterschiedlich sein und reicht von milden bis zu schweren toxischen Verläufen mit tödlichem Ausgang (Treanor 2000). Die klassische Influenza A ist geprägt von einem abrupten Beginn (mitunter ist die Uhrzeit dokumentiert) und dem Vorherrschen systemischer Symptome. Das wichtigste Zeichen ist hierbei kontinuierliches Fieber über 39°C, oft mit Schüttelfrost. Weitere klassische Symptome sind starke Kopf-, Rücken- und Augenmuskelschmerzen. Respiratorische Symptome mit trockenem Husten, Pharyngitis und verstopfter Nase sind ebenfalls vorhanden, treten aber häufig erst nach dem Abfall des Fiebers nach 3 Tagen in den Vordergrund. Charakteristisch ist eine langwierige Rekonvaleszenzzeit mit z.T. mehrwöchigem Husten, Müdigkeit und Schwäche.

Eine schwere Komplikation der Influenza ist die Entwicklung einer Pneumonie. Vorrangig betroffen sind hierbei Patienten mit Herz-Lungen-Erkrankungen, Stoffwechselerkrankungen oder Immundefekten. Die heutzutage selten beobachtete primäre Influenza-Pneumonie ist gekennzeichnet durch eine rapide Verschlechterung der respiratorischen Symptomatik mit Hypoxie und unproduktivem Husten. Radiologisch werden bilateral diffuse Verschattungen beschrieben. Klinisch schwer abgrenzbar ist die bakterielle Superinfektion bei Influenza-Pneumonie, die üblicherweise 2–3 Tage nach einer ersten klinischen Besserung auftritt. Aus dem Sputum wird neben Influenza-Viren besonders häufig *Staphylococcus aureus* nachgewiesen (Oliveira et al. 2001). Laborchemisch können in beiden Fällen je nach Untersuchungszeitpunkt eine Leukozytose mit Linksverschiebung, normale Leukozytenzahlen oder eine Leukopenie vorliegen. Bakterielle Superinfektionen sind noch 1–3 Wochen nach einer abgelaufenen Influenza-Infektion möglich. Typische Erreger sind auch hierbei *Staphylococcus aureus*, daneben *Streptococcus pneumoniae* und *Haemophilus influenzae*.

Influenza: Diagnostik und Therapie

Da die klinische und auch laborchemische Differenzierung der verschiedenen Pneumonie-Formen schwierig ist und die genannten Erreger auch ohne Influenza-Infektion schwere Pneumonien verursachen können, stellt sich in den Wintermonaten eines Jahres die Frage nach einer geeigneten und kostengünstigen Influenza-Diagnostik. Dies ist insbesondere deshalb von Bedeutung, weil die beiden am Markt befindlichen Influenza-wirksamen Substanzklassen M2-Inhibitoren (Amantadin und Rimantadin) sowie die neu entwickelten Neuraminidase-Inhibitoren (Zanamivir und Oseltamivir) nur bei früher Gabe, innerhalb von 48 h nach Symptombeginn, eine nachweisbare Wirksamkeit auf den Krankheitsverlauf haben (Cooper et al. 2003). Bei unkomplizierten Verläufen wird die Einleitung einer Influenza-Diagnostik nicht empfohlen. Bei schweren Verläufen und dem Auftreten von Komplikationen ist eine Schnelldiagnostik durch den Nachweis viraler Antigene mittels Immunfluoreszenz oder ELISA aus Nasen-Rachen-Sekret eine geeignete Methode. Die auf dem Markt befindlichen Immunoassays haben eine Sensitivität von 71–96% bei einer Spezifität von 91–96%. Wie unser Beispiel zeigt, schließt ein negatives Ergebnis die Diagnose einer Influenza nicht aus, und die Untersuchung muss bei anhaltendem Verdacht durch einen Nukleinsäurenachweis ergänzt werden. Das Ergebnis einer PCR-Untersuchung liegt in der Regel innerhalb eines Tages vor und erlaubt zudem die Typisierung des Isolates.

Aufgrund der häufigen Nebenwirkung der M2-Inhibitoren Amantadin und Rimantadin (insbesondere ZNS-Störungen) sowie eingeschränkter Applizierbarkeit bei Niereninsuffizienz werden zur antiviralen Therapie verstärkt die gut verträglichen Neuraminidase-Inhibitoren Zanamivir (Relenza, GlaxoSmithKline) und Oseltamivir (Tamiflu, Hoffmann-La Roche) eingesetzt. Zanamivir wird in Form eines Pulvers zur Diskinhalation angeboten und eignet sich besonders für den ambulanten Bereich (2×10 mg/Tag für 5 Tage bei Jugendlichen >12 Jahre und Erwachsenen). Bei schweren Komplikationen und stationärer Therapie eignet sich das oral verfügbare Oseltamivir, wobei neben Kapseln auch ein Pulver zur Herstellung einer Suspension erhältlich ist. Die Therapie erfolgt mit 75 mg 2× täglich für 5 Tage. Wichtig ist der frühe Therapiebeginn, des Weiteren sollte aufgrund der häufigen Superinfektion mit *S. aureus* immer gleichzeitig eine Staphylokokken-wirksame Therapie eingeleitet werden.

Patienten mit nachgewiesener florider Influenza-Infektion sollten im Krankenhaus unbedingt isoliert werden. Zur Vermeidung weiterer Infektionsfälle wird die prophylaktische Gabe von Oseltamivir (75 mg/Tag) an ungeimpfte Kontaktpersonen empfohlen (CDC guidelines 2003). Nachgewiesen ist eine 70–90%-ige Reduktion der Erkrankungswahrscheinlichkeit (Cooper et al. 2003). Grundsätzlich sollte das Krankenhauspersonal jedoch besser durch die jährlich aufzufrischende Influenza-Impfung geschützt werden.

Wichtig

Unter Berücksichtigung der aktuellen Epidemiologie muss auch bei exotischen Konstellationen immer in erster Linie an häufige Erkrankungen gedacht werden. Der berichtete Fall unterstreicht weiterhin die Bedeutung der Impfung speziell für besonders exponierte und gefährdete Personen: Der nachgewiesene Stamm Influenza A/H3N2 wäre im derzeitigen Impfstoff enthalten gewesen.

Literatur

Cooper NJ, Sutton AJ, Abrams KR, Wailoo A, Turner DA, Nicholson KG (2003) Effectiveness of neuraminidase inhibitors in treatment and prevention of influenza A and B: systematic review and meta-analysis of randomised controlled trials. BMJ 326:1235-1242

Oliveira ED, Marik PE, Colice G (2001) Influenza Pneumonia: A descriptive study. Chest 119:1717-1630

Peiris JSM, Yuen KY, Osterhaus ADME, Stöhr K (2003) The severe acute respiratory syndrome. N Engl J Med 349: 431-2441

Tablan OC, Anderson LJ, Besser R, Bridges C, Hajjeh R (2004) CDC; Healthcare infection control practices advisory committee (2003) Guidelines for preventing health care--associated pneumonia, 2003: recommendations of CDC and the Healthcare Infection Control Practices Advisory Committee. MMWR Recomm Rep 2004 Mar 26; 53(RR-3-):1-36

Treanor JT (2000) Influenza Virus. In: Mandell GL, Bennett JE and Dolin R (eds) Principles and practice of infectious diseases, 5th edn. Churchill Livingstone, Philadelphia, pp1823-1849

Camouflage

Maya Müller, Irene Ewert, Carsten Tiemann, Werner Solbach, Horst Laqua

Vorgeschichte und klinischer Verlauf

Anfang 2006 wurde ein 67-jähriger Mann wegen Uveitis und peripheren Gesichtsfelddefekten des rechten Auges in der Universitäts-Augenklinik vorstellig. Durch den vorbehandelden Augenarzt war bereits eine systemische Therapie mit 60 mg Prednisolon für eine Woche ohne Befundbesserung eingeleitet worden. Das Sehvermögen betrug rechtsseitig 0,4, linksseitig 1,0. Spaltlampenmikroskopisch präsentierten sich am rechten Auge Endothelpräzipitate der Hornhaut, ein zweifach positiver Zellbefund der vorderen Augenkammer und Pigmentzellen auf der Linsenvorderfläche. Der Glaskörper zeigte Zellen und Trübungen, und die nasale und mittlere Peripherie der Netzhaut ergab fleckige, konfluierende, gelbliche Areale ohne Blutungen. Linksseitig stellte sich ein Normalbefund dar. Unter der Arbeitsdiagnose einer Akuten Retinalen Nekrose (ARN) wurde eine diagnostische Glaskörperentfernung (Vitrektomie) rechtsseitig durchgeführt und mit systemischer i.v.-Gabe von 3×750 mg Acyclovir und 100 mg Prednisolon therapiert. Letzteres erfolgte für eine Woche, dann ausschleichende Dosierung.

Zwei Wochen später zeigte sich bei voller Sehkraft (1,0) eine symptomlose ähnliche Läsion in der äußeren Peripherie des linken Auges. Das somit als Bilaterale Akute Retinale Nekrose (BARN) gewertete Krankheitsbild wurde nun linksseitig mit diagnostischer Vitrektomie kombiniert mit der intravitrealen Injektion von 2,4 mg Foscarnet therapiert. Als es wegen zunehmender Befundausbreitung in Richtung Stelle des schärsten Sehens (Macula) zur Visusminderung rechtsseitig kam, erfolgten auch an diesem Auge 2 Foscarnet-Injektionen. Zu diesem Zeitpunkt war der Visus beidseits auf 0,2 abgesunken. Der Augenhintergrund beidseits stellte sich mit Chorioretinitis mit blassgelben Läsionen und intraretinalen Blutungen und seröser Abhebung der zentralen Netzhaut, besonders rechtsseitig, dar (Abb. 7.1a,b).

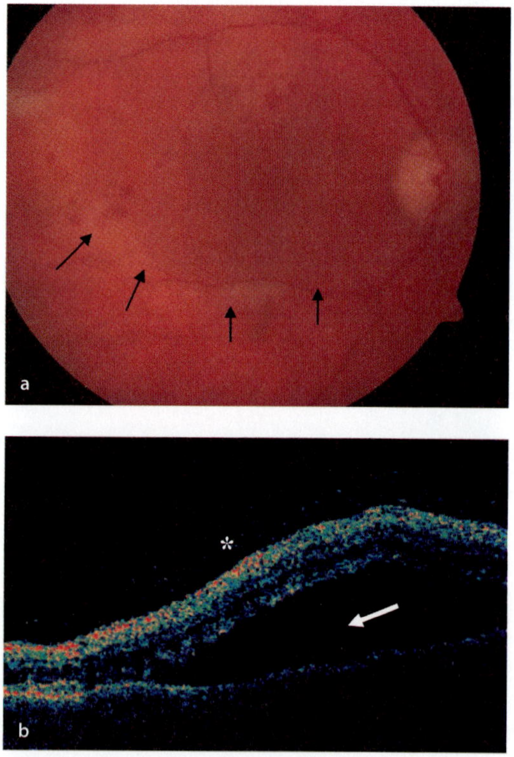

Abb. 7.1a,b. a Netzhautbefund mit gelblichen Läsionen, intraretinalen Fleckblutungen und Abhebung der sensorischen Netzhaut (→ geben Begrenzung der Abhebung an). **b** Optische Kohärenztomographie (OCT), Querschnittsdarstellung im Maculabereich (Scanareal s. Abb. 7.1a): Glaskörperverdichtungen präretinal (→ markiert subretinalen Flüssigkeitsraum)

Die serologischen Untersuchungen auf Herpes-Viren ergaben keinen Hinweis auf eine akute Infektion oder Reaktivierung durch CMV, HSV und VZV. Der direkte Nachweis viraler DNA im Glaskörperpunktat blieb ebenfalls negativ. Weitere serologische Untersuchungen auf HIV, HCV und Toxoplasmose waren negativ. Der Patient hatte lediglich einen serologischen Hinweis auf eine durchgemachte Hepatitis A, Hepatitis B und eine Borreliose im Spätstadium.

Fragen

1. **Welche Erreger verbleiben nach Ausschluss der Verdachtsdiagnose?**
2. **Welche neue Verdachtsdiagnose ist bei diesem Patienten zu stellen?**
3. **Welche Parameter sind hinweisend auf ein anderes Erregerspektrum?**
4. **Kann aus dem Nichtansprechen der ursprünglichen Therapie auf andere Erreger geschlossen werden?**

Weiterer klinischer Verlauf

Aufgrund des reaktiv ausgefallenen TPPA-Suchtests, der bei Anforderungen auf Borrelien-Serologie zum Ausschluss einer Kreuzreaktion durchgeführt wurde, erfolgte die komplette Syphilis-Serologie, die den in Tab. 7.1 aufgeführten Befund ergab. Die Befundkonstellation im Serum wies auf eine aktive behandlungsbedürftige *Treponem- pallidum*-Infektion hin. Im Liquor hingegen wurde kein eindeutiger Befund erhoben. Obwohl der Befund des Liquor-Grundprogramms (lokale IgG- und IgM-Synthese im ZNS) mit einer ZNS-Erkrankung entzündlicher Genese vereinbar war (Tab. 7.2), blieben die Treponemen-spezifischen Liquor-Serum-Quotienten unauffällig (Tab. 7.3).
Zu diesem Zeitpunkt erfolgte die PCR-Untersuchung des Glaskörperpunktates, die einen positiven Nachweis lieferte (Abb. 7.2a,b). Weitere dermatologische und neurologische Untersuchungen blieben ohne pathologischen Befund. Anamnestisch waren dem Patienten keine Krankheitssymptome auffällig gewesen. Die Sexualanamnese ergab einen einmaligen promiskuitiven Kontakt in einer Sauna vor ca. 5 Jahren. Bezogen auf eine ZNS-Beteiligung ergab der Albumin-Quotient keinen Hinweis auf eine Schrankenstörung. Hingegen war die Relation der Lipoid-Antikörpertiter (Cardiolipin und VDRL-IgM) von Serum und Liquor auffällig und im Zusammenhang mit dem positiven FTA-ABS-IgM-Nachweis hinweisend auf eine ZNS-Beteiligung. Ausschlaggebend war in diesem Fall der positive Nachweis von *Treponem- pallidum*–DNA im Glaskörperpunktat mittels PCR.
Der Patient erhielt 2 g Ceftriaxon i.v. für 3 Wochen. Drei Monate später waren der TPPA und Lipoid-Antikörper-Titer rückläufig. Der FTA-ABS-19s-IgM Test sank von 1:320 auf 1:20. Das Sehvermögen erholte sich rechtsseitig auf 0,6, links auf 0,8 (Abb. 7.3). Auch nach Abheilung der Lokalbefunde verblieben relative und absolute Gesichtsfelddefekte in der mittleren und äußeren Peripherie beider Augen.

Tab. 7.1. Syphilis-Serologie

Material	Serum	Liquor
TPPA	1:40000	1:512
FTA-ABS IgG IgM	 1:20000 1:320	 1:256 fraglich
Cardiolipin KBR	100 IU/ml	4 IU/ml
IgM-Blot T. pallidum VDRL	 positiv positiv	 negativ positiv

Tab. 7.3. Liquor-Serum-Quotienten

	Ergebnis	Referenzbereich
Albumin-Quotient	6,1	5–8
TPPA-Quotient	2,0	<4,0
FTA-ABS-IgG-Quotient	2,9	<4,0

Tab. 7.2. Eiweiß-Parameter im Serum und Liquor

	Ergebnis	Dimension	Referenzbereich
Albumin i. S.	4,07	g/dl	3,6–6,8
Gesamt-IgG i. S.	818,0	mg/dl	700–1600
Gesamt-IgM i. S.	29,0	mg/dl	40–230
Albumin i. L.	24,7	mg/dl	18–33
Gesamt-IgG i. L.	3,8	mg/dl	1,4–3,5
Gesamt-IgM i. L.	0,53	mg/dl	<0,1

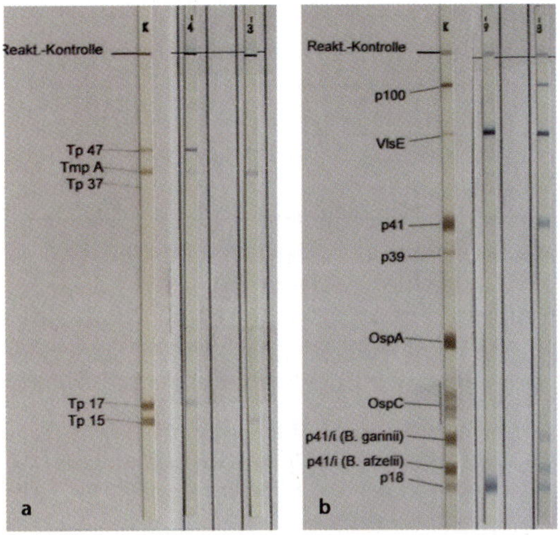

Abb. 7.2a,b. a RecomBlot Treponema pallidum.; *links:* Kontrolle, *Mitte:* Patient mit positiven Banden für TP 47, Tmp A, TP 17 (beide schwach positiv). **b** Borrelia burgdorferi, nicht positiv für Kreuzreaktion (p41 negativ); *links:* Kontrolle, *Mitte:* Patient, *rechts:* positive Kontrolle

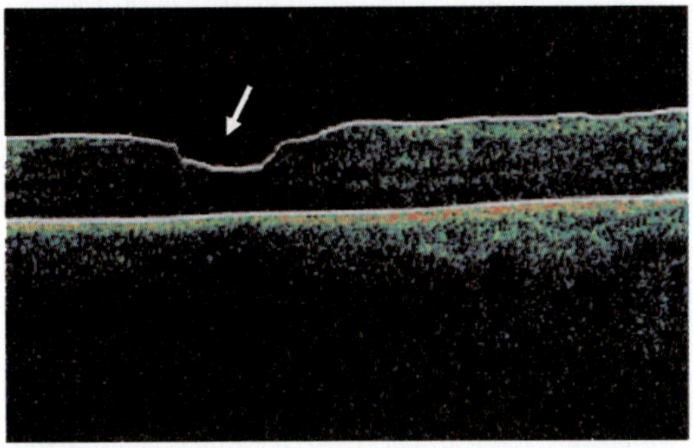

Abb. 7.3. Optische Kohärenztomographie 3 Monate nach Therapie mit regelrechter Konfiguration der Macula (→ zeigt physiologische foveale Depression)

Diagnose
Chorioretinitis durch *Treponema pallidum* im Tertiärstadium der Syphilis, Erregernachweis mittels PCR im Glaskörperpunktat

Diskussion

Trepomema pallidum gehört zu den Spirochäten und ist Überträger der Syphilis, einer sexuell übertragbaren Erkrankung, welche in Stadien verläuft. Bei einem hohen Prozentsatz geht die nicht rechtzeitig oder sanierend behandelte Infektion in ein Sekundärstadium mit langzeitiger Latenz und schließlich in ein klinisch fassbares Tertiärstadium bzw. in eine Neurosyphilis über. Obwohl okuläre Befunde mit dem Sekundärstadium, wo eine hämatogene Aussaat der Erreger stattfindet, assoziiert sind, ist die Gegenwart einer Augenbeteiligung bei Syphilis stark hinweisend auf eine ZNS-Beteiligung und wird teilweise synonym mit Neurosyphilis gesetzt.

Okuläre Manifestationen der Syphilis sind belastet mit einer schwierigen Diagnosestellung und einem erschwerten Erregernachweis. Während die Uveitis die häufigste okuläre syphilitische Reaktion darstellt, können Vitritis, diffuse und lokalisierte Chorioiditis, Chorioretinitis, Neuroretinitis, Pfeffer- und Salz-Retinopathie, Papillitis, Optikusneuropathie, seröse Netzhautabhebung mit Aderhauteffusion, retinale Vaskulitis oder Gefäßverschlüsse das mannigfache Erscheinungsbild dieser seltenen Erkrankung repräsentieren. Die Mimikry der Syphilis mit verschiedenen entzündlichen Augenerkrankungen kann zu Fehldiagnosen und Verzögerungen der adäquaten Antibiotikatherapie führen – wie in dem dargestellten Fall, bei dem der Befund als Bilaterale Akute Neuroretinitis (BARN) interpretiert und zunächst eine antivirale Therapie eingeleitet wurde.

Bei persistierender Entzündung und serologischem Nachweis einer *Treponema-pallidum*-Infektion lieferte die PCR des Glaskörperpunktates eine wertvolle diagnostische Möglichkeit, den Direktnachweis des Erregers zu führen. Wie demonstriert, kann hiermit eine sehbedrohende Infektion unmittelbar in ihrer aktiven Phase am Entzündungsort nachgewiesen werden. Obwohl die Serologie ein klinisch wertvolles Werkzeug im Management der Syphilis darstellt, gibt es Einzelfälle, wo die Gegenwart von *Treponema pallidum* oder seine spezifischen Komponenten, wie spezifische DNA-Segmente, die Diagnose etablieren oder bestätigen können.

Historisch kann *Treponema pallidum* in klinischen Proben durch Dunkelfeldmikroskopie, Immunfärbung mit mono- und polyklonalen Antikörpern und im Tierversuch nachgewiesen werden. Der direkte Nachweis ist dadurch erschwert, dass *Treponema pallidum* nicht fähig ist, Enzym-Kofaktoren, Fettsäuren und Nukleotide de novo zu synthetisieren, und damit komplett wirtabhängig ist. Eine Kultur des Erregers auf synthetischen Medien ist ebenfalls nicht möglich. Neuere Techniken wie Enzym-Immunoessays und Genomamplifikation mittels PCR sind wertvolle Techniken, um *Treponema pallidum* in intraokularen Proben nachzuweisen. In unserem Fall erfolgte der Nachweis qualitativ mittels LightCycler-PCR und Schmelzpunktanalyse. Durch die Amplifikation der DNA, welche normalerweise ein 47kD Oberflächenantigen kodiert, ist der Nachweis weniger Erreger in klinischen Proben möglich.

Bis zu 85% der Patienten mit okulären Symptomen haben gleichzeitig Zeichen einer Neurosyphilis. In unserem Fall ist von einer Neurosyphilis auszugehen, da Lipoid-IgM-Antikörper im Serum und im Liquor nachgewiesen wurden. Diese Antikörper stammen aus dem ZNS, da bei intakter Blut-Hirn-Schranke keine Serum-Antikörper die Schranke passieren können. Unterstützt wird dies durch den positiven 19S-IgM-FTA-Nachweis im Liquor, der nur lokal synthetisiert wird.

Der TPPA-Suchtest, der häufig als Screening verwendet wird, hat seine Berechtigung und konnte – wie in diesem Fall – den ausschlaggebenden Hinweis geben. Dennoch ist der Direktnachweis aus dem Glaskörperpunktat mittels PCR entscheidend. In Fällen, in denen die klinischen Muster einer Entzündungsreaktion durch den Camouflage-Effekt der Erkrankung zu Fehldiagnosen führen können, ist die Glaskörperpunktion eine wichtige Maßnahme zur Diagnosesicherung. Mit dem Nachweis von *Treponema pallidum* im Glaskörper mittels PCR kann nunmehr auch bei diagnostisch unklaren Fällen und bedrohter Sehschärfe eine direkte Diagnose und eine adäquate Therapie erfolgen.

Zusammenfassend wird der Fall einer *Treponema-pallidum*-Chorioretinitis im Tertiärstadium der Syphilis beschrieben, deren verzögerte Therapie durch das Mimikry anderer wesentlich häufigerer viraler Erkrankungen und den erschwerten Erregernachweis zustande kam. Durch den Direktnachweis von *Treponema pallidum* im Glaskörperpunktat mittels PCR konnte der Erreger identifiziert werden, die adäquate Therapie war seherhaltend.

Wichtig

Vergesst die früheren Erkrankungen nicht!

Literatur

Aldave AJ, King JA, Cunningham ET jr (2001) Ocular syphilis. Curr Opin Ophthalmol 12:433-441

Burstain JM, Grimprel E, Lukehart SA, Norgard MV, Radolf JD (1991) Sensitive detection of Treponema pallidum by using the polymerase chain reaction. J Clin Microbiol 29:62-69

Centurion-Lara A, Castro C, Shaffer JM, van Voorhis WC, Marra CM, Lukehart SA (1997) Detection of Treponema pallidum by a sensitive reverse transcriptase PCR. J Clin Microbiol 35:1348-52

Hart G (1986) Syphilis tests in diagnostic and therapeutic decision making. Ann Intern Med 104:368-376

Liu H, Rodes B, Chen CY, Steiner B (2001) New tests for syphilis: rational design of a PCR method for detection of Treponema pallidum in clinical specimens using unique regions of the DNA polymerase I gene. J Clin Microbiol 39:1941-1946

Noordhoek GT, Wolters EC, de Jonge ME, van Embden JD (1991) Detection by polymerase chain reaction of Treponema pallidum DNA in cerebrospinal fluid from neurosyphilis patients before and after antibiotic treatment. J Clin Microbiol 29:1976-1984

Pietravalle M, Pimpinelli F, Maini A, Capoluongo E, Felici C, D`Auria L, DiCarlo A, Ameglio F (1999) Diagnostic relevance of polymerase chain reaction technology for T. pallidum in subjects with syphilis in different phases of infection. New Microbiol 22:99-104

Tamesis RR, Foster CS (1990) Ocular syphilis. Ophthalmology 97:1281-1287

Woznicova V, Heroldova M (2004) Direct detection of Treponema pallidum in diagnosis of syphilis. Epidemiol Mikrobiol Immunol 53:121-125

Comeback eines vergessenen Erregers?

Andreas Essig, Cord Sunderkötter

Klinische Präsentation

Ein 19-jähriger homosexueller Mann stellt sich wegen einer schmerzhaften Lymphknotenschwellung in der rechten Leiste und einer kleinen Ulzeration am Penis in der Ambulanz unserer Klinik für Dermatologie vor. Darüber hinaus klagt der Patient über Abgeschlagenheit und Krankheitsgefühl, wobei er Fieber und Schüttelfrost ausdrücklich verneint. Das Ulcus hat der Patient bereits 2 Wochen vor Auftreten der Beschwerden in der Leiste bemerkt, ohne dass er diesem Befund bisher weitere Beachtung geschenkt hätte. Der Patient hat in den vergangenen 6 Monaten keine Auslandsreisen unternommen. Er gibt weiterhin an, ca. 4 Wochen vor Auftreten der aktuellen Symptomatik den letzten ungeschützten Geschlechtsverkehr gehabt zu haben.

Der Patient präsentiert sich bei der körperlichen Untersuchung mit Ausnahme der vorgenannten Symptome in einem guten Allgemeinzustand, er ist fieberfrei, Appetit, Stuhlgang, Miktion normal. Es fällt lediglich eine ca. 1 cm große, mit gelblich fibrinösem Exsudat belegte weichrandige, schmerzlose Ulzeration am rechten lateralen Teil des Sulcus coronarius auf (Abb. 8.1). In der rechten Leistenbeuge ist ein 4×4 cm großer schmerzhafter Lymphknoten palpabel, sonstige Lymphknoten sind nicht vergrößert tastbar.

Es finden sich keine weiteren Läsionen in der Mundhöhle oder im Rektum. Der sonstige dermatologische Status ist unauffällig, keine Exantheme oder Erytheme.

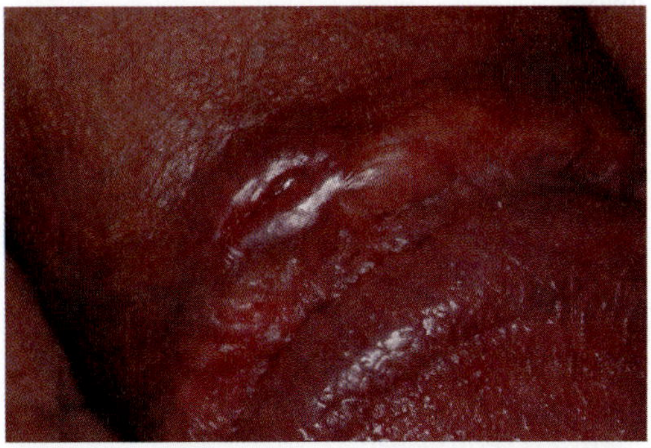

Abb. 8.1. Ca. 1 cm großes, weichrandiges, schmerzloses Ulcus am Sulcus coronarius rechts lateral

Fragen

1. **Welche Erreger kommen differenzialdiagnostisch als Ursache des Genitalulcus bei inguinaler Lymphadenopathie in Frage?**
2. **Welche diagnostischen Maßnahmen ergreifen Sie?**
3. **Welche Therapie leiten Sie ein?**

Mikrobiologische Diagnostik

Die Lues-Serologie war wiederholt negativ, kein Nachweis von IgM-Antikörpern gegen Herpes-simplex-Virus. Kultureller Nachweis von Koagulase-negativen Staphylokokken und Streptokokken der Viridans-Gruppe von einem Abstrich aus dem Ulcusgrund, kein Wachstum von Pilzen, kein kultureller Nachweis von *Hämophilus spp.* und *Neisseria gonorrhoeae*.

Die Diagnose einer *Chlamydia trachomatis* (*C. trachomatis*)-Infektion konnte gestellt werden, nachdem erregerspezifische DNA mittels PCR aus einem Abstrich des Ulcusgrundes nachgewiesen wurde. Der zellkulturelle Chlamydien-Nachweis mittels HeLa 229-Kulturen aus einem parallel entnommenen Abstrich erbrachte nach 48-stündiger Inkubation den Nachweis von typischen Einschlusskörpern, die mittels eines FITC-konjugierten monoklonalen Antikörpers als *C. trachomatis* identifiziert wurden (▫ Abb. 8.2). Zur Feststellung des Serotyps wurde eine Sequenzierung des *omp1*-Genes, welches für das major outer membrane protein (MOMP) von *C. trachomatis* kodiert, durchgeführt. Mit einer Sequenzhomologie von 99,2% konnte der Erreger als *C. trachomatis* Serotyp L 2 identifiziert werden. Im Serum des Patienten ließen sich darüber hinaus mittels Mikroimmunfluoreszenztest *C. trachomatis*-spezifische IgM-Antikörper von 1:16 und IgG-Antikörper von 1:512 nachweisen.

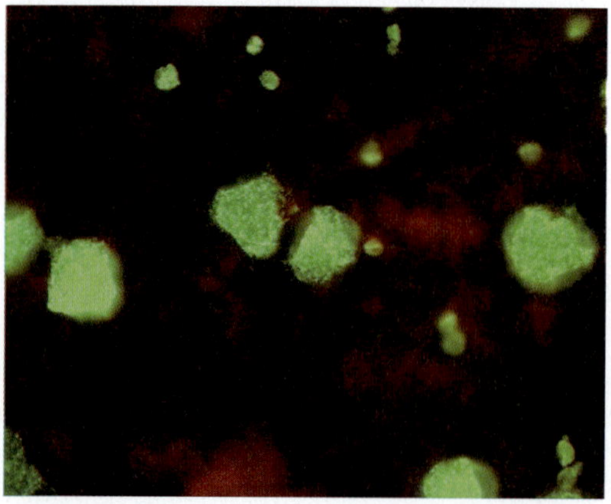

▫ **Abb. 8.2.** Immunfluoreszenz-mikroskopischer Nachweis von Einschlusskörperchen von *C. trachomatis* in einer mit Patientenmaterial beimpften HeLa-Zellkultur

Diagnose
Lymphogranuloma venereum durch *Chlamydia trachomatis* Serotyp L2

Therapie und Weiterer klinischer Verlauf

Der Patient wurde mit Doxycyclin (2×100 mg/Tag) über 21 Tage behandelt, wodurch es zu einer komplikationslosen Abheilung der Läsionen kam. Bereits nach einer Therapiedauer von einer Woche hatten sich, einhergehend mit einer raschen Besserung des Allgemeinzustandes des Patienten, sowohl das Genitalulcus als auch die Lymphadenopathie zurückgebildet.

Diskussion

Das Krankheitsbild

Das Lymphogranuloma venereum (LGV) wird durch die *C. trachomatis*-Serotypen L1, L2 und L3 verursacht und ist eine sexuell übertragbare Erkrankung, die vorwiegend in den Tropen und Subtropen noch endemisch ist. In Deutschland sind diese *C. trachomatis*-Serotypen kaum noch prävalent, so dass, wenn überhaupt, vor allem importierte Erkrankungsfälle des LGV beobachtet werden. Wie alle anderen Chlamydien, gehören auch die LGV-Serotypen zu den obligat intrazellulär sich replizierenden Bakterien. Sie gelten jedoch als invasive Serotypen mit einem Tropismus für Monozyten/Makrophagen und gelangen von der Eintrittspforte (in der Regel Epithelzellen der Genitalmucosa) zu den regionalen Lymphknoten, um von dort unter Umständen weiter zu disseminieren.

Das LGV verläuft typischerweise in 3 Stadien:

1. Das 1. Stadium ist gekennzeichnet durch die Bildung einer Primärläsion an der Genitalschleimhaut oder angrenzenden Haut. Es handelt sich gewöhnlich um eine kleine Papel oder ein herpetiformes Ulcus, das 3–30 Tage nach der Ansteckung auftritt und unbemerkt ohne Narbenbildung rasch abheilen kann. Die Primärläsion kann auch intraurethral entstehen und dann die klinischen Zeichen einer Urethritis verursachen.
2. Das 2. Stadium des LGV ist charakterisiert durch eine in 60% unilaterale, manchmal auch

beidseitige inguinale Lymphadenopathie. Eine Ausbreitung des entzündlichen Prozesses mit Bildung und Verschmelzen von Abszessen führt zur charakteristischen Bubo-Bildung. Diese abszedierenden Knoten können rupturieren und Fisteln bilden.

3. Das 3. Stadium des LGV, zu dem es bei ca. 4% der Erkrankungen kommt, ist charakterisiert durch progressive, z.T. granulomatöse Entzündungen und Ulzera, gefolgt von fibrotischen, knotigen Umbauprozessen und Ödemen mit Auftreibung des externen Genitales (Elephantiasis).

Die Prognose des LGV im 1.und 2. Stadium der Infektion ist bei adäquater Therapie gut. Fluktuierende Bubos sollten punktiert werden, im späten Stadium der Erkrankung können chirurgische Maßnahmen indiziert sein.

Differenzialdiagnose, Diagnostik und Bedeutung der Sero-bzw. Genotypisierung

Im Gegensatz zum LGV gehören urogenitale Infektionen durch *C. trachomatis* der Serotypen D-K zu den häufigsten sexuell übertragbaren Infektionen in westlichen Industrieländern. Obwohl es an präzisen Daten fehlt, geht man davon aus, dass es in Deutschland zu etwa 100.000 Neuerkrankungen pro Jahr kommt. Die Serotypen D-K infizieren bevorzugt die Zylinderepithelien der Genital- und Konjunktivalschleimhäute und verursachen damit typischerweise beim Mann eine Urethritis, bei der Frau eine Zervizitis und bei Neugeborenen die sog. Neugeborenenkonjunktivitis.

Die Differenzialdiagnose des sexuell erworbenen Genitalulcus und der inguinalen Lymphadenopathie umfasst neben dem LGV das Chancroid (Ulcus molle, sehr schmerzhaft), die Syphilis (Ulcus durum, nicht schmerzhaft) und den Herpes genitalis (extrem schmerzhafte Ulzeration und neuritische Beschwerden).

Für die mikrobiologische Diagnose eines LGV ist die Identifizierung von *C. trachomatis* der Serotypen L1-L3 aus dem Ulcusabstrich erforderlich, da eine Kontamination der Läsion durch die hier relativ weit verbreiteten *C. trachomatis*-Serotypen D-K möglich sein kann. Das klassische Verfahren zur Bestimmung des *C. trachomatis*-Serotyps war lange Zeit die Serotypisierung des isolierten Chlamydienstammes mit Hilfe eines Panels von monoklonalen Antikörpern, die sich gegen Serotyp-spezifische Epitope richteten, welche auf den 4 verschiedenen variablen Domänen des major outer membrane Protein (MOMP) lokalisiert sind.

Inzwischen kann man die Variabilität des für das MOMP kodierende *omp1*-Gen zur Genotypisierung nutzen. Zu diesem Zweck wird das *omp1*-Gen aus der genomischen DNA des aus dem Patientenmaterial isolierten Chlamydien-Stammes amplifiziert und eine Sequenzanalyse durchgeführt. Auf diese Weise fanden wir bei unserem Patientenisolat eine Sequenz-Homologie von 99,2% im Vergleich zu einem Referenzstamm von *C. trachomatis* Serotyp L2. Mit großem Abstand folgten dann die Serotypen B und Ba. Dieses Ergebnis erschien durchaus plausibel, denn erstens ist *C. trachomatis* L2 der außerhalb von Endemiegebieten am häufigsten isolierte LGV-Erreger, und zweitens passt dies zu phylogenetischen Daten, wonach basierend auf dem *omp1*-Gen die Serotypen L2, B, und Ba am engsten miteinander verwandt sind.

Bei fluktuierenden Bubos ist die Aspiration des Bubo-Eiters nicht nur aus therapeutischen, sondern auch aus diagnostischen Gründen indiziert. Die Diagnose LGV kann auch ohne Geno- bzw. Serotypisierung dann hinreichend genau gestellt werden, wenn aus dem Aspirat mittels Zellkultur, Antigen-Nachweis oder PCR *C. trachomatis* nachgewiesen werden kann; eine genaue Serotypisierung ist in dieser Lokalisation nicht mehr obligat. Zum Nachweis akuter urogenitaler *C. trachomatis*-Infektionen sind inzwischen Nukleinsäureamplifikationstechniken (NAT) die Methoden der Wahl. Sie zeichnen sich im Vergleich zu Kultur- und Antigen-Nachweisverfahren durch eine erhöhte Sensitivität aus und erlauben eine vereinfachte Entnahme, Transport und Lagerung des Untersuchungsmaterials. Darüber hinaus stehen inzwischen standardisierte, kommerziell erhältliche Verfahren zur Verfügung, wobei jedoch der Stellenwert der NAT gerade beim Nachweis des LGV noch unklar ist. Bei unserem Patienten erbrachte die PCR-Untersuchung eines Abstriches aus dem Ulcusgrund einen positiven Nachweis für *C. trachomatis*, während die Untersuchung eines Urethralabstriches und einer Urinprobe negativ blieb. Damit konnten wir ausschließen, dass der positive PCR-Nachweis aus dem Ulcusgrund auf einer Kontamination oder Superinfektion bei Begleiturethritis mit einem *C. trachomatis*-Serotyp D-K basierte.

In Verbindung mit einem typischen klinischen Bild kann mit Hilfe des serologischen Nachweises von Antikörpern zumindest der Verdacht auf ein LGV geäußert werden. Als Goldstandard in der Chlamydien-Serologie gilt nach wie vor der **Mikroimmunfluoreszenztest** (MIF). Es sollte jedoch bedacht werden, dass selbst bei speziesspezifischen Verfahren eine präzise serotypspezifische Differenzierung der Antikörper kaum möglich ist. Allerdings gilt ein hoher MIF-IgG Titer von 1:>128 bei entsprechender Klinik als diagnostisch wegweisend, auch wenn bei chronischen, aufsteigenden Infektionen (z.B. Adnexitis) mit den *C. trachomatis* Serotypen D-K ähnlich hohe Titer auftreten können.

Epidemiologie

Über die Verbreitung des LGV in Deutschland gibt es aktuell keine belastbaren Daten. Zwischen 1996–2000 wurden jährlich durchschnittlich 7 Fälle gemeldet. Mit dem Inkrafttreten des Infektionsschutzgesetzes (IfSG) entfiel die laut Bundesseuchengesetz bestehende Meldepflicht für das LGV. Eine Meldepflicht besteht allerdings nach § 6 IfSG, wenn 2 oder mehr gleichartige Erkrankungen an LGV auftreten, bei denen ein epidemiologischer Zusammenhang wahrscheinlich ist oder vermutet wird.

Das sporadische Auftreten von Fällen in industrialisierten Ländern wird v.a. importierten Infektionen, die noch in Afrika, Indien, Südostasien und der Karibik endemisch sind, zugeschrieben. In unserem Fall verneinte der Patient einen entsprechenden Auslandsaufenthalt. Über den Infektionsstatus des damaligen Sexualpartners des Patienten konnten keine Informationen gewonnen werden. Verschiedene LGV-Ausbrüche, die sich 2003 und 2004 in Europa u.a. auch in Hamburg ereigneten, zeigen jedoch, dass die Erkrankung offensichtlich wieder auf dem Vormarsch ist. Betroffen bei diesen Ausbrüchen waren fast ausschließlich Männer, die Sex mit Männern haben (MSM), wobei bei vielen der Erkrankten eine HIV-Infektion bekannt war. Aufgrund der wieder verstärkt beobachteten Risikobereitschaft und der Vielzahl von Sexualkontakten von MSM ist ähnlich wie bei der Syphilis wieder mit einem Anstieg der LGV-Infektionen zu rechnen.

Wichtig

Bei Ulzerationen im Genital- oder Analbereich oder im Bereich der Mundhöhle sowie bei unklarer Lymphadenopathie muss auch in Deutschland wieder zunehmend an ein LGV gedacht werden, insbesondere wenn es sich um MSM oder HIV-infizierte Patienten handelt. Für die Diagnostik eignen sich bei typischer Klinik kommerziell verfügbare NAT und speziesspezifische serologische Verfahren. Die Geno- bzw. Serotypisierung des angezüchteten Erregers mittels Sequenzanalyse oder einem Panel an Antikörpern für eine gesicherte Diagnose bleibt Speziallaboratorien vorbehalten. Eine früh einsetzende adäquate Therapie z.B. mit Doxycyclin verhindert das Auftreten von Komplikationen und führt zur folgenlosen Abheilung der Läsionen.

Literatur

Essig A (2007) *Chlamydia* and *Chlamydophila*. In: Murray PR, Baron EJ, Jorgensen JH, Landry ML, Pfaller MA (eds) Manual of Clinical Microbiology, 9. Auflage. , ASM Press, pp 1021-1035.

Gilleece Y, Sullivan A (2005). Management of sexually transmitted infections in HIV positive individuals. Curr Opinion Infect Dis 18:43-47

Mabey D, Peeling RW (2002) Lymphogranuloma venereum. Sex Transm Infect 78:90-92

Van de Laar MJW, Fenton KA, Ison C (2005) Update on the European lymphogranuloma venereum epidemic among men who have sex with men. Eurosurveillance 10:E050602.1

Der vergessene »blutliebende« Feind

Annette Mischke, Claudia Brandt, Anne Feydt-Schmidt, Hans-Ludwig Reinsch, Volker Brade

Klinische Präsentation

Ein fast drei Monate alter weiblicher Säugling wird in stark reduziertem Allgemeinzustand mit septischem Krankheitsbild nach einem Krampfanfall von ca. 10 bis 15 Minuten Dauer vom Notarzt in eine Kinderklinik eingewiesen.

Seit dem Vortag fiebert das Mädchen mit Temperaturen bis 40°C, erbricht und leidet unter Durchfall. Nach Aussage der Mutter sei das insgesamt eher »gemütliche« Kind bisher nie krank gewesen; Schutzimpfungen seien aufgrund der alternativen Lebenseinstellung der Eltern bisher nicht erfolgt.

Bei der körperlichen Untersuchung weist das Kind ein blass-graues Hautkolorit mit blauem Mund-Nase-Dreieck auf. Es macht einen abwesenden Eindruck mit Blick ins Leere. Inspektorisch sowie palpatorisch auffällig erscheint die noch weiche, deutlich vorgewölbte große Fontanelle. Das Gewicht des Säuglings beträgt 6,7 kg, die Temperatur 38,3°C, der Blutdruck 72/49 mmHg und die Herzfrequenz 132/min. Bei einer Atemfrequenz von 18/min findet sich eine Sauerstoffsättigung von 96%. Die Atmung imponiert anstoßend bei auskultatorisch freier Lunge sowie reinen Herztönen. Das Abdomen tastet sich weich ohne Druckschmerz.

Laborchemisch lassen sich bei unauffälligem Differentialblutbild, normaler Thrombozytenzahl und ebenfalls normwertigen Elektrolyten deutliche Entzündungszeichen nachweisen.

	Aktueller Wert	Normwert
Leukozyten	18,9 /nl	6–17,5 /nl
CRP	294 mg/l	<5mg/l
BSG	135 mm/h	<20 mm/h

Ferner findet sich eine grenzwertige Gerinnungsstörung mit ATIII-Mangel sowie eine mäßig ausgeprägte Azidose mit einem negativen Base-Excess.

	Aktueller Wert	Normwert
Gerinnung		
INR	1,70	2,0–3,5
Quick	43%	70–130%
PTT	51,1 s	26–36 s
TZ	14,3 s	16–24 s
D-Dimere	829 µg/l	20–400 µg/l
Fibrinogen	8,5 g/l	1,8–3,5 g/l
ATIII	77%	80–120%
Blutgasanalyse		
pH	7,22	7,37–7,45
pCO_2	40 mmHg	32–43
BE	-10	-2 bis +3

Fragen

1. **Welche weiteren Untersuchungen sollten zum Nachweis einer Infektionserkrankung durchgeführt werden?**
2. **Welche Erreger kommen als Ursache der Erkrankung differentialdiagnostisch in Betracht?**
3. **Welche anamnestische Information ist zur Erfassung des möglichen Erregerspektrums wichtig?**
4. **Mit welchen Komplikationen muss bei der vorliegenden Erkrankung gerechnet werden?**

Weiterer klinischer Verlauf

Der kritische Zustand des kleinen Mädchens erforderte neben einer direkten therapeutischen Intervention eine möglichst schnelle Diagnosefindung. Bei noch stabilen Vitalparametern erhielt die Patientin initial 50 g Albumin verbunden mit einer intravenösen ATIII-Substitution und oraler Phytomenadion-Gabe. Zur weiteren Diagnostik erfolgten aufgrund der klinischen Verdachtsdiagnose einer bakteriellen Meningitis die sofortige Abnahme einer Blutkultur sowie eine Lumbalpunktion. Umgehend wurde eine Therapie mit Ceftriaxon, kombiniert mit Dexamethason zur Hirnödem-Prophylaxe, eingeleitet. Darüber hinaus wurde eine Urinuntersuchung sowie eine Stuhluntersuchung auf pathogene Bakterien veranlasst. In der durchgeführten Schädel-Sonographie zeigte sich ein betonter Interhemisphärenspalt bei verdickten Sulci; ein Anhalt für eine intrakranielle Blutung oder eine Hygrombildung bestand nicht. Die sonographische Untersuchung des Abdomens lieferte einen unauffälligen Befund, ebenso die im Verlauf zum Ausschluss Epilepsie-typischer Veränderungen mehrfach duchgeführten EEGs (Elektroenzephalogramme) und AEPs (akustische evozierte Potentiale). Der bei der Lumbalpunktion gewonnene Liquor war stark getrübt; es fand sich eine deutlich erhöhte Zellzahl von 10.500 Zellen/µl (Norm bis 5 Zellen/µl), ein Eiweißgehalt von 300 mg/dl (Norm: bis 50 mg/dl) bei einem erniedrigten Glukose-Wert von 37 mg/dl. Im Ausstrich ließen sich 89% Granulozyten und 11% Lymphozyten darstellen. Im nach Gram gefärbten mikroskopischen Direktpräparat des nativen Liquors fielen reichlich gramnegative Stäbchenbakterien auf. Der durchgeführte »Liquor-Schnelltest« (Antigennachweis mittels Latex-Agglutination, Pastorex® Meningitis, Firma Bio-Rad) lieferte ein positives Ergebnis für *Haemophilus influenzae* Typ b. Im Urin sowie im Stuhl ließen sich keine pathogenen Erreger nachweisen. Jedoch gelang sowohl in der Liquor- als auch in der Blutkultur bereits am Folgetag die kulturelle Anzucht der initial im nativen Liquor auffälligen gramnegativen Stäbchenbakterien, deren biochemische Differenzierung (API NH, bioMérieux Deutschland GmbH, Nürtingen) das Ergebnis des Liquor-Schnelltests bestätigte und ebenfalls *Haemophilus influenzae* ergab. Mittels PCR aus der Kultur konnte im Labor für pädiatrische Infektiologie und Immunologie am Klinikum der Johannes Gutenberg-Universität Mainz der Nachweis des Kapseltyps b geführt werden.
Eine nach dem Verfahren des Agardiffusionstests vorgenommene Resistenzbestimmung des Bakteriums ermittelte dessen Sensibilität für Ceftriaxon. Zur Bestätigung erfolgte mittels Etest® (VIVA Diagnostika GmbH, Köln) die Bestimmung der MHK (minimalen Hemmkonzentration) für folgende Antibiotika: Ampicillin: MHK = 0,64 mg/l (sensibel), Cefotaxim bzw. Ceftriaxon: MHK = 0,004 mg/l (sensibel).
Klinisch trat am dritten Tag der Antibiotikatherapie einmalig eine allergische Reaktion mit Schwellung der Augenlider und des Gesichts auf. Bei stabilen Kreislaufverhältnissen wurde die Antibiose mit Ceftriaxon beibehalten und die Therapie um Clemastinhygdrogenfumarat (Tavegil®) i.v. vor Injektion des Antibiotikums ergänzt. Engmaschige Kontrollen der Laborparameter bestätigten das Ansprechen der antibiotischen Therapie: Die Entzündungsparameter waren rückläufig, die Gerinnungsstörung normalisierte sich, und der Allgemeinzustand des Mädchens besserte sich zunehmend. Eine Woche nach der stationären Aufnahme ließen sich im erneut untersuchten Liquor nur noch 300 Zellen/µl zählen, der Eiweißgehalt betrug jetzt 73 mg/dl, der Glukosegehalt 58 mg/dl. Im Ausstrich fanden sich 65% Granulozyten und 45% Lymphozyten. Die angelegte Liquorkultur blieb steril. Eine im weiteren Verlauf sich entwickelnde Anämie im Rahmen des septischen Geschehens mit einem Hämoglobin-Abfall bis auf 7,3 g/l wurde erfolgreich mit Eisensulfat-Komplex (Ferrosanol®)-Substitution therapiert. Am achten Tag nach der stationären Aufnahme fielen laborchemisch erneut hohe Entzündungszeichen auf: Bei einer Leukozytose von 28 /nl betrug das CRP 110 mg/l. Trotz analgetisch-antipyretischer Therapie mit Paracetamol und Ibuprofen stellte sich auch erneut ein Fieberanstieg ein. Bei klinisch und sonographisch (Abdomen- sowie Schädel-Sonographie) jeweils unauffälligen

Untersuchungsbefunden wurde bei Verdacht auf ein Resorptionsfieber eine intravenöse Prednisolon-Therapie eingeleitet, die bereits nach einem Tag zu einer prompten Entfieberung des Kindes führte. Im weiteren Verlauf verbesserte sich sein Allgemeinzustand zunehmend, und der Säugling wurde nach insgesamt 20 Tagen in die weitere ambulante pädiatrische Betreuung entlassen. Zu diesem Zeitpunkt lagen normwertige Laborparameter vor; die Schädelsonographie zeigte einen nur noch mäßig erweiterten Interhemisphärenspalt ohne Nachweis einer Hygrombildung.

In den ambulanten Nachsorgeuntersuchungen bot das Mädchen zunächst einen regelrechten neurologischen Untersuchungsbefund, leider fiel jedoch im weiteren Verlauf ein zunehmender Hydrozephalus auf.

Diagnose

Eitrige Meningitis und Sepsis durch *Haemophilus influenzae* Typ b mit postinfektiös erworbenem Hydrozephalus

Diskussion

Haemophilus influenzae wurde 1892 erstmals von Richard Pfeiffer beschrieben, einem Assistenten Robert Kochs, der seinerzeit glaubte, den Erreger der Influenza entdeckt zu haben. Das gramnegative, unbewegliche Stäbchenbakterium ist seinem Namen nach »blutliebend« (hämophil), d.h. zur Anzucht werden als Wachstumsfaktoren Hämin (Faktor X) und NAD bzw. NADP (Nikotinamid-adenin-dinukleotid-phosphat, Faktor V) benötigt, wie sie in hämolysiertem Blut vorkommen. *Haemophilus influenzae* wächst gut auf Kochblutagar; dabei werden durch vorsichtiges Aufkochen des Blutagars (ca. 80°C) die o.g. benötigten Wachstumsfaktoren aus den Erythrozyten freigesetzt. Ein üblicher konventioneller Schafblutagar-Nährboden enthält in der Regel zwar genügend Hämin, nicht jedoch intaktes NAD. Wachstum auf Schafblutagar kann dennoch erreicht werden, wenn quer zur Animpfung der *Haemophilus*-Bakterien ein Impfstrich mit *Staphylococcus aureus* als sogenannte Amme erfolgt. Dieser Ammenkeim gibt Faktor V in den Nährboden ab und führt zusätzlich durch die Freisetzung seiner Hämolysine zu einem gesteigerten Angebot an Faktor X. In unmittelbarer Umgebung des gewachsenen Ammen-Impfstrichs wächst *Haemophilus influenzae* in Form von kleinen, glatten, glasigen Kolonien. Bei *Haemophilus influenzae* Typ b stellt die Polysaccharidkapsel den Virulenzfaktor dar, der für die ausgeprägte Invasivität des Erregers mitverantwortlich ist und dessen Phagozytose durch Makrophagen des Wirts blockiert. Das Kapselantigen lässt sich im Liquor oder Blut mittels eines Agglutinationstests (an Latexpartikel gekoppelte Antikörper mit Spezifität gegen Kapselantigen) nachweisen, wie dies auch in unserem Fall erfolgte. Diese Antigennachweis-Methode hat den Vorteil, dass sie einerseits schnell ein Ergebnis liefert, andererseits auch dann ein positives Ergebnis erbringt, wenn der Erreger selbst nicht mehr anzüchtbar ist, z.B. während einer antibiotischen Behandlung.

Der Erreger kommt ausschließlich beim Menschen vor und stirbt außerhalb seines Wirtes rasch ab. Die Übertragung erfolgt per Tröpfcheninfektion. Bis zu 15% der nicht geimpften Kinder sind im Bereich des Nasopharynx mit *Haemophilus influenzae* Typ b kolonisiert. Eine invasive Erkrankung, wie die in unserem Fall vorliegende Meningitis und Sepsis, ist dementsprechend fast immer assoziiert mit einer Kolonisierung des oberen Respirationstraktes, und häufig geht ein blander Virusinfekt mit leichtem Schnupfen voraus. Regelmäßig besteht in solchen Fällen eine Bakteriämie, infolge derer es zu metastatischen Absiedelungen des Erregers mit Meningitis, Pneumonie, Arthritis, Osteomyelitis, Perikarditis oder Endophthalmitis kommen kann. Neurologische Folgeschäden infolge einer Meningitis, wie z.B. ein in unserem Fall aufgetretener Hydrozephalus, finden sich auch bei adäquater Therapie in bis zu 30% der Fälle. Die Letalität liegt heute noch zwischen 3 und 5%, in unbehandelten Fällen sogar bei über 80%! Die klinische Symptomatik der akuten *Haemophilus influenzae* Typ b-Meningitis erlaubt keine Unterscheidung zu den septischen Meningitiden durch andere Erreger in der typischen Altersgruppe, wie z.B. *Neisseria meningitidis* oder *Streptococcus pneumoniae*. Zur Gewährleistung einer möglichst schnellen korrekten Diagnose verbunden mit einer frühzeitig begonnenen wirksamen Antibiotikatherapie ist es daher umso wichtiger, *Haemophilus influenzae* differentialdiagnostisch nicht zu vergessen. Für eine optimale Behandlung der *Haemophilus influenzae* Typ b-Meningitis ist es von größter Wichtigkeit, dass die Therapie so früh wie möglich begonnen wird; demnach sollte bereits ohne Kenntnis des Antibiogramms eine empirische Chemotherapie mit einem Cephalosporin der dritten Generation, wie z.B. Ceftriaxon, erfolgen. Das früher gut wirksame klassische Therapeutikum der Wahl, Ampicillin intravenös, sollte aufgrund mittlerweile weit verbreiteter resistenter *Haemophilus influenzae* Typ b-Stämme (in Deutschland ca. 5% der Isolate) heute nicht mehr zur empirischen Therapie einer invasiven Infektion eingesetzt werden. Bei nicht geimpften Kontaktpersonen (außer Schwangere) zu einem an einer *Haemophilus influenzae* Typ b-Meningitis erkrankten Kind ist eine Postexpositionsprophylaxe mit Rifampicin (1×600 mg per os für 4 Tage) empfehlenswert, um nicht oder nicht ausreichend immunisierte Kinder oder Personen mit Immundefekt vor einer potentiellen Ansteckung zu schützen. In Kindergärten mit Kindern unter vier Jahren sollten möglichst alle Kinder und das Personal Prophylaxe erhalten. Nicht mehr sinnvoll ist eine Chemoprophylaxe, wenn der Kontakt zum Indexpatienten länger als eine Woche zurückliegt. Insbesondere im Hinblick auf eine sofortige Umgebungsprophylaxe bei Kindern ist es sehr wichtig, zu wissen, um welchen der Meningitis-Erreger es sich bei der erkrankten Person handelt. Die möglichst schnelle exakte Diagnose des Erregers *Haemophilus influenzae* erlangt um so größere Bedeutung, als nach aktueller Studienlage bei Kindern mit Meningitis infolge dieses Erregers durch sofortige Gabe von Dexamethason (0,5 mg/kg alle 6 h für 2 Tage) die Häufigkeit bleibender neurologischer Schäden signifikant reduziert werden kann.

Nach Schätzungen der WHO ist *Haemophilus influenzae* Typ b weltweit jährlich für mehr als 3 Millionen schwere Erkrankungen und für 400.000 bis 700.000 Todesfälle bei Kleinkindern verantwortlich. In Deutschland sind invasive Infektionen (Meningitis, Sepsis) durch *Haemophilus influenzae* Typ b in den vergangenen Jahren immer seltener geworden und stellen insbesondere seit der 1990 von der STIKO (Ständige Imfkommission des Robert Koch Instituts) herausgegebenen Impfempfehlung im Rahmen des Impfkalenders für Säuglinge, Kinder und Jugendliche eine echte Rarität dar. Dies birgt die Gefahr in sich, dass hierzulande *Haemophilus influenzae* Typ b als auslösende Ursache lebensbedrohlicher Infektionen in Vergessenheit gerät und gerade von jüngeren Ärzten nicht in differentialdiagnostische Überlegungen einbezogen wird.

Der direkte Nachweis von *Haemophilus influenzae* in Blut bzw. Liquor unterliegt in Deutschland im Rahmen des Infektionsschutzgesetzes (IfSG) nach § 7 der Meldepflicht an das zuständige Gesundheitsamt (Meldung erfolgt durch das Labor) mit konsekutiver Datenübermittlung an das RKI. Demnach betrug die Inzidenz invasiver Erkrankungen durch *Haemophilus influenzae* Typ b im Jahr 2002 0,1 Erkrankungen pro 100.000 Einwohner; dies entspricht einer Gesamtanzahl von 54 Fällen. Die altersspezifische Inzidenz liegt bei Säuglingen und Kleinkindern am höchsten mit einem Erkrankungsgipfel zwischen dem 4. und 18. Lebensmonat während der Wintermonate. Hinsichtlich der Inzidenz ist es jedoch bemerkenswert, dass die im Jahr 2002 erfassten 54 Fälle mit klinischer Relevanz die epidemiologische Situation unterschätzen: Dem RKI wurden weitere 16 Fälle übermittelt, denen ebenfalls ein labordiagnostischer Nachweis von *Haemophilus influenzae* in Blut oder Liquor zugrunde lag, das klinische Bild jedoch nicht ermittelt werden konnte bzw. sich nicht eindeutig darstellte. Dies entspricht fast einem Viertel der übermittelten Fälle, und der Anteil hat gegenüber dem Jahr 2001 noch zugenommen. Der Nachweis von *Haemophilus influenzae* aus Blut oder Liquor geht in der Regel mit einer invasiven Erkrankung einher. Bei entsprechender Meldung bzw. Ermittlung sollte daher sichergestellt werden, dass das klinische Bild vollständig erfasst wird, und die Voraussetzung hierfür ist wiederum in erster Linie das Wissen um *Haemophilus influenzae* Typ b als auslösende Ursache einer Meningitis bzw. Sepsis.

Das gramnegative Stäbchenbakterium *Haemophilus influenzae* wird aufgrund seiner Polysaccharidantigene der Kapsel eingeteilt in die Serotypen a bis f. Invasive Infektionen werden fast ausschließlich durch den Kapseltyp b hervorgerufen, gegen den sich die *Haemophilus influenzae* Typ b-Konjugatvakzine richtet. Die STIKO empfiehlt eine erste Impfung am Ende des 2. Lebensmonats, denn bereits zu diesem Zeitpunkt ist ein protektiver Antikörperschutz zu erreichen. Der Konjugatimpfstoff (Konjugation eines T-Zell abhängigen Proteinantigens mit dem *Haemophilus influenzae* Typ b-Polysaccharid) führt nicht nur zu einem guten immunologischen Gedächtnis und den erwähnten protektiven Antikörpertitern, sondern vermindert zusätzlich die nasopharyngeale Trägerrate. Es wird also zum einen ein individueller Schutz gewährleistet, zum anderen ein Kohortenschutz aufgebaut durch eine verminderte Transmission. In einigen Ländern mit fast 100% Durchimpfung tritt die *Haemophilus influenzae* Typ b-Meningitis so gut wie nicht mehr auf. Die in Deutschland häufig angeprangerte Impfmüdigkeit in der Bevölkerung trägt dazu bei, dass fast vergessene Infektionserreger wieder zunehmend an Bedeutung gewinnen. Auch heute noch sind zahlreiche Infektionserkrankungen, insbesondere solche, gegen die Impfungen empfohlen werden, sehr gefährlich, teilweise lebensgefährlich und können Komplikationen mit irreversiblen Behinderungen nach sich ziehen. Nach Angaben der WHO sterben täglich etwa 50000 Menschen (überwiegend Kinder) an Infektionserkrankungen. Die meisten dieser Todesfälle könnten durch adäquate Impfungen verhindert werden. In Deutschland weisen viele Kinder, Jugendliche und Erwachsene keinen ausreichenden Impfschutz auf, sei es aus Unbekümmertheit, Unwissen oder infolge bewusster, ideologisch begründeter Abwendung von der »Schulmedizin«. Wie unser Fallbeispiel eindrücklich demonstriert, stellt dies eine nicht zu unterschätzende und vor allem unnötige Gefahr dar, nicht nur für den Einzelfall, sondern – im Falle eines ungeimpften kolonisierten Keimträgers und somit potentieller Infektionsquelle – auch für die Allgemeinbevölkerung. Moderne Impfstoffe unterliegen strengen Zulassungsvorschriften, sind meist sehr gut verträglich, und es werden lediglich in Ausnahmefällen unerwünschte Nebenwirkungen beobachtet. Schutzimpfungen gehören zu den wirksamsten Präventionsmaßnahmen, die heute in der Medizin zur Verfügung stehen und sollten als solche eine möglichst breite Anwendung finden.

Wichtig

Trotz insgesamt abnehmender Prävalenz ist aufgrund von Impflücken nach wie vor mit *Haemophilus influenzae* als Meningitis- bzw. Sepsiserreger im Säuglingsalter zu rechnen.

Literatur

Haemophilus influenzae, invasive Erkrankung. In: Robert Koch-Institut (Hrsg.) Infektionsepidemiologisches Jahrbuch meldepflichtiger Krankheiten für 2002, Berlin. 2003; 63-64

Hof H. Hämophilus. In: Hof H, Müller L, Dörries R *Mikrobiologie,* Georg Thieme Verlag, Stuttgart. 2000; 405-409

Impfkalender für Säuglinge, Kinder, Jugendliche und Erwachsene. In: Robert Koch-Institut (Hrsg.) Epidemiologisches Bulletin 32, 2003; 246

Moxon E R, Murphy T F. Haemophilus influenzae. In: Mandell, Bennett, Dolin: Principles and Practice of Infectious Diseases, fifth edition; Churchill Livingstone, Philadelphia. 2000; 2369-2378

Odio C M, Faingezicht I et al. The beneficial effects of early dexamethasone administration in infants and children with bacterial meningitis, N Engl J Med. 1991; 324: 1525-31

Plum G. Die hämophilen Bakterien. In: Köhler W, Eggers HJ, Fleischer B, Marre R, Pfister H, Pulverer G (Hrsg.) Medizinische Mikrobiologie, 8. Auflage; Urban & Fischer, München, Jena. 2001; 341-347

Roos R. Infektionskrankheiten. In: Gahr M (Hrsg.) Pädiatrie, Walter de Gruyter, Berlin, New York. 1994; 120-122

Die Toskana-Fraktion fiebert

Dieter Hassler

Klinische Präsentation

Ein 38-jähriger Arzt macht mit seiner Familie und Freunden im Frühsommer Urlaub in einem toskanischen Ferienhaus. Sieben Tage nach Ankunft tritt aus völligem Wohlbefinden heraus hohes Fieber mit starken Schüttelfrösten auf.

Am nächsten Morgen empfindet er starke, vom Nacken ausstrahlende Kopfschmerzen. Bei Kopfbeugung wird der Schmerz verstärkt. Die Beweglichkeit der HWS ist schmerzbedingt endgradig eingeschränkt. Bei Blickwendung treten heftige Schmerzen in den Augenmuskeln auf, der Bulbus ist aber nicht druckschmerzhaft.

Körperliche Untersuchung

Etwas übergewichtiger Patient ohne Vorerkrankungen. Leere Medikamentenanamnese. Temperatur 39,1°C. HNO-Befunde und Auskultationsbefund über Herz und Lunge völlig normal, Blutdruck 125/70 mmHg, Frequenz 74/min. Keine tastbaren Lymphknotenveränderungen. Kein Schnupfen oder Husten, keine Dysurie oder Diarrhö.

Neurologisch auffällig ist ein leichter Meningismus, der Reflexstatus ist unauffällig.

Weiterer klinischer Verlauf

Unter dem Verdacht auf eine banale Virusinfektion wird auf eine spezifische Therapie verzichtet. Nach 3 Tagen entfiebert der Patient spontan, die neurologischen Symptome bilden sich vollständig zurück.

Weitere 3 Tage später erkrankt ein weiterer Reiseteilnehmer unter völlig identischem klinischem Bild.

Fragen

1. **Welche Erreger sind differenzialdiagnostisch in Erwägung zu ziehen?**
2. **Welche Ansteckungswege kommen in Betracht?**

Jedes Jahr bringen in den Sommermonaten Touristen, die die Mittelmeerländer besucht haben, eine charakteristische Erkrankung mit, die oft wie eine »Sommergrippe« selbstlimitierend verläuft, bisweilen aber auch recht unangenehme neurologische Komplikationen nach sich ziehen kann. Fehlende Kenntnis dieses Krankheitsbildes verhindert fast regelmäßig die korrekte Diagnose.

Diagnose
Pappataci-Fieber (TOS-Virus)

Diskussion

Das TOS-Virus und seine Verwandten

Das Toskana-Virus gehört zur Familie der *Bunyaviridae,* die die Genera *Bunyavirus*, *Hantavirus*, *Nairovirus*, *Phlebovirus* und *Tospovirus* umfasst. Es sind sphärische, behüllte, Minus-Einzelstrang-RNA-Viren mit einer durchschnittlichen Größe von 80–120 nm. Zu den Phleboviren oder Sandfliegen-Gruppe (SF) gehören zahlreiche Serogruppen oder Genotypen, die alle durch Stechmücken (Sandfliegen) der Gattung Phlebotomus übertragen werden.

Neben dem *TOS-Virus* sind rund um das Mittelmeer weitere verwandte Viren der SF-Gruppe verbreitet. Alleine in Italien kursieren die Typen *Naples (SFN)*, das *Sizilianische Sandfliegenfiebervirus (SFS)* und der Namensgeber *TOS*, manchmal sogar in derselben Region nebeneinander. Auch in Portugal, Spanien, Griechenland, dem ehemaligen Jugoslawien, Jordanien, Israel, Ägypten, Tunesien, der Türkei und Zypern gibt es diese Viren.

Dieselben (oder serologisch ähnlich reagierende) Phleboviren wurden in vielen Gebieten Asiens gefunden, verwandte Phleboviren sind aus fast ganz Afrika und Nord- und Südamerika bekannt geworden.

Vektoren sind immer Sandmücken (*Phlebotomus perniciosus* bzw. *P. papatasi*) (Abb. 10.1). Manchmal trifft man bei Übertragung englischer Texte auf die falsche Übersetzung »Sandflöhe«. Diese haben mit dem TOS-Virus nichts zu tun (Tab. 10.1).

Für die italienischen Endemiegebiete glaubt man, dass die früheren Bemühungen der Malaria-

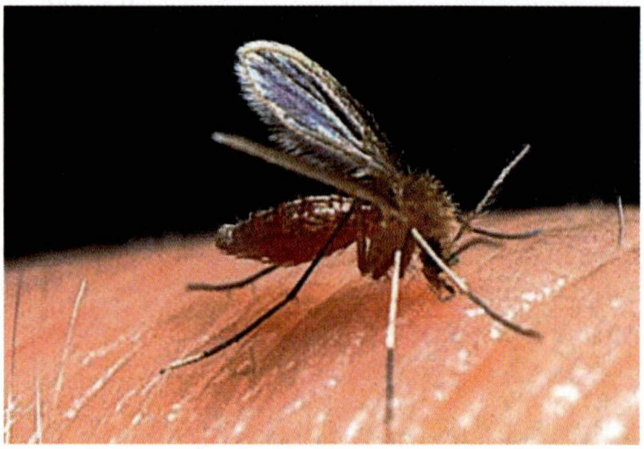

Abb. 10.1. *Phlebotomus spp.* (Bild: WHO)

Tab. 10.1. Phlebotomen-übertragene Erkrankungen

Keim	Vektor	Geografische Verbreitung
Bunya/Phleboviren	Phlebotomen	
– Serotyp TOSKANA	P. papatasi	Toskana
– Serotyp Neapel	P. perniciosus	Mittelmeerraum
– Serotyp Sizilien	P. perniciosus	Mittelmeerraum
– andere Serotypen	Diverse	Weltweit
Bartonella bacilliformis	Lutzomyia	Peru
Leishmania spp.	Phlebotomen	Subtropen und Tropen weltweit Auch im Mittelmeerraum!

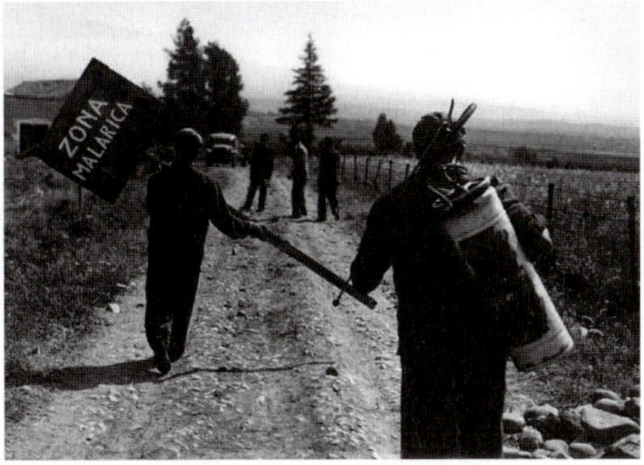

Abb. 10.2. Die Malariabekämpfung in Italien hat auch zur temporären Reduktion der Sandmücken geführt

kontrolle durch massive Bekämpfung der übertragenden Stechmücken (Abb. 10.2) wohl auch die Inzidenz dieser Viruserkrankungen vorübergehend gesenkt haben, denn über längere Zeit fand man eine abnehmende Erkrankungsrate. Dies hat sich in den letzten Jahren umgekehrt, zudem auch vermehrt schwere Verläufe mit neurologischen Komplikationen v.a. aus der alten Endemie-Region um Siena gemeldet wurden (Braito et al. 1998; Nicoletti et al. 1996).

Klinik

Nach einer Inkubationszeit von 2–7 Tagen tritt hohes Fieber mit Schüttelfrösten und Gliederschmerzen auf. Die Erkrankung ist in dieser Phase nicht von anderen viralen und bakteriellen Erkrankungen zu unterscheiden. Kopfschmerzen folgen meist am 2. Krankheitstag; ein Charakteristikum des Pappataci-Fiebers sind ausgeprägte Augenmuskelschmerzen mit begleitender konjunktivaler Injektion.

Kinder erkranken meist weniger schwer als Erwachsene. Viele Toskana-Bewohner haben bereits im Kindesalter diese Infektion durchgemacht und meist schadlos überstanden. So glaubte man eine Zeit lang, dass v.a. Touristen, die erst als Erwachsene infiziert wurden, schwerer erkranken würden. Doch dieses Bild scheint sich zu wandeln – vielleicht auch ein Ergebnis größerer Aufmerksamkeit. In den neueren Publikationen werden immer mehr neurologische Komplikationen (auch bei Kindern) berichtet. Seröse Meningitiden sind nicht selten, chronische Verläufe und solche mit neurologischer Defektheilung kommen vor. In den Sommermonaten sollen bis zu 80% der akuten viralen ZNS-Infektionen bei Kindern in der Toskana durch das TOS-Virus bedingt sein.

Die Erkrankung hinterlässt eine lebenslange homologe Immunität. Die anderen europäischen und asiatischen Varianten verursachen ein klinisch harmloseres Krankheitsbild als die TOS-Infektion.

Diagnostik

Serologische Testverfahren sind etabliert und kommerziell erhältliche Antikörpertests sind verfügbar (Schwarz et al. 1995). Der Virusgenomnachweis (über PCR) wird bisher dagegen nur von wenigen Labors angeboten.

Prophylaxe und Therapie

Einzige realistische Möglichkeit der Krankheitsvermeidung sind derzeit engmaschige Moskitonetze, da die übertragenden Sandmücken der Gattung *Phlebotomus* durch die gröberen handelsüblichen Netze durchaus hindurchschlüpfen können. Repellents erscheinen eher ineffektiv. Ein Impfstoff steht bisher nicht zur Verfügung. Eine kausale Therapie existiert bisher nicht.

Literatur

Braito A, Corbisiero R, Corradini S et al. (1998) Toscana virus infections of the central nervous system in children: a report of 14 cases. J Pediatr 132:144-148

Nicoletti L, Ciufolini MG, Verani P (1996) Sandfly fever viruses in Italy. Arch Virol Suppl. 11:41-47

Schwarz T, Jäger G, Gilch S, Pauli C (1995) Serosurvey and laboratory diagnosis of imported sandfly fever virus, serotype Toscana, infection in Germany. Epidemiol Infect 114:501-510

Dyspnoe

Lutz T. Zabel, Carsten Würz, Andreas Schuler

Klinische Präsentation

Frau K., 61 Jahre alt und von Beruf selbständige Kauffrau, wird wegen des Verdachts auf eine autoimmun bedingte ANCA-assoziierte Vaskulitis für 5 Wochen mit Methotrexat und Prednisolon therapiert. Eine leichte Mitralklappeninsuffizienz im Rahmen eines Mitralklappenprolapses ist bei ihr seit vielen Jahren bekannt. Die stationäre Aufnahme erfolgt jetzt wegen einer seit ca. einer Woche zunehmenden Dyspnoe, die zunächst nur unter Belastung auftrat und jetzt schon in Ruhe besteht. Anamnestisch lässt sich erfragen, dass die Patientin in der Vergangenheit mehrfach aufgrund einer chronisch rezidivierenden Bursitis olecrani links punktiert wurde.

Bei der Aufnahme weist Frau K. einen reduzierten Allgemeinzustand auf und klagt über allgemeine Schwäche mit einer mäßigen Ruhedyspnoe. Sie hat Temperaturen von 37,8°C, die im Laufe des Nachmittags auf 39°C ansteigen. Die Herzaktion ist regelmäßig, normofrequent. Ein 2/6–3/6 Herzgeräusch mit Punctum maximum über Erb und Herzspitze ist zu hören. Der übrige körperliche Untersuchungsbefund ist unauffällig.

Bei den Laborparametern finden sich folgende Werte:

Parameter	Aktueller Wert	Normalwerte
BSG	48 mm/h	<30 mm/h
Leukozyten	12,8/nl	4–10/nl
Hämoglobin	8,8 g%	12–16 g%
Thrombozyten	220/nl	150–400/nl
CRP	12,32 mg/dl	<0,8 mg/dl
Serumproteinelektrophorese		
α-II-Globuline	10,2%	7–11%
Gammaglobuline	25,2%	9–16%
Blutgasanalyse		
pH	7,5	7,36–7,44
PCO_2	31,8 mmHg	35–45 mmHg
PO_2	69 mmHg	65–100 mmHg
O_2-Sättigung	69%	95–98%
c-ANCA	129 U/ml	<3,5 U/ml

Im Normbereich sind Elektrolyte, Kreatinin, CK, GPT, GGT, Lipase, Bilirubin, Ferritin. ANA-IgG und p-ANCA sind negativ.

Wie in ▣ Abb. 11.1 dargestellt, zeigt sich im EKG eine T-Negativierung in den Ableitungen V4–V6 sowie angedeutet in I und AVL. Ansonsten besteht ein unauffälliger Herzstromkurvenverlauf. Im Röntgen-Thorax sind ein linksbetontes Herz und Zeichen einer kardialen Dekompensation mit pulmonal venösen Stauungszeichen zu sehen. Weiterhin finden sich beiderseits Pleuraergüsse (▣ Abb. 11.2). Diese werden punktiert, ebenso werden Blutkulturen abgenommen. Während die Kultur aus dem Pleurapunktat negativ blieb, erfolgte nach 2 Tagen Inkubation aus den Blutkulturen die Anzucht von grampositiven, katalasenegativen Kokken, die zuerst nur auf Kochblutagar bei Inkubation unter erhöhter CO_2-Spannung anzüchtbar waren.

? Fragen

1. **Welche diagnostisch entscheidende Untersuchung fehlt noch?**
2. **Welche Erreger werden in Bezug auf die Punktion der Bursa olecrani erwartet?**
3. **Welche kalkulierte Antibiotikatherapie würden Sie einleiten?**

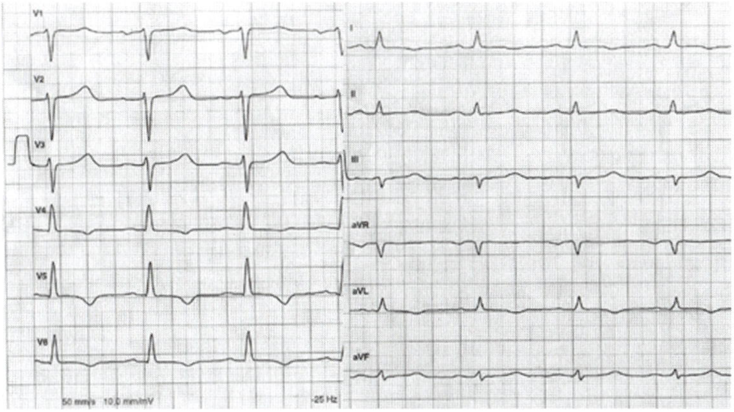

▣ **Abb. 11.1.** EKG mit Sinusrhythmus und T-Negativierung in V4–V6 sowei I und AVL

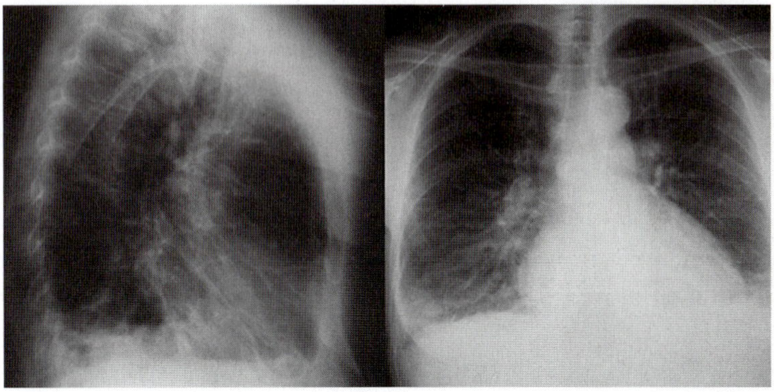

▣ **Abb. 11.2.** Röntgen-Thorax mit linksbetontem Herzen. Pulmonal venöse Stauungszeichen sowie Pleuraergüsse als Ausdruck einer kardialen Dekompensation

Weiterer klinischer Verlauf

In der transthorakalen Echokardiographie stellte sich die Mitralklappe mit flottierenden Vegetationen dar. Zusätzlich bestand eine leicht- bis mäßiggradige Aorteninsuffizienz ohne Hinweis auf endokarditische Auflagerungen und eine Trikuspidalinsuffizienz. In der transösophagealen Echokardiographie zeigten sich dann auch Hinweise auf eine Aortenklappenendokarditis.

Bei der mikrobiologischen Untersuchung des Erregers aus der Blutkultur gelang die kulturelle Anzucht auf Blutagar erst, als *S. aureus*-Referenzstamm (ATCC 25923) als Strichkolonie mit verimpft wurde. Daraufhin fanden sich kleine, leicht vergrünende Satellitenkolonien um *S. aureus* herum (◘ Abb. 11.3).

Der Erreger wurde als *Abiotrophia defectiva* identifiziert. Die Resistenztestung im E-Test ergab Empfindlichkeit gegenüber Penicillin G, Cefuroxim und Ciprofloxacin. Gegenüber Clindamycin war das Isolat intermediär empfindlich.

Die Patientin wurde mit einer Kombination aus Amoxicillin/Clavulansäure (3×2,2 g/Tag) und Gentamicin parenteral (1×240 mg/Tag) behandelt. Unter dieser Therapie kam es bei klinisch insgesamt gutem Verlauf und Fieberfreiheit ab der 2. Behandlungswoche zu einer wesentlichen Besserung des Klappenbefundes mit zuletzt ausgeheilter Aortenklappenendokarditis und signifikant rückläufigem Befund im Bereich der Mitralklappe. Eine Wiederaufnahme der Patientin erfolgte eine Woche nach ihrer Krankenhaus-Entlassung wegen einer isolierten Peronäus-Parese links. Es ergaben sich keine Hinweise auf eine kardiale Embolisation. In der transösophagealen Echokardiographie zeigte sich zu dieser Zeit ein weiterhin rückläufiger Befund. Eine Ursache für die Peronäuslähmung konnte nicht eruiert werden.

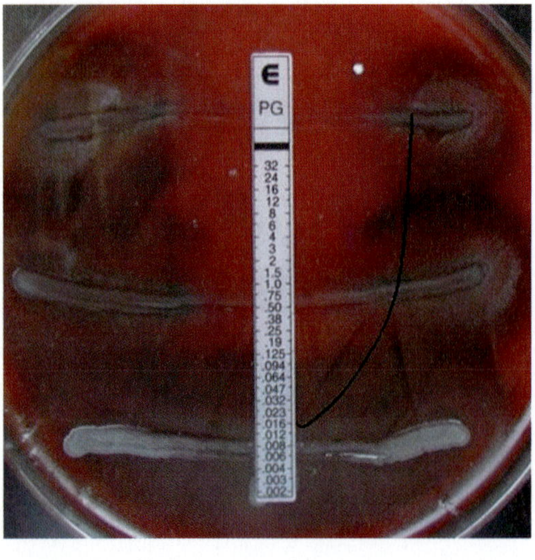

◘ **Abb. 11.3.** E-Test mit *Abiotrophia defectiva* auf Mueller-Hinton-Blutagar und *S. aureus*-Strichkolonie

Diagnose
Mitral- und Aortenklappenendokarditis durch *Abiotrophia defectiva*

Diskussion

Abiotrophia defectiva gehört zu einer Gruppe von Bakterien, die früher als Vitamin-B6-abhängige Streptokokken bezeichnet wurden und später alle in die Gattung *Abiotrophia* eingegliedert wurden. Collins u. Lawson zeigten 2000 die phylogenetische Inhomogenität der Gattung auf und überführten die früheren Spezies *A. adjacens*, *A. balaenopterae* und *A. elegans* in die neugeschaffene Gattung *Granulicatella*, zu der 2000 noch die neu beschriebene Spezies *G. para-adjacens* hinzu kam. *Abiotrophia defectiva* blieb als einzige Spezies (und Typspezies) in der Gattung *Abiotrophia*. Allen diesen Bakterien gemeinsam ist, dass sie Pyridoxal – ein Vitamin-B_6-Derivat – und Cystein zum Wachstum benötigen. Auf Columbia-Schafblut-Agar ohne diese Zusätze wird das Wachstum erst durch *S. aureus* gefördert.

Kommerzielle Identifizierungssysteme, die auf dem Nachweis präformierter Enzyme beruhen, waren nicht in der Lage, unser Isolat zu identifizieren. Stattdessen wurde *Gemella morbillorum*, bzw. *Streptococcus equinus* genannt. Das langsame Wachstum von *Gemella morbillorum* kann durchaus zu einer Verwechslung mit *Abiotrophia defectiva* oder *Granulicatella spp.* führen. Das Satellitenwachstum ist jedoch spezifisch für die letzteren Gattungen.

Die Spezies der Gattungen *Abiotrophia* und *Granulicatella* können voneinander durch die Trehalosespaltung, Hippurathydrolyse und den α- und β-Galaktosidase- sowie β-Glucosidase-Nachweis, die in kommerziellen Identifizierungssystemen enthalten sind oder als Einzelreaktion geprüft werden können, weiter differenziert werden. Dabei ist *Abiotrophia defectiva* die einzige Spezies, die α- und β-Galaktosidase positiv ist.

Schwierig ist die – bislang ohnehin nicht standardisierte – Resistenztestung, wenn in der Routine keine supplementierten Nährböden schnell verfügbar sind. Für den E-Test empfiehlt die Herstellerfirma die Verwendung von Kochblutagar auf Mueller-Hinton-Basis supplementiert mit 0,001% Pyridoxalchlorid und 0,01% Cystein. Die US-amerikanische Standardempfehlung der CLSI hat für die Testung von *Abiotrophia defectiva* keine konkreten Empfehlungen. Daher erfolgte im vorliegenden Fall eine vorläufige Resistenztestung mit E-Test auf Mueller-Hinton-Agar mit 5% Schafblutzusatz. Dabei wurde zusätzlich *S. aureus* (ATCC 25923) rechtwinklig in mehreren parallelen Strichen aufgeimpft (Abb. 11.3). Über Extrapolation der Wachstumszone wurde die minimale Hemmkonzentration abgelesen.

Abiotrophia defectiva und *Granulicatella spp.* gehören zur normalen Mund-, Urogenital- und Intestinalflora. Ob die mehrfache Punktion der Bursa olecrani zur Bakteriämie und konsekutiv zur Endokarditis geführt hatte, wurde in Betracht gezogen, erscheint aber eher unwahrscheinlich, da man bei diesem Pathomechanismus eher Erreger aus der Hautflora erwartet hätte. Nach Brouqui und Raoult (2001) haben *Abiotrophia defectiva* und *Granulicatella spp.* unter den Endokarditis-Erregern einen Anteil von etwa 4–6%. Aortenklappe und Mitralklappe werden mit gleicher Häufigkeit betroffen. Da *Abiotrophia defectiva* und *Granulicatella spp.* komplexe Nährstoffbedürfnisse haben, ist es denkbar, dass sie häufig nicht angezüchtet und damit übersehen werden. Möglicherweise liegt der Anteil dieser Spezies bei den Endokarditiden noch wesentlich höher. Von den betroffenen Patienten haben die meisten kardiale Grunderkrankungen, Kunstklappen sind jedoch nur in etwa 10% der Fälle betroffen.

Die Abiotrophia-Endokarditis ist durch einen langsamen, indolenten Verlauf charakterisiert. Auch unsere Patientin kam schließlich erst wegen der anhaltenden Atemnot aufgrund ihrer Herzinsuffizienz in die Klinik. Die klassischen Zeichen der Endokarditis, wie Petechien, Osler-Knötchen und Janeway-Läsionen, werden nicht regelmäßig beobachtet, allerdings wurden in einem Drittel der Patienten Embolisationen beschrieben. Unsere Patientin entwickelte eine Woche nach ihrer stationären Entlassung eine isolierte Peronäuslähmung. Obwohl eine Embolisation nicht nachgewiesen werden konnte, ist diese letztendlich auch nicht mit Sicherheit auszuschließen.

Die Morbidität und Mortalität der *Abiotrophia*-Endokarditis übertrifft die von vergrünenden Streptokokken verursachte Endokarditis. Über 27% der Patienten benötigen einen Kunstklappenersatz und 17–20% der Patienten sterben infolge Herzversagens oder größeren systemischen Embolisierungen.

Da mehr als 30% der *Abiotrophia*-Stämme resistent gegenüber Penicillin G sind, kommt es immer wieder zu Therapieversagen. Im Kaninchenmodell zeigte die Kombination von Penicillin und Gentamicin eine größere Effektivität als Penicillin G alleine. Die American Heart Association empfiehlt in solchen Fällen mit einer Kombinationstherapie und Dosierung wie bei der Enterokokkenendokarditis vorzugehen. Unsere Patientin wurde schon kalkuliert mit Gentamicin und Amoxicillin/Clavulansäure anbehandelt, um die häufigsten Endokarditiserreger, wie vergrünende Streptokokken, *S. aureus* und Enterokokken, zu erfassen. Die Besserung der Symptomatik, rückläufige Entzündungsparameter und die Identifizierung des Erregers als *Abiotrophia defectiva* führten dazu, diese Kombinationstherapie beizubehalten, was letztendlich in den klinischen Therapieerfolg mündete.

Wichtig

Bei Blutkulturen mit grampositiven Kokken, die in der Subkultur auf Blutagar kein Wachstum zeigen, immer an *Abiotrophia defectiva* und *Granulicatella spp.* denken.

Literatur

Baddour LM, Wilson WR, Bayer AS et al. (2005) Infective Endocarditis. Diagnosis, Antimicrobial Therapy, and Management of Complications. A Statement for Healthcare Professionals. From the Committee on Rheumatic Fever, Endocarditis, and Kawasaki Disease, Council on Cardiovascular Disease in the Young, and the Councils on Clinical

Cardiology, Stroke, and Cardiovascular Surgery and Anesthesia, American Heart Association – Executive Summary. Circulation 111:3167-3184

Brouqui P, Raoult D (2001) Endocarditis due to rare and fastidious bacteria. Clin Microbiol Rev 14:177-207

Collins MD, Lawson PA (2000) The genus *Abiotrophia* (Kawamura et al.) is not monophyletic: proposal of *Granulicatella* gen. nov., *Granulicatella adiacens* comb. nov., *Granulicatella elegans* comb. nov. and *Granulicatella balaenopterae* comb. nov. Int J Syst Evol Microbiol 50:365–369

Facklam R (2002) What happened to the streptococci: overview of taxonomic and nomenclature changes. Clin Microbiol Rev 15: 613-630

Kanamoto T, Sato S, Inoue M (2000) Genetic heterogeneities and phenotypic characteristics of strains of the genus *Abiotrophia* and proposal of *Abiotrophia para-adiacens* sp. nov. J Clin Microbiol 38:492–498

Ein weiter Weg

Johannes R. Bogner, Andreas Sing

Klinische Präsentation

Am 15.5.2002 abends fällt den Eltern der kleinen Maria (2¾ Jahre) eine ca. 0,5 cm große Rötung knapp unter dem Unterlid des linken Auges mit einem kleinen Punkt zentral auf: am ehesten ein Insektenstich, der nachmittags auf dem Spielplatz neben dem Fluss entstanden sein könnte. Da die Rötung weiter anschwillt, wird am 17.5. eine pädiatrische Ambulanz aufgesucht.

Die Anamnese ergibt, dass das Kind bisher keine besonderen Krankheiten hatte und die Schwangerschaft normal verlaufen war. Das Kind ist nach Impfkalender geimpft und hat alle Vorsorgeuntersuchungen mit Normalbefunden gehabt. Zehn Tage zuvor war wegen eines bakteriellen Harnwegsinfekts eine einwöchige Behandlung mit Trimethoprim-Saft erfolgreich durchgeführt worden. Im Verlauf wurde am 11.5. eine Temperatur von rektal 38,2°C gemessen.

Wegen der Schwellung am Auge wird ein rein beobachtendes Vorgehen vereinbart. Nach 2 Tagen ist die Schwellung kaum mehr zu sehen.

Da das Fieber anhält, kommt es am 21.5. zur Wiedervorstellung in der Ambulanz. Der Fieberverlauf hat den Charakter einer Kontinua. Nur kurze Zeit ging es spontan auf Werte zwischen 38,5 und 39°C. Maria habe zwar etwas mehr geschlafen und weniger gegessen. Zwischendrin war sie aber gut aufgelegt. Die Eltern sind besorgt.

Folgende anamnestische Angaben werden erhoben:

Stuhlgang: zeitweise weich oder nicht geformt, einmal auch bis flüssig; nicht mehr als zweimal am Tag Stuhl; keine Beschwerden beim Wasserlassen.

Die **Reiseanamnese** ergibt 2 Auslandsaufenthalte: Mitte April 2002 Tschechien (Karlsbad); August 2001 Italien (Toskana, nur im Landesinneren).

Haustiere besitzt die Familie nicht; andere **Tierkontakte**: die Familie wohnt zwar neben dem Zoo, beim Besuch des Streichelzoos (Ziegen, Schafe) kommt es jedoch kaum zum Kontakt mit den Tieren, da Maria eher ängstlich ist und die Tiere nur anschaut.

Umgebung: jüngerer Bruder (13 Monate alt) und Eltern sind gesund, ebenso werden bei den Spielgefährten keine besonderen Erkrankungen berichtet.

Die **körperliche Untersuchung** ergibt folgende Befunde: Gewicht 14,7 kg, Puls 112/min., AF 20/min., Temperatur rektal 39,0°C, guter Allgemein- und Ernährungszustand, Kind zugewandt und kooperativ, Hautturgor gut, Blässe von Haut und Schleimhaut, kein Exanthem, leichte Rötung am Unterlid links, Lymphknoten unauffällig, kein Meningismus, Abdomen weich, keine Resistenzen, Auskultation von Herz und Lunge unauffällig.

Ein **Blutbild** wird aus der Fingerbeere angefertigt.

Parameter	Aktueller Wert	Normalwert
Leukozyten	5,3/nl	3,6–9,6/nl
Granulozyten	18,4%	42–75%
Lymphozyten	73,1%	20–50%
Monozyten	0,5%	0,1–0,9%
Thrombozyten	109/nl	150–380/nl
Hb	9,4 g/dl	12–17 g/dl
C-reaktives Protein	8,1 mg/dl	<0,5 mg/dl

Fragen

1. **Welche diagnostischen Erwägungen stellen Sie an, und welche fortführenden Untersuchungen sind nun sinnvoll?**
2. **Welche Erreger sind differenzialdiagnostisch in Erwägung zu ziehen?**
3. **Ist eine antibiotische Therapie indiziert?**

Weiterer klinischer Verlauf

Aufgrund der ausgeprägten Panzytopenie und der Expositionsanamnese werden Blutkulturen und zahlreiche serologische Untersuchungen (Brucellose, Listeriose, Salmonellose, Yersiniose, Q-Fieber, Fleckfieber, CMV, EBV, Lyme-Borreliose) in die Wege geleitet, die alle negativ ausfallen. Dagegen sind im ELISA Parvovirus-B19-IgM-Antikörper nachweisbar (im IgM-Westernblot bestätigt), jedoch keine spezifischen IgG-Antikörper. Eine PCR auf Parvovirus B19 aus dem Blut ist negativ. Eine empirische antibakterielle Therapie mit Amoxicillin (u.a. wegen des hohen CRP-Wertes) führt nicht zu einer eindeutigen Besserung des Fieberverlaufs. Neben einer infektiösen Fieberursache wird auch an Systemkrankheiten aus dem rheumatischen Formenkreis gedacht.
Dazu werden weitere Laborergebnisse erhoben: Ferritin, Gesamt-IgM und Gesamt-IgA, C4, ANA, ACA und ACAM sind im Normbereich, der Rheumafaktor (11,4 IU/ml, Norm: <10 IU/ml) ist leicht, das Gesamt-IgG (1770 mg/dl; Norm: 131–1200 mg/dl) stark erhöht.
Nach einer Woche Gabe von Amoxicillin-Saft (als probatorische Therapie bei einer möglichen bakteriellen Genese) hat sich ein Ausschlag gebildet, den man am ganzen Körper sieht. Er scheint nicht sehr zu jucken, da Maria kaum kratzt. Das Fieber fällt jedoch kaum unter 38,5°C. Die Schlafzeit war unterdessen auf ca. 16 Stunden am Tag gestiegen, der Appetit deutlich gemindert, das Gewicht auf 14,4 kg gesunken und die Stimmung aggressiver geworden als sonst. Dennoch hat Maria ihre guten Phasen und bewegt sich normal.
Am 31.5. werden neue Untersuchungen angeordnet, die Befunde für Leukozyten, Differenzialblutbild, Thrombozyten, Hb, Gesamt-IgG und C-reaktives Protein sind nahezu unverändert, der leicht erhöhte Rheumafaktor hat sich normalisiert, ein Urinstix ist weiterhin negativ, ein zusätzlich abgenommener ASL-Titer ist im Normbereich.
Das Fieber bleibt bei Werten über 38°C, wenngleich keine weitere Verschlechterung des Allgemeinzustands auftritt.
Bei der Wiedervorstellung am 6.6. ergeben sich folgende Befunde: Puls 131/min., RR 117/64, AF 20/min., Temperatur 38,4°C rektal, Exanthem abgeblasst, Lymphknoten, Milz und Leber nicht vergrößert, Lunge und Herz auskultatorisch unauffällig. Ultraschalluntersuchung des Abdomens normal, Röntgen-Thorax ohne Anhalt für Infiltrate im Sinn einer typischen oder atypischen Pneumonie. Das Blutbild zeigt sich im Wesentlichen unverändert. Weitere serologische Untersuchungen auf Röteln, Enteroviren, HHV6, HHV7, Mycoplasmen und Campylobacter sind unauffällig, der Parvovirus-B19-IgM-ELISA ist weiterhin positiv.
Es geht nicht voran. In keine Richtung. Keine überzeugende Besserung. Keine dramatische Verschlechterung. Es wird weiter beobachtet.
Maria verhält sich weitgehend normal. Die Mittagsschlafzeit der kleinen Maria verlängert sich aber weiter. Da das Kind seit nunmehr 5 Wochen Fieber und eine schwere Panzytopenie hat, wird die Möglichkeit einer malignen Knochenmarkerkrankung in Betracht gezogen.

Weitere Fragen

1. **Welche Untersuchungen würden Sie zusätzlich anfordern?**
2. **Wie werten Sie die serologischen Ergebnisse für Parvovirus B19?**

Weiterer klinischer Verlauf

Am 19.6. werden weitere Bildgebung und eine Knochenmarkbiopsie durchgeführt. Noch am selben Tag steht die Diagnose aus dem Giemsa-gefärbten Knochenmarkausstrichpräparat durch den Nachweis zahlreicher Leishmanien fest (Abb. 12.1). Im weiteren Verlauf wird diese Diagnose serologisch und mittels PCR bestätigt. Daraufhin wird liposomales Amphotericin B (Ambisome) als am besten verträgliche Therapie eingeleitet und nach dem für Kinder bei Altwelt-Leishmaniose von der Deutschen Gesellschaft für Tropenmedizin und Internationale Gesundheit (DTG) empfohlenen Schema als intravenöse Infusion gegeben (3 mg/kg KG pro Tag von Tag 0 bis Tag 4 und am Tag 10; s. auch http://www.uni-duesseldorf.de/WWW/AWMF/II/trop004.htm).

In der Nacht vom 21. auf den 22.6. kommt es zu Schüttelfrost mit Kreislaufreaktion (Puls 180, RR systolisch 60). Unter Elektrolytinfusion und Kreislaufüberwachung lässt sich die Situation stabilisieren. In den nächsten Tagen erfolgen mehrfach Elektrolyt-, Nierenwert- und Blutbildbestimmungen, um die Therapie zu überwachen.

Am 24.6. erfolgt die vorläufige Entlassung. Die Temperatur liegt unter 38°C – das erste Mal seit nunmehr 6 Wochen.

Diagnose
Viszerale Leishmaniose

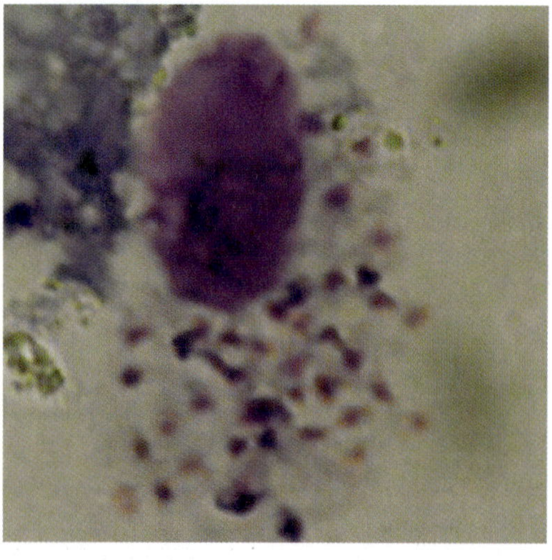

Abb. 12.1. KM-Ausstrich mit amastigoten Leishmanien

Diskussion

Der Erreger

Erreger der viszeralen (und auch der kutanen) Leishmaniose ist im gesamten Mittelmeerraum in erster Linie *Leishmania infantum*. Der Parasit wird im Falle der Alt-Welt-Leishmanien von infizierten Sandfliegen des Genus *Phlebotomus* bei einer Blutmahlzeit auf ihren Reservoirwirt (Hunde, Füchse) oder den Menschen übertragen. Seltene andere Möglichkeiten der Übertragung sind prä- und perinatal, über Blutkontakt (Blutspende, Organtransplantation, i.v.-Drogenabusus) bzw. Laborunfälle. Die übertragenen flagellierten Promastigoten invadieren Wirtsmakrophagen, in denen sie als unflagellierte amastigote Formen überleben und in ihrem Wirt disseminieren können. Die Inkubationszeit der humanen viszeralen Leishmaniose liegt durchschnittlich bei 2–4 Monaten (Streubreite: 10 Tage bis 2 Jahre). Die häufigsten Symptome sind Fieber, Gewichtsverlust, Splenomegalie, Hepatomegalie und Bauchschmerzen, aber auch Husten, Epistaxis und Diarrhö.

In Italien werden jährlich ca. 150 Fälle von viszeraler Leishmaniose gemeldet, von denen ein großer Teil Kinder unter 5 Jahren und zunehmend HIV-Infizierte betrifft (Gramiccia 2003). Endemische Leishmaniose-Herde sind häufig weit voneinander entfernt und kommen sowohl im Landesinneren wie auch an den Küsten und auf den italienischen Inseln in einer Höhe bis ca. 600 m (in den Abruzzen sogar bis 1000 m) vor. Fälle von autochthon erworbener viszeraler Leishmaniose werden aus nahezu allen Landesteilen von Verona bis Sizilien berichtet, wobei ein Nord-Süd-Gefälle beobachtet wird.

In der Bundesrepublik Deutschland ist die Erkrankung nicht meldepflichtig; für 2002 wird vom Robert Koch-Institut eine Zahl von 10 Krankheitsfällen mit viszeraler Leishmaniose mitgeteilt, die zu 70% in Europa erworben wurden (Epid. Bull. 49/03).

Klinische Bewertung

Bei der kleinen Maria wurde bis zur Knochenmarkpunktion zu keinem Zeitpunkt die Verdachtsdiagnose »Viszerale Leishmaniose« vorrangig erwogen.

Dafür sind mehrere Umstände verantwortlich:

- Zunächst konnte das Hauptsymptom »Fieber« durch 2 zusätzliche Krankheitsentitäten – den bakteriellen Harnwegsinfekt und eine evtl. vorliegende Weichteilinfektion am Augenlid – plausibel erklärt werden. Darüber hinaus war das Fieber erstmals quasi als »Zufallsbefund« im Verlauf der Antibiotikatherapiekontrolle nach Harnwegsinfekt aufgefallen.
- Die anamnestischen Angaben von möglichen Tierkontakten und zu Veränderungen der Stuhlbeschaffenheit führten zur serologischen Abklärung von zoonotischen Erregern, die für das Diagnosekonstrukt »Fieber unklarer Genese« verantwortlich sein können, sowie von bakteriellen Erregern gastrointestinaler Erkrankungen.
- Die reiseanamnestischen Angaben erschienen auf den ersten Blick unspektakulär und vielleicht zu wenig »exotisch«. Da die Reise in die Toskana zudem über 9 Monate zurücklag, wurde sie als eher weniger relevant für die aktuelle Symptomatik eingestuft. Zwar beträgt die Inkubationszeit für eine viszerale Leishmaniose im Mittel 2–4 Monate, doch sind auch deutlich längere Zeiten bis 2 Jahre beschrieben. Auch wenn die Toskana (im Gegensatz Kampanien, Latium und Apulien) nicht zu den italienischen Festlandregionen mit einer hohen Melderate von humaner viszeraler Leishmaniose gehört, wurden in den letzten Jahren doch jährlich bis zu 5 Fälle gemeldet. Interessanterweise liegt in bestimmten Regionen der Toskana die Prävalenz von positiver Leishmanienserologie bei Hunden, die im Gegensatz zu anderen Reservoirwirten im übrigen auch an einer letal verlaufenden Leishmaniose erkranken können, z.T. sehr hoch (Hundedurchseuchung bis 24%); jedoch überschneiden sich Endemieherde caniner und humaner Leishmaniose häufig nicht.
- Das Warnsymptom einer Verminderung aller 3 Blutzellreihen Erythrozyten, Leukozyten und Thrombozyten deutete auf eine mögliche Knochenmarkerkrankung hin. Dafür kommen neben infektiösen Ursachen auch Kollagenosen (daher Diagnostik hinsichtlich Rheumafaktoren, ASL, ANA) und vor allem maligne Erkrankungen in Frage. Da die Suche nach Kollagenosen kein Ergebnis brachte, wurde zum Ausschluss einer malignen Erkrankung das Knochenmark punktiert.
- Zur Frage nach der Wertigkeit der Parvovirus-B19-Serologie ist festzustellen: Bei Personen mit zugrundeliegender Störung der Erythropoese kann es bei einer Parvovirus-B19-Infektion zu aplastischen Krisen kommen, da die Zielzellen von Parvovirus B19 die Erythroblasten im Knochenmark sind (Young u. Brown 2004). Die aplastische Krise tritt also nur bei Personen mit verkürzter Erythrozytenüberlebenszeit auf, da bei normaler Erythrozytenüberlebenszeit von 120 Tagen einige Tage Produktionsausfall durch die Virusinfektion keine Rolle spielen. Eine Panzytopenie wie bei unserer Patientin wäre durch das Vorliegen einer Parvovirus-B19-Infektion nicht erklärt, ebenso wenig der dramatische Hb-Abfall bei normaler Erythropoese. Ein zugrundeliegender Erythropoese-Defekt konnte bei der kleinen Maria auch im weiteren Verlauf nicht festgestellt werden. Zwar besteht die Möglichkeit eines protrahierten oder gefährlichen Verlaufs einer Parvovirus-B19-Infektion, doch nur bei vorbestehendem Immundefekt, wie z.B. einer HIV-Infektion, was hier jedoch nicht vorlag.

Nach Diagnosefindung wurde unsere Patientin erfolgreich mit liposomalem Amphotericin B behandelt. Dieses wird von Makrophagen aufgenommen und bringt damit Amphotericin B direkt an den Ort der Infektion. Es werden sehr hohe Spiegel in Leber und Milz erzielt, wobei die Toxizität im Vergleich zu Amphotericin B geringer ist. Dennoch müssen während der nach Möglichkeit stationären Therapie Nierenfunktion und Elektrolyte 2-mal wöchentlich kontrolliert werden. Bei erfolgreicher Therapie sollte der Patient innerhalb einer Woche entfiebern und innerhalb von 2 Wochen eine Verbesserung der klinisch-pathologischer Befunde und der Laborparameter aufweisen. Eine Nachkontrolle ist nach 1, 3, 6 und 12 Monaten empfohlen, da Rückfälle bei Immunkompetenten in bis zu 5% der Fälle auftreten.

Als unsicherere, aber nebenwirkungsreichere Alternativen stehen die Antimonpräparate Natrium-Stibogluconat (Pentastam) und Meglumin-Antimoniat (Glucantime) zur Verfügung.

Wichtig

Bei Fieber unklarer Genese, Panzytopenie und Reiseanamnese Mittelmeerraum auch dann an die Leishmaniose denken, wenn die Reise schon länger zurückliegt und nicht nur die südlichen Regionen der Mittelmeerländer betraf.

Literatur

Cascio A, Colomba C, Antinori S, Orobello M, Paterson D, Titone L (2002) Pediatric visceral leishmaniasis in Western Sicily, Italy: A retrospective analysis of 111 cases. Eur J Clin Microbiol Infect Dis 21:277-282

Di Martino L, Davidson R.N, Giacchino R, Scotti S, Raimondi F, Castagnola E, Tasso L, Cascio A, Gradoni L, Gramoccia M, Pettoello-Mantovani M, Bryceson AD (1997) Treatment of visceral leishmaniasis in children with liposomal amphotericin B. J Pediatr 131:271-277

Gaeta GB, Maisto A, Di Caprio D, Scalone A, Pasquale G, Felaco FM, Galante D, Gradoni L (2000) Efficacy of amphotericin B colloidal dispersion in the treatment of Mediterranean visceral leishmaniasis in immunocompetent adult patients. Scand J Infect Dis 32:675-677

Gramiccia M (2003) The identification and variability of the parasites causing leishmaniasis in HIV-positive patients in Italy. Ann Trop Med Parasitol 97 Suppl 1:65-73

Maltezou HC, Siafas C, Mavrikou M, Spyridis P, Stavrinadis C, Karpathios T, Kafetzis DA (2000) Visceral leishmaniasis during childhood in southern Greece.. Clin Infect Dis 31:1139-1143

Young NS, Brown KE (2004) Parvovirus B19. N Engl J Med 350:586-597

Erreger mit Weltraumverwandtschaft

Stefan Borgmann, Birgit Manncke, Sabine Gröbner, Arthur Melms, Ingo B. Autenrieth

Klinische Präsentation

Ein 64-jähriger bisher gesunder Patient erkrankt im Januar 2001 an einer starken Erkältung. Trotz der Erkältung geht er in der Folgezeit seiner schweren körperlichen Arbeit weiterhin nach. In den folgenden Monaten hat er aber mehrere Rezidive zunehmenden Schweregrades. Schließlich muss er im Juli deswegen sogar seinen Baubetrieb aufgeben. Die progrediente körperliche Schwäche ist vergesellschaftet mit zunehmenden Gedächtnisstörungen, Fieber von bis zu 39°C, Orientierungsstörungen sowie Hyperästhesien. Zur Abklärung und Behandlung dieser Symptome erfolgt schließlich die stationäre Krankenhausaufnahme. Die dort durchgeführte Untersuchung des Liquors ergibt eine Zellzahl von ca. 300 Zellen/µl. Bei Verdacht auf eine virale Enzephalitis erfolgt eine 7-tägige Aciclovirtherapie. Bei der anschließenden Kontrolluntersuchung ist die Zellzahl im Liquor zwar auf ca. 15 Zellen/µl vermindert, das Fieber persistiert dennoch, während sich die neurologische Symptomatik sogar verstärkt. Deshalb wird der Patient im November in die neurologische Klinik der Universität Tübingen verlegt.

Bei einer Größe von 186 cm beträgt das Körpergewicht zum Zeitpunkt der stationären Aufnahme nur noch 62 kg. Bei der körperlichen Untersuchung ist der Patient zwar wach und bewusstseinsklar, räumlich und zeitlich allerdings nicht mehr orientiert. Der Patient kann außerdem nicht mehr selbstständig gehen und ist auch sonst motorisch eingeschränkt. Es besteht ein ausgeprägter Nackenrigor, ein zusätzlicher Meningismus ist dabei aber nicht sicher zu erheben. Mehrfache Kernspinuntersuchungen des Schädels ergeben bei fehlenden pathologischen Signalveränderungen im Hirnparenchym oder kontrastmittelaufnehmenden Meningen keine richtungsweisenden Befunde.

- Zur Abklärung einer möglichen autoimmunen, neoplastischen, neurodegenerativen, toxischen oder infektiösen Ursache werden umfangreiche Untersuchungen durchgeführt, die u.a. die folgenden Resultate erbringen: Weder im Serum noch im Liquor sind Autoantikörper nachweisbar, die auf eine autoimmune Ursache hinweisen. Serologisch finden sich organunspezifische Autoantikörper, die als unspezifische Reaktion im Rahmen eines infektiösen Geschehens gedeutet werden.
- Mit einer Vielzahl radiologischer Untersuchungen des gesamten Körpers (konventionelles Röntgen, NMR, CT, Sonografien) findet sich kein Hinweis auf ein zu Grunde liegendes Malignom.
- Weder radiologisch noch durch verschiedene Spezialuntersuchungen des Liquors ergibt sich ein Anhalt für eine neurodegenerative Erkrankung.
- Umfangreiche toxikologische Untersuchungen liefern keinen Hinweis auf eine Vergiftung mit Kupfer, Aluminium, Arsen, Blei, Cadmium, Mangan, Quecksilber oder Thallium.
- Auch zur Abklärung einer infektiologischen Ursache wird eine umfangreiche bakteriologische, virologische und mykologische Diagnostik durchgeführt. Diese Untersuchungen liefern weder in Direktansätzen verschiedene Materialen, einschließlich Blutkulturen und Liquor, noch in serologischen Analysen weiterführende Resultate.

Aus einem Liquorpunktat gelingt der Nachweis des Proteins 14-3-3. Hierbei handelt es sich um ein Protein, das insbesondere im Rahmen spongiformer Enzephalopathien in Liquorproben angetroffen wird. Da das Protein 14-3-3 auch bei anderen, mit Gewebezerfall einhergehenden Erkrankungen (z.B. Meningoenzephalitis) sowie bei Hirnblutungen nachgewiesen werden kann, ist sein Nachweis jedoch nicht spezifisch für Prionenerkrankungen bzw. andere spongiforme Enzephalopathien.

Neben diesem also eher unspezifischen Befund kann eine autochtone IgG-Produktion im ZNS nachgewiesen werden, was mit einer infektiologischen Ursache durchaus vereinbar ist. Aber auch mit Hilfe von PCR-Analysen des Blutes sowie des Liquors ist es nicht möglich, verschiedene in Frage kommende Erreger (Mykobakterien, Borrelien, Chlamydien, Mykoplasmen, Bartonellen, *Tropheryma whipplei*, Toxoplasmen) zu detektieren. Allerdings wird mittels eubakterieller PCR aus einer von drei Liquorproben ein positives Signal erhalten. Die Sequenzierung des PCR-Produktes ergibt eine 96%-ige Homologie zur DNA von *Chryseobacterium meningosepticum*.

C. meningosepticum ist ein gramnegatives, Glukose nicht fermentativ abbauendes Stäbchenbakterium und kommt, wie die meisten Nonfermenter, in der Umwelt ubiquitär vor. *Chryseobacterium miricola*, einer der engsten Verwandten von *C. meningosepticum*, wurde unlängst sogar aus Kondenswasserproben der russischen Weltraumstation MIR isoliert (Li et al. 2003). *C. meningosepticum* verursacht bei Gesunden zwar keine Infektionen, kann aber bei Kindern und immunkompromittierten Erwachsenen u.a. Meningitis, Sepsis und Endokarditis hervorrufen. Auf Grund umfassender Resistenz gegen die meisten Antibiotika sind durch *C. meningosepticum* verursachte Infektionen häufig nicht zu beherrschen. Gefürchtet sind Ausbrüche auf neonatologischen Stationen, die bisher v.a. im asiatischen Raum beobachtet wurden.

Fragen

1. **Handelt es sich bei dem PCR Ergebnis um einen relevanten Befund zur Erklärung des Krankheitsbildes?**
2. **Wie könnte eine Spezifizierung des Befunds erfolgen?**

Fortgang der Diagnostik

Bei der PCR besteht theoretisch immer die Gefahr, dass bei der Bearbeitung der eigentlichen Probe eine sekundäre Kontamination auftreten kann, wobei die Wahrscheinlichkeit für ubiquitär vorkommende Keime natürlich besonders groß ist. Deshalb musste also überprüft werden, ob tatsächlich eine Infektion vorlag oder ob im Verlauf der Probenaufbereitung eine Kontamination mit *C. meningosepticum*-DNA aufgetreten war. Davon ausgehend, dass sich der Patient im Fall einer Infektion mit dem Erreger immunologisch hätte auseinandersetzen müssen, sollten im Serum und im Liquor gegen *C. meningosepticum* gerichtete Antikörper vorhanden sein. Zum Nachweis dieser Antikörper entwickelten wir ein Nachweisverfahren mittels Western Blot. Wie aus ◘ Abb. 13.1a,b hervorgeht, konnten mit Hilfe dieses Nachweisverfahrens gegen *C. meningosepticum* gerichtete Antikörper sowohl im Liquor als auch im Serum des Patienten nachgewiesen werden. Serumproben dreier gesunder Blutspender wiesen diese Antikörper dagegen nicht auf. Somit war es hochgradig wahrscheinlich, dass eine *C. meningosepticum*-Infektion vorgelegen hat.

Diagnose
Sepsis und Meningoenzephalitis durch *Chryseobacterium meningosepticum*

Weiterer klinischer Verlauf

C. meningosepticum ist gegen eine Vielzahl von Antibiotika resistent. Umfassende systematische Untersuchungen ergaben, dass nur Piperacillin und Minocyclin sowie neuere Chinolone (Garenoxacin, Gatifloxacin, Levofloxacin) gut wirksam sind (Chang et al. 1997; Kirby et al. 2004). Nach entsprechender Therapie mit Piperacillin und Minocyclin entfieberte der Patient endlich, und auch die Entzündungswerte gingen auf Normalwerte zurück. Allerdings hatte sich die neurologische Situation zu diesem Zeitpunkt so stark verschlechtert, dass der Patient inzwischen komatös geworden war und das Bewusstsein auch nach anscheinend überstandener Infektion nicht mehr wieder erlangte. Deshalb wurde er in ein Pflegeheim überwiesen, wo er wenige Wochen später, nach insgesamt einjährigem Krankheitsverlauf, verstarb. Eine Sektion erfolgte nicht.

Diskussion

Beim vorliegenden Symptomenkomplex, bei dem Fieber, Gewichtsverlust und progrediente neurologische Störungen bis hin zum Koma im Vordergrund standen, kamen im Wesentlichen 3 Ursachen in die nähere differentialdiagnostische Auswahl:

- eine Tumorerkrankung,
- eine Infektionskrankheit und
- die Creutzfeld-Jacob Krankheit.

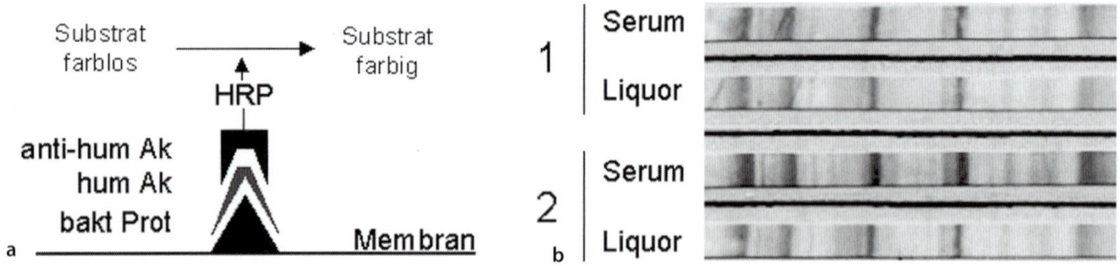

◘ **Abb. 13.1a,b.** Nachweis *Chryseobacteriu- meningosepticum*-spezifischer Antikörper mittels Western Blot Analyse. **a** Proteine isolierter Zellmembranen (bakt Prot) wurden elektrophoretisch aufgetrennt und auf PVDF-Micropore-Membranen geblottet. Die Membranen wurden zunächst mit humanem Serum inkubiert (hum Ak), mehrfach gewaschen und dann mit Anti-human–IgG-Kaninchen-Antikörpern (anti-hum Ak) überschichtet. Banden resultieren aus Farbbildung nach Substratumsatz durch an Kaninchen-Antikörper gekoppeltes Enzym (HRP). **b** Gleiche Bandenmuster wurden mit Serum-/Liquorpaaren erhalten, die zu unterschiedlichen Zeitpunkten entnommen worden waren (1, 2; Entnahmeabstand 3 Wochen). Mit Membranextrakten eines zweiten *C. meningosepticum*-Stammes wurde ein vergleichbares Resultat erhalten (nicht dargestellt)

Allerdings ließen sich zunächst für keine dieser Ursachen beweisende Befunde erheben. Obwohl die bildgebende Diagnostik (MRT, CCT) keine Hinweise für eine entzündliche Ursache liefern konnte (keine Kontrastmittelaufnahme der Meningen, keine pathologischen Signalabweichungen im Hirnparenchym), wies die klinische Konstellation auf eine Infektion als Ursache hin: die autochtone Immunglobulinproduktion im ZNS, der Nachweis bakterieller DNA aus dem Liquor und der entsprechende IgG-Antikörper-Nachweis in Blut und Liquor. Auch die immunserologischen Resultate wiesen auf ein durch Bakterien verusachtes Infektionsgeschehen hin. Zwar war der Patient zuvor über lange Zeiträume antibiotisch behandelt worden; bei fehlendem Erregernachweis wurden zunächst aber empirische Therapien gewählt, die zwar gegen häufig auftretende Erreger von Sepsis und Meningitis sowie gegen Tuberkulosebakterien normalerweise wirksam sind, nicht aber gegen *C. meningosepticum*. So wurde dann auch erst nach dem DNA-Nachweis aus dem Liquor mit der gezielten Therapie ein Rückgang von Fieber und Entzündungsreaktionen erreicht. Mit einer hohen Wahrscheinlichkeit haben die initialen Antibiotikatherapien die Keimidentifizierung erschwert und verzögert.

Unklar bleibt allerdings, ob die Infektion mit *C. meningosepticum* die alleinige Ursache war. Da Infektionen durch *C. meningosepticum* typischer Weise immunkompromittierte Patienten betreffen, könnte eine 2. Erkrankung, wie z.B. ein initialer viraler Infekt, diese Infektion begünstigt haben. Darauf würden insbesondere die prolongiert verlaufene »grippale« Symptomatik in der Anfangszeit sowie der drastische Abfall der Liquorzellzahl nach der antiviralen Therapie hinweisen. Um all diese offenen Frage zu beantworten, wäre eine Sektion unabdingbar gewesen, was aber von den Angehörigen abgelehnt worden war.

Wichtig

Bei primär sterilen Geweben oder Flüssigkeiten ist die eubakterielle PCR eine sinnvolle diagnostische Option. Patientenmaterial sollte vor dem Beginn einer antibiotischen Therapie entnommen und für sich später ergebende gezielte Untersuchungen asserviert werden.

Literatur

Chang JC, Hsueh PR, Wu JJ, Ho SW, Hsieh WC, Luh KT (1997) Antimicrobial susceptibility of flavobacteria as determined by agar dilution and disk diffusion methods. Antimicrob. Agents Chemother 41:1301-1306

Kirby JT, Sader HS, Walsh TR, Jones RN (2004) Antimicrobial susceptibility and epidemiology of a worldwide collection of Chryseobacterium spp: report from the SENTRY Antimicrobial Surveillance Program (1997-2001). J Clin Microbiol 42:445-448

Li Y, Kawamura Y, Fujiwara N, Naka T, Liu H, Huang X, Kobayashi K, Ezaki T (2003) *Chryseobacterium miricola sp. nov.*, a novel species isolated from condensation water of space station Mir. Syst Appl Microbiol 26: 523-852

Explosion

Heinrich K. Geiss, Magdalena Geiss, Michael Rieger

Vorgeschichte und klinischer Verlauf

Wenige Tage nach seinem 25. Geburtstag stellt sich der bisher immer gesund gewesene Student B.-W. E. bei seinem Hausarzt vor und klagt über seit 2 Wochen anhaltendes Fieber bis zu 39°C mit Nachtschweiß, so dass morgens sein Kopfkissen regelrecht nass sei. Außerdem habe er Halsschmerzen ohne sonstige Symptome eines respiratorischen Infektes, d.h. keinen Husten, keinen Auswurf, keine Atembeschwerden. In der initialen Labordiagnostik findet sich ein Leukozytose mit $72{\times}10^9$/L (Norm: 3,6–$10{\times}10^9$/L) und einem Blastenanteil von über 80%.

Die weitere Abklärung an der Medizinischen Universitätsklinik zeigt eine 90%-ige Blasteninfiltration des Knochenmarks sowie einen maximal erhöhten LDH-Wert von >1.500 U/L (Normwert <250 U/L) als Hinweis auf eine akute lymphatische Leukämie. Zytologische Untersuchungen ergeben schließlich die Diagnose einer pro-T-ALL. Es erfolgt kurzfristig der Einschluss in die GMALL-Studie und die Einleitung der Chemotherapie am 9. Mai 2005.

Nach den beiden ersten Zyklen der regulären Induktionstherapie kann kein ausreichendes Ansprechen erzielt werden, weshalb eine familiär-allogene Stammzelltransplantation geplant wird. Um eine Remission zu erreichen, wird eine Therapie mit anti-CD52-Antikörper eingeleitet, die allerdings ebenso erfolglos bleibt wie eine Rescue-Therapie mit hochdosiertem Methotrexat, Ara-C und Etoposid vom 4. bis 7. Juli.

In dieser aplastischen Phase fiebert der Patient auf und wird leitliniengerecht initial mit einem Breitspektrumantibiotikum und Amphothericin B behandelt. Ein Röntgenthorax zeigt eine rechts parakardial gelegene Verschattung (Abb. 14.1), die sich am 11.7. computertomografisch als ein massives mykotisches Infiltrat darstellt (Abb. 14.2). Da der Patient mit einer ausgeprägten Unverträglichkeit auf das Amphotericin B reagiert, wird am 3. Tag der Therapie (12.7.) auf Itraconazol i.v. umgestellt. Bei klinischer Befundprogredienz ebenso wie im Röntgenthorax (Abb. 14.3) erfolgt eine nochmalige Umstellung auf Caspofungin. Bei weiterer Befundverschlechterung (Abb. 14.4) wird am 19.7. eine Bronchiallavage durchgeführt.

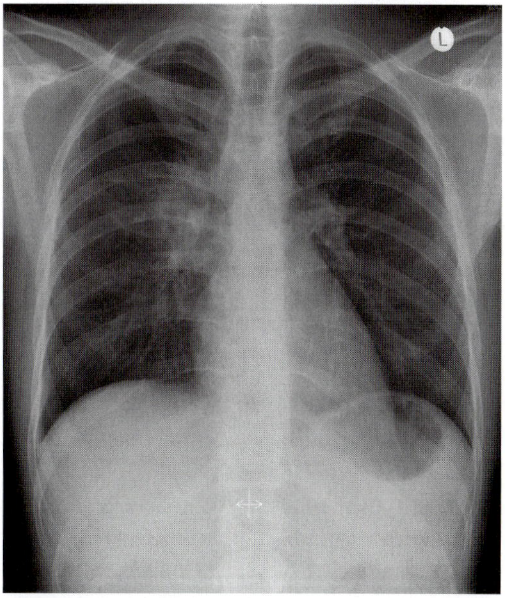

Abb. 14.1. Röntgenthorax vom 10.7.

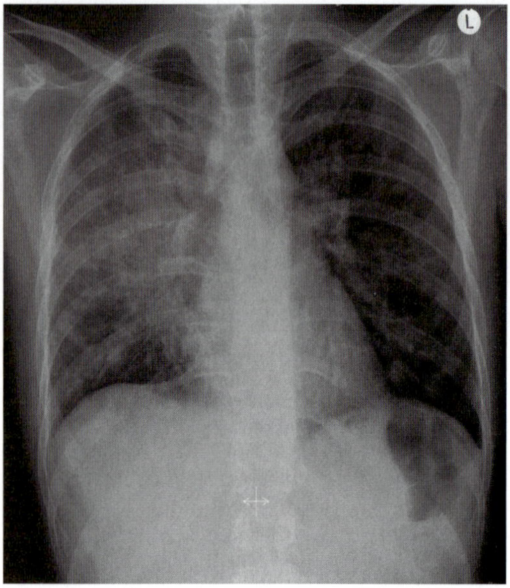

Abb.14.2. Computertomografie des Thorax vom 11.7.

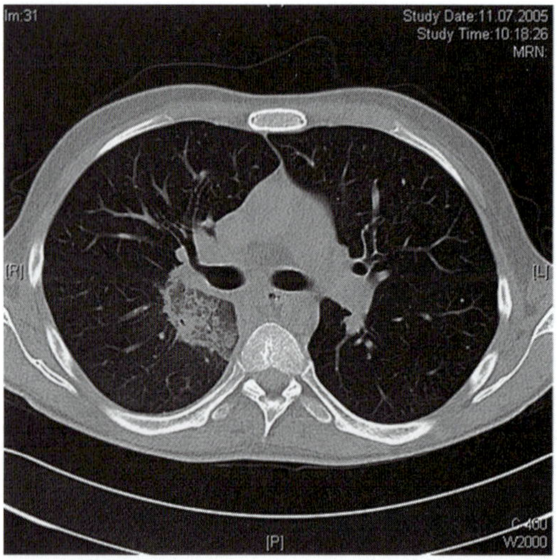

Abb.14.3. Röntgenthorax vom 14.7.

Im Grampräparat wie auch im Blankophor-Präparat zeigen sich verästelte Strukturen (Abb. 14.5a,b, Abb. 14.6). Nach Übernachtkultur wachsen auf Sabouraud-Agar deutlich erkennbare Schimmelpilzkolonien, die im Laktophenolblau-Präparat ein charakteristisches Bild ergeben (Abb. 14.7a,b). Die Kulturplatte nach 36 h Bebrütung zeigt massives Wachstum des Erregers (Abb. 14.8).

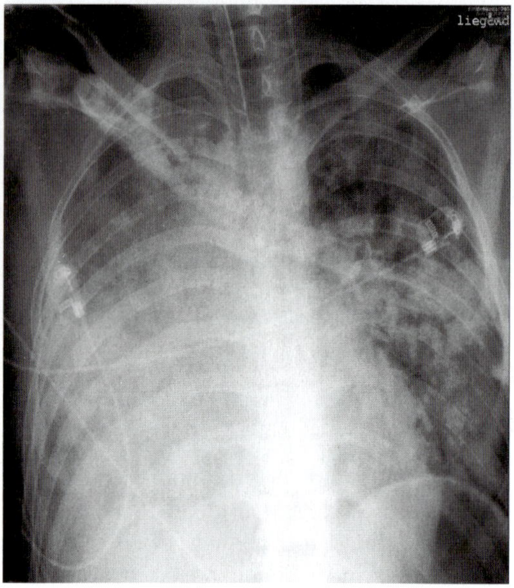

Abb.14.4. Röntgenthorax vom 19.7.

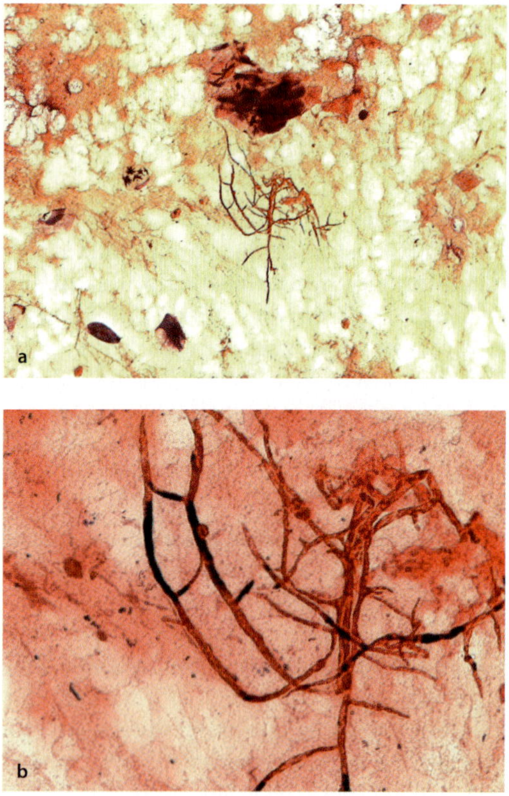

Abb.14.5a,b. Grampräparat von bronchialer Spülflüssigkeit (Vergrösserung ×100 und ×400)

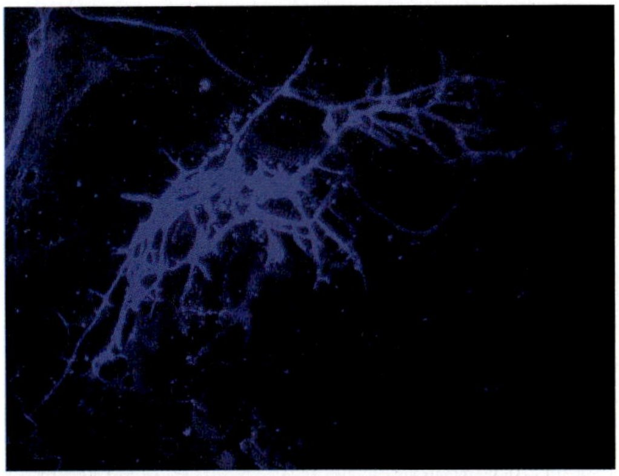

Abb.14.6. Blankophor-Präparat von bronchialer Spülflüssigkeit (Vergrößerung ×400)

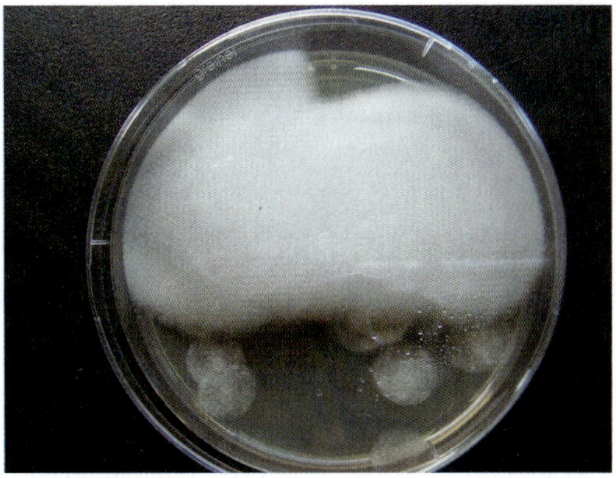

Abb.14.8. Kultur auf Sabouraud-Agar nach 36 h Bebrütung

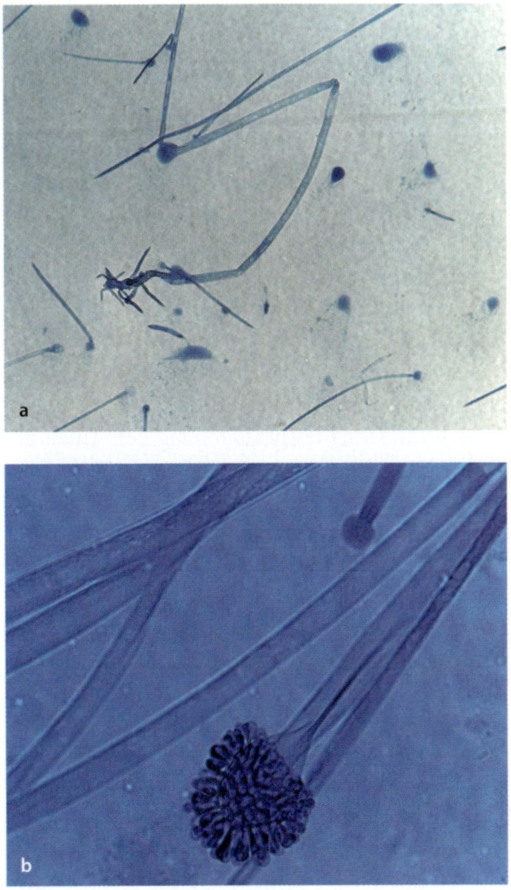

Abb. 14.7a,b. Laktophenolblau-Präparat von 18-stündiger Übernachtkultur auf Sabouraud-Agar (Vergrößerung ×100 und ×400)

Fragen

1. Um welche Pilzart handelt es sich?
2. Ergeben sich hieraus spezifische Therapieoptionen?
3. Wie schätzen Sie die Kurzzeit- und die Langzeitprognose ein?

Weiterer klinischer Verlauf

Nach der telefonischen Verdachtsdiagnose einer Mucormykose wurde am 19.7. die Therapie um liposomales Amphothericin B erweitert. Die endgültige Identifizierung lag am darauffolgenden Tag vor und ergab aufgrund der mikroskopischen Morphologie *Cunninghamella bertholletiae*, wobei dieses Ergebnis anhand der Sequenzierung der fungalen DNA bestätigt werden konnte. Im weiteren Verlauf kam es bei dem Patienten zu einer zunehmenden Verschlechterung des Zustandes und in den frühen Morgenstunden des 21.7. zu Vorhofflimmern, Blutdruckabfall und respiratorischer Erschöpfung, die zur Intubation und Beatmung und hochdosierter Katecholamintherapie führte. Wenige Stunden später verstarb der Patient allerdings im kardiorespiratorischen Schock.

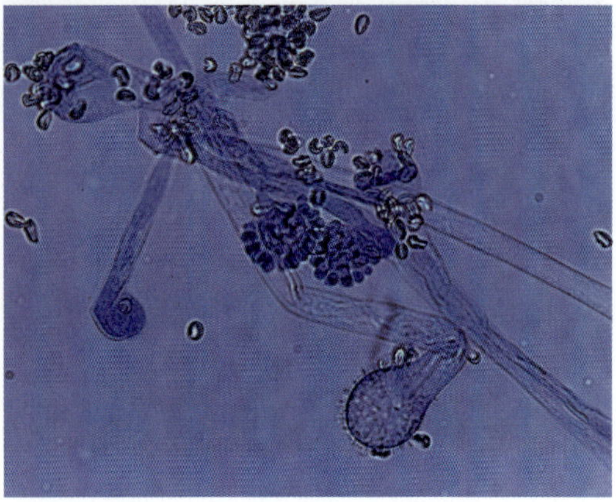

Abb. 14.9. Laktophenolblau-Präparat von 36 h alter Kultur (Vergrößerung ×400)

Diagnose

Pulmonale Mucormykose durch *Cunninghamella bertholletiae* bei therapierefraktärer akuter Leukämie

Diskussion

Mehrere Charakteristika lassen sehr schnell zumindest auf eine Zygomykose schließen: Am auffälligsten ist das extrem schnelle Wachstum auf dem Pilzselektivagar mit reichlich watteartigem Mycel. Aspergillus-Arten brauchen deutlich länger, um entsprechende Kolonien auszubilden. Dann ist es im mikroskopischen Bild die Form der Sporangiophoren, die diesen Pilzen ihren Namen gibt: Köpfchenschimmel – im Gegensatz zum Gießkannenschimmel für Aspergillen oder Pinselschimmel für Penicilliumarten. Letztlich ergibt sich auch bereits aus dem initialen Grampräparat der Verdacht auf eine Mucor-Art aufgrund der dünnwandigen, unseptierten Hyphen mit teilweise rechtwinkligen Verzweigungen. Die Gattungs- und Artdiagnose erfolgte anhand des mikroskopischen Bildes mit fein stacheligen Sporangiophoren und den sphärischen Sporangiosporen, was charakteristisch für *Cunninghamella bertholletiae* ist (Abb. 14.9). Weiterhin ist klinisch die extrem rasche Progredienz der Erkrankung bzw. des röntgenmorphologischen Bildes ein Hinweis auf diese ungewöhnlichen Erreger.

Invasive Systemmykosen sind eine wichtige Ursache für Morbidität und Mortalität bei Patienten mit hämotologisch-onkologischen Grunderkrankungen. Während bei den Schimmelpilzinfektionen als Verursacher nach wie vor Aspergillus-Arten in einer Häufigkeit von 80–90% weit an der Spitze stehen, kam es in den letzten Jahren doch zu einer spürbaren Zunahme von invasiven Mykosen mit selteneren Pilzarten. Nach den Fusariosen rücken die Zygomykosen oder Mucormykosen zunehmend in den Blickpunkt des Interesses. In einer US-amerikanischen Fallserie bei Herz- und Lebertransplantationspatienten lag der Anteil der Zygomykosen bei 5,7% aller invasiven Fadenpilzinfektionen.

Die Ordnung der *Mucorales* innerhalb der Klasse *Zygomycetes* umfasst 5 humanpathogene Familien, innerhalb derer die Gattung *Rhizopus* in über 50% aller Zygomykosen nachgewiesen wird – vor den Gattungen *Absidia*, *Mucor*, *Rhizomucor* und *Cunninghamella*. Die *Mucorales*-Arten sind weltweit verbreitet und kommen vor allem im Boden vor, wo sie als typische Saprophyten zum Abbau von organischen Stoffen beitragen. Die Übertragung auf den Menschen findet inhalativ, ingestiv und über die Haut statt, wodurch letztendlich die Art der Primärinfektion bedingt wird. Der am häufigsten beschriebene Risikofaktor für eine Zygomykose ist ein Diabetes mellitus. Hierbei ist nicht primär die Hyperglykämie für das vermehrte Pilzwachstum verantwortlich, sondern die Ketoacidose, was zur Beeinträchtigung der Eisenbindungskapazität des Transferrins führt und damit zur Störung der Wirtsabwehr beiträgt. Die häufigste Form der Erkrankung beim Diabetiker ist die rhinozerebrale Form (66%) vor der pulmonalen Mucormykose (20%). Bei rechtzeitig eingeleiteter Therapie liegt die Überlebenswahrscheinlichkeit bei rund 60%. Eine zweite Risikogruppe stellen Patienten mit Eisenüberladung – sei dies transfusionsbedingt oder aufgrund einer Dyserythropoese – als auch Patienten mit einer Desferoxamin-Therapie dar. Hierbei kommt es überwiegend zu einer disseminierten Erkrankung (44%), gefolgt von rhinozerebralen Infektionen (30%). Zygomykosen, die in Zusammenhang mit einer Deferoxamin-Therapie auftreten, weisen eine Sterblichkeit von bis zu 80% auf. Mit einer ähnlich hohen Sterblichkeit (nach Literaturangaben liegt sie zwischen 68–100%) ist bei Zygomykosen bei schwer immunsupprimierten Patienten zu rechnen. Insgesamt hat aufgrund der vermehrten Zahl an Patienten mit Stammzell- und Organtransplantationen auch die Risikopopulation für Zygomykosen zugenommen. Eine bedeutsame Ursache für die Zunahme innerhalb dieser Patientengruppe ist der vermehrte prophylaktische Einsatz von Voriconazol. Hier offenbart sich ein geradezu klassisches Dilemma: Durch die deutlich bessere Verträglichkeit und die orale Verfügbarkeit von Voriconazol im Vergleich zum Amphotericin B wird ein erheblicher Zugewinn an Lebensqualität für die Patienten erreicht, es steigt allerdings aufgrund der Wirkungslücke dieses Azolderivates bei den Zygomyceten das Risiko für eine Durchbruchinfektion durch diese seltenen Schimmelpilze. Es bleibt abzuwarten, inwieweit die neueren Azole nicht besser zur prophylaktischen Anwendung geeignet sind. Gleichzeitig wird auch der Wert einer Expositionsprophylaxe durch Einsatz von raumlufttechnischen Anlagen und die Verwendung von Mund-Nasen-Schutz beim Patienten in der Phase der höchsten Gefährdung unterstrichen.

Der primäre Infektionsort der Zygomyceten bei neutropenischen Patienten ist die Lunge (>50%), danach folgt die disseminierte Form. Die Spezies mit dem höchsten Mortalitätsrisiko ist *Cunninghamella bertholletiae*, die gleichzeitig unter allen Zygomyceten die höchste Prädisposition für pulmonale Erkrankungen besitzt.

Die therapeutischen Optionen bei der Zykomykose sind limitiert: sofern vertretbar und möglich, steht die chirurgische Therapie im Vordergrund. Medikamentös war bislang Amphothericin B – in konventioneller oder liposomaler Formulierung – das einzig wirksame Antimykotikum. Sowohl die gängigen Azole als auch Echinocandine zeigten klinisch nur eine geringe bis nicht vorhandene Wirksamkeit. Aufgrund aktueller klinischer Daten scheint Posaconazol als neuester Vertreter der Triazole eine gute Wirksamkeit zu besitzen. Bei einer retrospektiven Studie von 91 Patienten mit Zygomykosen und einer Salvage-Therapie kam es immerhin bei 60% zu einer Ausheilung. In-vitro-Daten deuten darauf hin, dass Ravuconazol ebenfalls eine Wirkung gegen Zygomyceten besitzt.

Wichtig

Neutropenische Patienten haben ein hohes Risiko für opportunistische exogene Pilzinfektionen. Das Erregerspektrum hat sich in den letzten Jahren auch durch die Entwicklung neuer Antimykotika und deren breite Anwendung in der Prophylaxe hin zu seltenen Vertretern gewandelt, die eine primäre Resistenz auch gegen diese neuen Substanzen besitzen.

Literatur

Chamilos G, Marom EM, Lewis RE et al. (2005) Predictors of pulmonary zygomycosis versus invasive pulmonary aspergillosis in patients with cancer. Clin Infect Dis 41:60-66

Chayakulkeeree M, Ghannoum MA, Perfect JR (2006) Zygomycosis: the re-emerging fungal infection. Eur J Clin Micro Infect Dis 25:215-229

Greenberg RN, Scott LJ, Vaughn HH, Ribes JA (2004) Zygomycosis; emerging clinical importance and new treatments. Curr Opin Infect Dis 17:517-525

Kauffman CA (2004) Zygomycosis: re-emergence of an old pathogen. Clin Infect Dis 39:588-590

Ribes JA, Vanover-Sams CL, Baker DJ (2000) Zygomycetes in human disease. Clin Micro Rev 13:236-301

Roden MM, Zaoutis TE, Buchanan WL et al. (2005) Epidemiology and outcome of zygomycosis: a review of 929 reported cases. Clin Infect Dis 41:634-653

Van Burik JH, Hare RS, Solomon HF et al. (2006) Posaconazol is effective as salvage therapy in zygomycosis: a retrospective summary of 91 cases. Clin Infect Dis 42:e61-65

Fataler Sturz

Holger Rohde, Ingo Sobottka, Angelika Speicher, Matthias A. Horstkotte, Johannes K.-M. Knobloch, Michael Protzen, Dietrich Mack

Klinische Präsentation

Eine 34 Jahre alte Patientin wird mit starken Schmerzen im Bereich der rechten Hüfte in der Klinik aufgenommen. Diese rühren von einem Sturz in der häuslichen Umgebung her und waren zunächst nur unter Belastung aufgetreten, schließlich jedoch auch in Ruhe. Bei der Patientin ist seit 1989 eine chronische Polyarthritis bekannt, die 1990 die Implantation einer Hüftendoprothese rechts erforderte. Des Weiteren leidet sie unter einer Psoriasis, und es besteht der Verdacht auf einen unkontrollierten Morphingebrauch. Zum Zeitpunkt der Aufnahme wird die Patientin u.a. mit Decortin H behandelt.

Bei der klinischen Untersuchung stellt sich eine afebrile Patientin in reduziertem Allgemeinzustand vor. Es imponiert insbesondere eine massive Druckdolenz über der Spina iliaca posterior. Bei Aufnahme ist das CRP mit 133 mg/l (≤5 mg/l), die Fibrinogenkonzentration mit 7,04 g/l (1,8–3,5 g/l) sowie die alkalische Phosphatase mit 868 U/l (≤240 U/l) erhöht. Die Leukozyten und die übrigen routinemäßig untersuchten Laborwerte sind im Normbereich.

Da der Anfangsverdacht einer traumatischen Prothesenluxation radiologisch ausgeschlossen werden kann, werden die Schmerzen am ehesten als Manifestation einer einfachen Prellung gewertet und die Erhöhung der Entzündungsparameter als Folge der chronischen Polyarthritis gedeutet. Die Patientin wird daher konservativ mit Analgetika und einem antiphlogistischen Salbenpräparat behandelt.

Am 6. Tag nach Aufnahme entwickelt die Patientin akut Fieber mit Temperaturen bis 38,5°C. Es tritt eine deutliche Überwärmung des rechten Hüft- und Ellenbogengelenks auf. Zusätzlich klagt die Patientin über diffuse Schmerzen im Bereich des gesamten Unterbauchs. In der daraufhin durchgeführten Abdomensonographie findet sich eine extraperitoneal im kleinen Becken lokalisierte Flüssigkeitsansammlung. Parallel zu der klinischen Verschlechterung kommt es zu einem deutlichen Anstieg klinisch-chemischer Entzündungsparameter (Leukozyten 16,3 /nl [Norm 4,0–10,0 /nl] CRP 524 mg/l [Norm <10 mg/l], Fibrinogen >10 g/l [Norm 1,8–3,5 g/l]). Aufgrund des dringenden Verdachts einer akuten bakteriellen Infektion wurden Blutkulturen abgenommen und die abdominelle Flüssigkeitsansammlung CT-gesteuert punktiert. Bei der Punktion von Hüft- und Ellenbogengelenk wurde eitriges Sekret gewonnen, das mikroskopisch reichlich Leukozyten enthielt. Kulturell konnten nach 24 Stunden gramnegative Stäbchenbakterien isoliert werden.

Fragen

1. **An welche Erreger muss in dieser Situation insbesondere gedacht werden?**
2. **Wie gestalten Sie die initiale Antibiotikatherapie?**
3. **Welche weiteren therapeutischen Maßnahmen schlagen Sie vor?**

Weiterer klinischer Verlauf

Der aus den Punktaten isolierte Erreger wurde als *Yersinia enterocolitica* Serotyp O:9 identifiziert (Abb. 15.1). Retrospektiv ergab sich aus der Krankenakte, dass bereits an mindestens 6 Tagen vor der akuten Verschlechterung des Zustandes der Patientin eine mäßige Erhöhung der Stuhlfrequenz bestanden hatte. Aus eingesandten Stuhlproben wurde ebenfalls *Y. enterocolitica* O:9 isoliert. Der gleiche Erreger wurde auch aus den Blutkulturen angezüchtet, während die abdominelle Flüssigkeitsansammlung steril blieb. Neben dem kulturellen Befund fand sich in serologischen Untersuchungen eine zu einer frischen *Y. enterocolitica* O:9 Infektion passende Konstellation (Tab. 15.1). Zusammenfassend wurde daher die Diagnose einer septischen Arthritis bei *Y. enterocolitica* O:9 Enteritis gestellt.

Noch vor dem Vorliegen des mikrobiologischen Befundes wurde bei der Patientin die Hüftendoprothese explantiert und durch einen Copal-Spacer ersetzt. Zusätzlich wurde ein umfangreiches Debridement der hüftumgebenden Muskulatur durchgeführt. Initial erfolgte eine antibiotische Therapie mit 3×1 g Imipenem. Nach Vorliegen des kulturellen Ergebnisses wurde auf 2×400 mg Ciprofloxacin umgestellt und im Sinne einer Sequenztherapie zunächst 2 Wochen i.v. und daran anschließend 2 Wochen oral (2×500 mg) weitergeführt. Unter dieser Therapie kam es zu einer deutlichen klinischen Besserung, einem Rückgang des Fiebers sowie einer Normalisierung der Entzündungsparameter.

Diagnose

Septische Hüftendoprotheseninfektion bei *Yersinia enterocolitica* O:9 Enteritis

Tab. 15.1. Yersinien-Serologie ca. 9 Tage nach Erkrankungsbeginn

Testverfahren	Ergebnis
Widal O:9	1:200
Immunoblot IgG	positiv
Immunoblot IgA	positiv
Immunoblot IgM	positiv

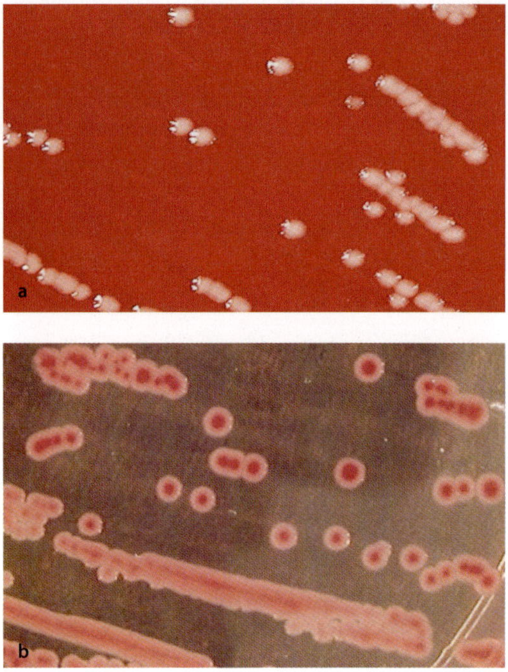

Abb. 15.1a,b. a Wachstum von *Y. enterocolitica* O:9 auf Blutagar nach Übernachtkultur bei 37°C. Zu beachten sind die für ein Enterobakterium kleinen, kompakten Kolonien, die aufgrund ihrer grauen Farbe zu einer Verwechslung mit Enterokokken führen können. **b** Kultur von *Y. enterocolitica* O:9 auf CIN-(Cefsulodin-Igrasan-Novobiocin-)Agar nach 24 h Bebrütung bei Raumtemperatur. Auf diesem Selektiv-Indikator-Medium wachsen Yersinien als transparente, leicht erhabene Kolonien mit einem rosa bis rotem Zentrum (sog. »Kuhaugen«)

Diskussion

Septische Arthritiden treten mit einer Häufigkeit von 2–5 Infektionen pro Jahr auf 100.000 Einwohner auf. Bei Vorliegen von Risikofaktoren kann die Inzidenz jedoch mit 40–70 Infektionen/100.000/Jahr auch deutlich höher liegen. Gefährdet sind neben Diabetikern, Drogenabhängigen, immunsupprimierten und alten Patienten insbesondere auch Personen mit einer vorbestehenden Gelenkentzündung (Kaandorp et al. 1995; Pioro u. Mandell 1997; Smith u. Piercy 1995). Auch implantierte Gelenkprothesen stellen einen wichtigen Risikofaktor für die Entstehung einer septischen Arthritis dar. Daher wies die hier vorgestellte Patientin mit einer lange bestehenden, immunsuppressiv behandelten chronischen Polyarthritis und einer implantierten TEP ein besonderes Risikoprofil auf.

Prothesen-assoziierte Gelenkinfektionen können eine vielgestaltige klinische Symptomatik aufweisen. Gerade bei spät, das heißt länger als ein Jahr nach der Prothesenimplantation manifest werdenden Infektionen, klagen die Patienten häufig ausschließlich über Schmerzen in dem betroffenen Gelenk. Fieber, eine lokale Schwellung oder aber sezernierende Fisteln finden sich jedoch häufig nicht (Brause 2000). Treten die Beschwerden akut und unter systemischen Infektionszeichen auf, so kann dies auf das Vorliegen eines hämatogenen Infektionsweges hinweisen. Dann sollten diagnostische Maßnahmen zum Ausschluss möglicher primärer Infektionsherde der Haut, Weichteile, Lunge, ableitenden Harnwege sowie der Mundhöhle eingeleitet werden.

Bei Vorliegen sowohl einer Prothesen-assoziierten als auch einer Prothesen-unabhängigen bakteriellen Arthritis sind klinisch-chemische Entzündungsparameter häufig, jedoch nicht grundsätzlich pathologisch verändert. Weder Blutkörperchensenkungsgeschwindigkeit, C-reaktives Protein noch periphere Leukozytenzahl besitzen eine ausreichend hohe negative respektive positive Vorhersagekraft für das Vorliegen einer bakteriellen Gelenkinfektion (Smith u. Piercy 1995). Für die Diagnose einer bakteriellen Arthritis ist daher die Untersuchung von Punktaten der betroffenen Gelenke von ausschlaggebender Bedeutung. Hierbei kann bei akuten Gelenkinfektionen in der Mehrzahl der Fälle ein trübes Sekret gefördert werden, welches mikroskopisch reichlich Leukozyten enthält. Dieser Befund ist jedoch nicht spezifisch für eine bakterielle Arthritis, sondern wird auch bei nicht-bakterieller Genese der Entzündung gefunden. Auch kann die Leukozytenzahl unter bestimmten Umständen wie dem Vorliegen maligner Grunderkrankungen, einer Glucokortikoidtherapie oder intravenösem Drogenabusus auch nur gering erhöht sein (McCutchan u. Fisher 1990). Die Gramfärbung ist daher geeignet, frühzeitig die Differentialdiagnose zu erleichtern. Allerdings kann nur in etwa einem Drittel aller kulturell positiven Fälle der jeweilige Erreger auch im Direktpräparat nachgewiesen werden (Jackson u. Nelson 1982). Parallel zur Gelenkpunktion sollte in jedem Falle auch Blutkulturdiagnostik durchgeführt werden. Hier kann in 10–60% der ursächliche Erreger angezüchtet werden (Cooper u. Cawley 1986). Dies gelingt aus Gelenkpunktaten in bis zu 90%, bei Vorliegen einer Gonokken-Arthritis jedoch nur in weniger als 50% der Fälle (Pioro u. Mandell 1997). Speziell für sezernierende Protheseninfektionen gilt, dass Abstriche der Fistelgänge nicht zuverlässig den ursächlichen Erreger identifizieren und daher der diagnostischen Gelenkpunktion unbedingt unterlegen sind (Steckelberg u. Omon 2001).

Typische Erreger einer septischen, Prothesen-unabhängigen Arthritis stellen insbesondere *Neisseria gonorrhoeae, Staphylococcus aureus*, Streptokokken der Gruppen B, C und G sowie gramnegative Stäbchenbakterien dar (Smith u. Hasan 2002). Bei Prothesen-assoziierten Infektionen muss zusätzlich mit Koagulase-negativen Staphylokokken gerechnet werden (Steckelberg u. Omon 2001). Die Prävalenz verschiedener Erreger ist dabei in Abhängigkeit vom Zeitraum zwischen Prothesenimplantation und Infektion unterschiedlich (▪ Tab. 14.2). Im Gegensatz zu den genannten Erregern haben *Y. enterocolitica*- und *Y. pseudotuberculosis*-Infektionen vorwiegend Relevanz bei der Entstehung reaktiver Arthritiden. Diese treten HLA-B27-assoziiert in bis zu 30% der Erkrankungsfälle wenige Tage bis zu zwei Wochen nach der akuten Infektion auf (Ahvonen 1972; Dequeker et al. 1980). Punktate aus betroffenen Gelenken ähneln makroskopisch wie auch mikroskopisch den bei bakteriellen Arthritiden gewonnenen, sie bleiben jedoch nahezu immer steril.

▪ Tab. 15.2. Erreger Prothesen-assoziierter Arthritiden zu unterschiedlichen Zeitpunkten nach Implantation. (Nach Berendt 1999)

Infektionszeitpunkt	Erreger
Frühe Infektion (<1 Monat nach Implantation)	*Staphylococcus aureus* gramnegative Stäbchenbakterien Koagulase-negative Staphylokokken
Verzögerte Infektion (>1 <12 Monate nach Implantation)	Koagulase-negative Staphylokokken andere Hautkommensalen
Späte Infektion und hämatogene Infektion (>12 Monate nach Implantation)	Koagulase-negative Staphylokokken andere Hautkommensalen *Staphylococcus aureus* gramnegative Stäbchenbakterien Anaerobier

Y. enterocolitica repräsentiert in Deutschland den dritthäufigsten bakteriellen Durchfallerreger. Eine enterale *Y. enterocolitica*-Infektion äußert sich nach einer Inkubationszeit von bis zu 10 Tagen entweder als Enterokolitis oder pseudoappendizitisches Syndrom (Cover 1995). Die Enterokolitis, von der meist Kinder unter 5 Jahren betroffen sind, umfasst heftige abdominelle Beschwerden sowie Durchfälle, die Blut- oder Schleimbeimengungen enthalten können. Fieber tritt regelhaft auf. Im Gegensatz dazu finden sich beim pseudoappendizitischen Syndrom, welches vor allem bei Jugendlichen und Erwachsenen auftritt, heftige Schmerzen im Unterbauch, die klinisch einer akuten Appendizitis ähnlich sein können. Durchfälle fehlen bei diesen Verläufen oft. Der Krankheitsverlauf unserer Patientin ist am ehesten diesem Syndrom zuzuordnen, zu welchem auch die sonographisch gesehene, extraperitoneale Flüssigkeitsansammlung passt.

Septische Verläufe einer *Y. enterocolitica*-Infektion sind im Vergleich zu intestinalen Komplikationen selten (Cover 1995). Sie finden sich insbesondere bei immunsupprimierten Patienten. Sehr selten sind kontaminierte Blutprodukte Ausgangspunkt einer *Y. enterocolitica*-Sepsis (Cover 1995; Neumeister 2002). Im Rahmen des septischen Geschehens können verschiedene Organsysteme in die Infektion einbezogen werden. Die Manifestation als septische Arthritis bei unserer Patientin ist wahrscheinlich in einer Vorschädigung der Gelenke durch die chronische Polyarthritis oder aber sogar durch den Sturz selbst begründet, da traumatisiertes Gewebe häufig Ort septischer Absiedlungen ist.

Ziel der Therapie einer Prothesen-assoziierten Infektion ist es, den ursächlichen Erreger zu eradizieren sowie die Funktion des betroffenen Gelenks zu erhalten. In der Regel ist hierzu eine Kombination von antibiotischer Therapie und chirurgischer Intervention notwendig. Bei der operativen Therapie haben sich im Hinblick auf den Erhalt der Gelenkfunktion verschiedene Verfahren bewährt. In einem einzeitigen Verfahren wird die Prothese explantiert und eine neue gemeinsam mit Antibiotika-haltigem Knochenzement implantiert. Beim zweizeitigen Verfahren wird zunächst die Prothese explantiert und durch einen Antibiotika-haltigen Spacer ersetzt. Nach einer Zeitspanne von 6 Wochen, in der eine gezielte Antibiotikatherapie nach Vorliegen des Resistenzprofils des ursächlichen Erregers durchgeführt wird, erfolgt die Reimplantation der Endoprothese (Smith et al. 2000; Steckelberg u. Omon 2001). Die genannten Verfahren führen in 90–97% der Fälle zum Erfolg (Brause 2000). Bei frühen Endoprotheseninfektionen kann eine alternative operative Strategie verfolgt werden, bei der nach ausgiebigem Debridement das Implantat in situ belassen wird. Wird gleichzeitig eine 3–6-monatige antibiotische Kombinationstherapie durchgeführt, so wird über eine Heilungsrate bis zu 89% berichtet (Pioro u. Mandell 1997; Smith et al. 2000).

Literatur

Ahvonen P (1972) Human yersiniosis in Finland. I. Bacteriology and serology. Ann Clin Res 4:30-38

Berendt AR (1999) Infections of prosthetic joints and related problems. In: Armstrong D, Cohen J (eds) Infectious diseases. Mosby, London, pp 44.1-44.6

Brause BD (2000) Infections with protheses in bones and joints. In: Mandell GL, Bennett JE, Dolin R (eds) Principles and practice of infectious diseases. Churchill Livingstone, Philadelphia, pp 1196-1200

Cooper C, Cawley MI (1986) Bacterial arthritis in an English health district: a 10 year review. Ann Rheum Dis 45:458-463

Cover TL (1995) *Yersinia enterocolitica* and and *Yersinia pseudotuberculosis*. In: Blaser MJ, Smith PD, Ravdin JI (eds) Infections of the gastrointestinal tract. Raven Press, New York, pp 811-823

Dequeker J, Jamar R, Walravens M (1980) HLA-B27, arthritis and *Yersinia enterocolitica* infection. J Rheumatol 7:706-710

Jackson MA, Nelson JD (1982 Etiology and medical management of acute suppurative bone and joint infections in pediatric patients. J Pediatr Orthop 2:313-323

Kaandorp CJ, Van Schaardenburg D, Krijnen P, Habbema JD, van de Laar MA (1995) Risk factors for septic arthritis in patients with joint disease. A prospective study. Arthritis Rheum 38:1819-1825

McCutchan HJ, Fisher RC (1990) Synovial leukocytosis in infectious arthritis. Clin Orthop 226-230

Neumeister B (2002) Blut ist ein besonderer Saft. In: Geiss HK, Jacobs E, Mack D (eds) Der klinisch-infektiologische Fall. Springer, Heidelberg, S 22-27

Pioro MH, Mandell BF (1997) Septic arthritis. Rheum Dis Clin North Am 23:239-258

Smith JW, Hasan MS (2000) Infectious Arthritis. In: Mandell GL, Bennett JE, Dolin R (eds) Principles and practice of infectious diseases. Churchill Livingstone, Philadelphia, pp 1175-1182

Smith JW, Piercy EA (1995) Infectious arthritis. Clin Infect Dis 20:225-230

Steckelberg JM, Omon DR (2001) Prosthetic Joint Infections. In: Waldvogel FA, Bisno AL (eds) Infections associated with indwelling medical devices. ASM Press, pp 173-209

Fischers Fritze fischt frische Fische...

Enno Stürenburg, Uwe Thiede, Ingo Sobottka, Johannes K.-M. Knobloch, Rolf Bergmann, Rainer Laufs, Dietrich Mack

Klinische Präsentation

Ein 14-jähriger Junge stellt sich wegen hochakut einsetzender allgemeiner Schwäche, Kopfschmerzen, Übelkeit und Brechreiz in der Notaufnahme einer Hamburger Klinik vor. Weiterhin klagt er über Brustschmerzen beim Atmen und ein Gefühl von Luftnot. Noch in der Notaufnahme kommt es zu einer schnellen Zunahme der Atemnot bis zur vollständigen respiratorischen Insuffizienz. Zusätzlich fallen weite lichtstarre Pupillen auf. Der Patient wird wegen der fortgeschrittenen Atemlähmung sofort intubiert, maschinell beatmet und auf die Intensivstation einer Kinderklinik verlegt. Unter der Verdachtsdiagnose einer zerebralen Blutung wird ein kraniales CT veranlasst. Die erste Anamnese ist unauffällig, kein Trauma erinnerlich und keine Reiseanamnese.

Bei der Aufnahmeuntersuchung wird folgender Status erhoben: 14-jähriger Junge, intubiert und beatmet, sediert, reagiert mit den oberen Extremitäten und dem Kopf auf Schmerzreize mit Abwehrbewegungen, Haut und Schleimhäute frei von Effloreszenzen oder Ödemen, Temperatur 35,5°C, Herzfrequenz 82/min., Blutdruck 124/71 mmHg beidseits. Lunge: seitengleich und frei belüftet. Abdomen: weiche Bauchdecke, keine Hepatosplenomegalie, fehlende Peristaltik. Neurologische Untersuchung: beidseits Dilatation der Pupille und fehlender Lichtreflex, okulozephaler Reflex beidseits erloschen, Kornealreflex beidseits erloschen, konjunktivale Injektionen beidseits, Würgereflex auslösbar, keine Pyramidenbahnzeichen, keine Fremdreflexe.

Die Laboruntersuchungen einer bei Aufnahme entnommenen Blutprobe ergeben folgende Befunde: rotes Blutbild, Leukozytenzahl und -differenzierung, Creatinkinase, Natrium, Kalium, Kalzium, C-reaktives Protein, Leberenzyme, Retentionswerte, Blutgasanalyse, Blutzucker, Gerinnung, Lipase im altersentsprechenden Normbereich.

Die Analyse einer lumbal entnommenen Liquorprobe ergibt keinen pathologischen Befund:

- Schädel-CT: Unauffällig. Keine Blutung, keine Raumforderung, kein Ödem
- Sonografie des Abdomens: Paralytischer Ileus, sonst unauffälliger Organstatus

Röntgen Thorax: Pneumonische Infiltrate rechts > links

Fragen

1. **Welche anamnestische Abklärung ist diagnostisch wegweisend?**
2. **Welche ätiologischen Ursachen des beschriebenen Krankheitsbildes sind differenzialdiagnostisch zu erwägen?**
3. **Welche weiteren Untersuchungen sind sinnvoll?**
4. **Wie ist das therapeutische Vorgehen?**

Weiterer klinischer Verlauf

Der Patient wurde mit dem Verdacht auf intrazerebrale Blutung einer bildgebenden Diagnostik zugeführt. Im Computertomogramm des Schädels (CCT) konnte diese Verdachtsdiagnose jedoch komplett entkräftet werden, es zeigte sich keine intrakranielle Herdstörung. Bei der ausführlichen Anamneseerhebung wurde berichtet, dass die Familie einige wenige Stunden zuvor eine Fischmahlzeit, bestehend aus selbst gepökelten Brassen, verzehrt hatte. Weiterhin kam hinzu, dass in der Zwischenzeit auch andere Familienmitglieder, die von der verdächtigen Fischspeise gegessen hatten, akut mit gastrointestinalen Symptomen und Doppeltsehen erkrankt waren, sodass sich in Kombination mit der typischen klinischen Symptomatik der dringende Verdacht auf eine Botulinum-Intoxikation ergab.

Für den Nachweis von Botulinum-Toxin wurde eine vor Antitoxinbehandlung entnommene Serumprobe des Patienten im Mäuseletalitätstest untersucht. Das Versuchstier, welches unbehandeltes Serum erhielt, zeigte Lähmungserscheinungen, wespentaillenartige Einziehung der Bauchwand (▪ Abb. 16.1), erschwerte und beschleunigte Atmung und verstarb unter dem Bild der Atemlähmung. Das Kontrolltier, dem zusätzlich ein Botulinum-Antitoxingemisch (trivalent: anti-A, -B, -E) verabreicht wurde, überlebte ohne Symptomatik, sodass der Toxinnachweis im Serum als positiv zu bewerten war. Ein analoges Resultat ergab die Untersuchung eines Extraktes aus dem Rest der Fischspeise. Hierbei blieben die Kontrolltiere, die hitzeinaktivierten oder durch Antitoxingemisch neutralisierten Extrakt erhielten, am Leben.

Aus dem Rest der verzehrten Fischspeise gelang später die Anzüchtung von *Clostridium botulinum* (▪ Abb. 16.2), die Bestimmung des Toxintyps (mittels Neutralisationsansatz im Mäuseletalitätstest und PCR) ergab Toxintyp E (Thüringer Landesamt für Lebensmittelsicherheit und Verbraucherschutz in Erfurt).

Aufgrund der typischen klinischen Symptomatik erhielt unser Patient an 2 Tagen Infusionen von Botulinum-Antitoxin (Gesamtmenge: 750 ml), um das evtl. noch frei zirkulierende Toxin schnellstmöglich zu binden. Wegen anhaltender Lähmung der Atemmuskulatur musste die Beatmung zunächst fortgeführt werden. Am 4. Erkrankungstag wurde der Patient im Zuge einer interkurrenten Pneumonie (nachgewiesener Erreger: *Pseudomonas aeruginosa*) zunehmend kreislaufinstabil und katecheloaminpflichtig. Zudem kam es zu einem deutlichen Anstieg der Entzündungsparameter (maximales CRP 256 mg/l, normal <3 mg/l) und Fieber, sodass eine antibiotische Therapie mit Meropenem und Metronidazol eingeleitet wurde. Hierunter kam es insgesamt zu einer Befundverbesserung. Ernste Probleme bereitete das kaum zu beherrschende Fieber, wobei das krankheitsbedingte Unvermögen zu schwitzen einen erheblichen Anteil an dem Problem hatte. Nur unter permanenter Kühlung, nicht angewärmter Atemluft und höchst dosierter Gabe von Metamizol (Antipyretikum) gelang schließlich eine Senkung der Körpertemperatur.

Als weitere Komplikation trat eine milde Rhabdomyolyse mit Erythrozyturie und deutlicher Erhöhung der Creatinkinase (maximale CK 3182 U/l; normal <10 U/l) auf. Eine passagere Oligurie konnte durch Furosemid abgefangen werden.

Erhebliche Probleme brachte ferner der seit Aufnahme bestehende paralytische Ileus mit sich. Anfängliche Versuche einer Peristaltikanregung mit Dexpanthenol (Vitamin B-Derivat) schlugen fehl. Erst die Verabreichung von Ceruletid (Cholinergikum) und Carbachol (direktes Parasympatikomimetikum) brachte die Peristaltik wieder so weit in Gang, dass mit dem oralen Nahrungsaufbau begonnen werden konnte.

In den folgenden Wochen kam es zu einer zügigen Stabilisierung und Verbesserung der Muskelfunktion. Die maschinelle Beatmung konnte nach 20 Tagen beendet werden, und unter intensiver Physiotherapie gelang eine schnelle Mobilisierung. Der Patient konnte nach 4 Wochen auf eine periphere Station verlegt werden. Nach 5 Wochen wurde er in gutem Allgemeinzustand und mit nur noch geringer Residualsymptomatik (motorische Schwäche) in die neurologische Frührehabilitation entlassen.

Diagnose

Fischbotulismus, verursacht durch *Clostridium-botulinum*-Toxin-Typ E
Beatmungspneumonie, verursacht durch *Pseudomonas aeruginosa*

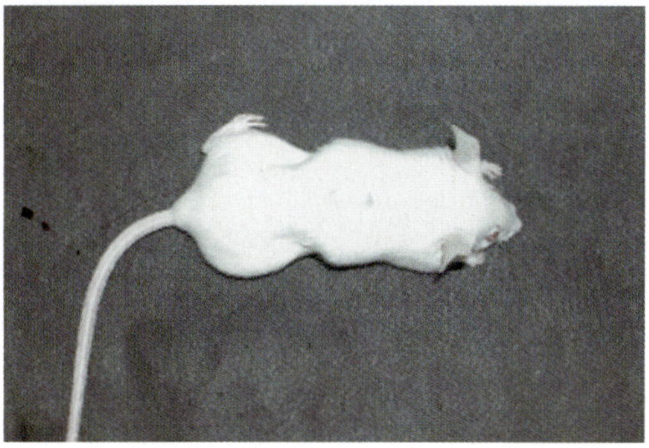

Abb. 16.1. Nachweis des Botulinum-Toxins im Mäuseletalitätstest. An Botulismus erkrankte Maus mit typischer »Wespentaille«

Abb. 16.2. Kulturen von *C. botulinum* auf Columbia-Blutagar

Diskussion

Der lebensmittelbedingte Botulismus wird verursacht durch die Ingestion eines Neurotoxins, das von *C. botulinum* unter anaeroben Bedingungen in nicht genügend konservierten bzw. verdorbenen Gemüse-, Fisch- und Fleischwaren gebildet wird. Im Gegensatz zu dieser klassischen Form des Botulismus handelt es sich beim sporadisch auftretenden Wund- und Säuglingsbotulismus um eine Infektion mit *C. botulinum* bzw. dessen Sporen. Hierbei keimen die Sporen im Wundgewebe bzw. im Säuglingsdarm aus; im Rahmen der nachfolgenden Keimvermehrung erfolgt die Toxinfreisetzung und -resorption. Sehr selten wurden *C. butyricum-* bzw. *C. baratii*-Stämme isoliert, welche ebenfalls zur Bildung von Botulinumtoxin befähigt sind.

C. botulinum ist ein obligat anaerobes, grampositives, Sporen bildendes Stäbchen. Sieben immunologisch verschiedene Typen (A–G) des Neurotoxins, von denen die Typen A, B, E und F humanpathogen sind, konnten bisher differenziert werden. Die Botulinussporen vom Typ A und B sind ubiquitär im Boden vorhanden. Der Typ E ist im relativ häufig im Darm von Fischen nachweisbar. Typ F ist selten. Die Typen C und D verursachen Botulismus bei Wasservögeln und Hühnern (Typ C) und domestizierten Säugetieren (Typ D).

Bisher waren Fisch-assoziierte Botulismusvergiftungen vorwiegend bei Naturvölkern wie den Inuit beobachtet worden. So gibt es in Alaska und in den Nordprovinzen Kanadas jedes Jahr Botulismus-Epidemien, die durch Speisen wie Walfleisch, Karibufett, Seehundöl oder fermentierten Lachsrogen verursacht werden, was mit der traditionellen Nahrungsmittelzubereitung zusammenhängen dürfte. Auch aus den osteuropäischen Ostseeanrainerstaaten werden jedes Jahr zahlreiche Fälle von Fischbotulismus berichtet. Hier ist es wohl die desolate wirtschaftliche Lage, welche die Menschen veranlasst, Fische in Eigenherstellung zu konservieren. In Deutschland dagegen ist der Botulismus vergleichsweise selten. Für das Jahr 2002 wurde vom Robert Koch-Institut die Zahl von 11 Meldungen mitgeteilt, 2 von ihnen endeten letal.

Sporen von *C. botulinum* finden sich nahezu überall in der Umwelt: im Erdboden, auf landwirtschaftlichen Produkten und Geräten, im Meeres- und Flusssediment, im Darm von Tieren, einschließlich dem von Fischen. Werden Nahrungsmittel halb roh, leicht mariniert oder fermentiert verzehrt, keimen die darin enthaltenen Sporen aus und bilden ihr fatales Stoffwechselprodukt. Genau das war unserem Patienten zum Verhängnis geworden. Denn der verdächtige Fisch, eine aus der Elbe selbst gefangene Brasse, war ohne vorherige Eviszeration zuerst gesalzen und dann zum Trocknen auf einem sonnenbeschienenen Balkon aufgehängt worden (Rezept s. Box). Steigt bei der Fermentation die Temperatur über 8°C an oder beträgt die Konzentration der zur Konservierung benutzten Salzlake weniger als 5%, besteht die Gefahr der Keimvermehrung und Toxinproduktion.

Fischrezept »gepökelte« Brasse (NICHT ZUR NACHAHMUNG EMPFOHLEN!!!)

- Ca. 20 kg Brassen, gefangen in Finkenwerder
- Nach dem Waschen werden die Fische mit den Innereien gesalzen und für 8 Tage im eigenen Saft eingelegt
- Salz abwaschen und für 7 Stunden in Wasser einlegen
- Fische für weitere 8 Tage unter einem Mückennetz lufttrocknen

Das Botulinum-Toxin wird mit der Nahrung aufgenommen. Nach enzymatischer Aktivierung bei Typ E wird das Toxin über die Darmmukosa resorbiert und in den Blutkreislauf eingeschwemmt. In den motorischen Endplatten und an den cholinergen Synapsen des autonomen Nervensystems blockiert das Botulinum-Toxin die vesikuläre Freisetzung von Acetylcholin, womit es zu einer schlaffen Lähmung der quergestreiften Muskulatur und einem ausgeprägt anticholinergen Syndrom kommt. Die Wirkung auf die Vesikel basiert auf der proteolytischen Spaltung eines Membranproteins, SNAP-25, das die Fusion zwischen Vesikeln und Plasmamembran vermittelt. Auf diese Weise wird die Ausschüttung von Acetylcholin verhindert. Diese Wirkung ist irreversibel, das heißt, zur Wiederherstellung von funktionellen Synapsen müssen zuerst neue, intakte Vesikel gebildet werden.

Das Krankheitsbild des Botulismus kann wegen seiner hochakuten neurologischen Symptomatik leicht mit einer zerebralen Herdstörung (Blutung, Infarkt) oder einem Guillain-Barré-Syndrom bzw. einer Myasthenia gravis verwechselt werden. Aufgrund der typischen Anamnese (Genuss verdorbener Nahrungsmittel) wird die richtige Diagnose jedoch meist sehr leicht und schnell gefunden. Weitere Differenzialdiagnosen, die besonders im pädiatrischen Bereich einen sorgfältigen Ausschluss erfordern, sind Diphtherie, Poliomyelitis und andere mit einem anticholinergen Syndrom einhergehende Intoxikationen (z.B. Atropin, Organophosphate, Kohlenmonoxid, Aminoglykoside) (Tab. 16.1).

Tab. 16.1. Botulismus: Differenzialdiagnosen

Myasthenia gravis Guillain-Barré-Syndrom Diphtherie Poliomyelitis (bulbäre Form!) Zerebrale Herdstörung	Intoxikation – Organophosphate – Aminoglykoside – Kohlenmonoxid Lambert-Eaton-Syndrom

Die charakteristischen Symptome des Botulismus bestehen in einem ausgeprägten anticholinerg-paretischen Syndrom mit Mundtrockenheit, Schwindel, Orthostase und Erbrechen, motorischer Schwäche, Schluckstörungen, Doppeltsehen, Atemstörungen, Mydriasis, Ptose, Verschwommensehen, Benommenheit, Schlafstörungen, Obstipation und Harnverhalt (Abb. 16.3). Die Symptome beginnen mit okulobulbären und dann absteigenden schlaffen Paresen. Bei der klinischen Untersuchung sollte gezielt auf eine Ptosis und eine erweiterte lichtstarre Pupille geachtet werden.

Die Diagnose des Botulismus muss wegen der sofortigen therapeutischen Konsequenzen klinisch gestellt werden. Der Toxinnachweis erfolgt mittels Tierversuch (Mäuseletalitätstest) aus Serum, evtl. Stuhl, Erbrochenem oder Mageninhalt. PCR-Methoden zum Nachweis der Toxingene aus Original- und Kulturmaterial stehen ebenfalls zur Verfügung. Das angeschuldigte Lebensmittel sollte – soweit noch verfügbar – ebenfalls auf das Vorhandensein des Toxins untersucht werden. Ein alleiniger kultureller Erregernachweis sollte wegen der ubiquitären Verbreitung von *C. botulinum* kritisch bewertet werden.

Die sofortige Gabe von polyvalentem Antitoxin ist die entscheidende Maßnahme zur Behandlung des Botulismus. Trivalentes Antitoxin als heterologes Immunserum vom Pferd steht in den Notfalldepots zur Verfügung. Allerdings besteht wegen der heterologen Herkunft die Gefahr allergischer oder anaphylaktischer Reaktionen. Antibiotika haben, da es sich um eine Intoxikation handelt, beim klassischen Botulismus keinen Stellenwert. Unbedingt erforderlich ist die intensivmedizinische Überwachung sämtlicher Vitalparameter mit der Bereitschaft zu frühzeitiger Intubation und Beatmung. Selbst unter optimaler Behandlung, die sich meist über 20–40 Tage erstreckt, werden

Patient klagt über...	Häufigkeit	Objektivierbare Symptome
Verschwommene Sicht		Ptosis
Diplopie		Augenmuskellähmungen
Dysphagie		Schwäche der Gliedmaßen
Trockener Mund		Herabgesetzte Pupillenreaktion
Dysphonie		Schwäche der Gesichtsmuskeln
Müdigkeit		Herabgesetzter Knebel-Reflex
Schwindel		
Übelkeit		
Muskelschwäche		

Abb. 16.3. Symptomatik des Nahrungsmittel-Botulismus

50–90% der Patienten intubationspflichtig, und in etwa 10–20% ist mit einem tödlichen Ausgang zu rechnen.

Wichtig

Bei Patienten mit Hirnnervenparesen und absteigenden schlaffen Lähmungen der Extremitäten sowie einer verdächtigen Nahrungsmittel-Anamnese muss differenzialdiagnostisch immer ein Botulismus in Betracht gezogen werden!

Literatur

Brede HD (1987) Botulismus. Münch Med Wschr 129:73-77

Cherington M (1998) Clinical spectrum of botulism. Muscle Nerve 21:701-710

Maselli RA (1998) Pathogenesis of human botulism. Ann N Y Acad Sci 841:122-139

[No authors listed] Outbreak of botulism type E associated with eating a beached whale--Western Alaska, July 2002. MMWR Morb Mortal Wkly Rep (2003) 52:24-26

Robert Koch-Institut (2003) Infektionsepidemiologisches Jahrbuch meldepflichtiger Krankheiten für 2002. RKI, Berlin

Shapiro RL, Hatheway C, Swerdlow DL (1998) Botulism in the United States: a clinical and epidemiologic review. Ann Intern Med 129:221-228

Therre H (1999) Botulism in the European Union. Euro Surveill 4:2-7

Schechter R (1999) Infant botulism: a brief overwiew. Anaerobe 5:161-164

Gipser mit Flügeln

Mechthild Kommerell, Björn Gunnar Ochs, Oliver Nolte, Heinrich K. Geiss

Klinische Präsentation

Der 60-jährige aus Kroatien stammende und seit 7 Jahren in Deutschland lebende Herr V.B. stellt sich mit einem fast faustgroßen Tumor am Unterrand des rechten Schulterblattes in der Ambulanz einer Orthopädischen Universitätsklinik vor. Vor ca. 4–5 Wochen hat Herr B. erstmals Schmerzen im Schulterbereich festgestellt. Beim Abtasten ist ihm dabei zunächst ein kleiner Knoten aufgefallen, der zunehmend größer wurde. Außerdem haben die Schmerzen immer mehr zugenommen und sind mittlerweile so stark, dass er den rechten Arm in der Schulter praktisch nicht mehr bewegen und damit auch seiner Arbeit als Gipser nicht mehr nachkommen kann. Auch die deutliche Größenzunahme des Knotens beunruhigt Herrn B. derart, dass er den Hausarzt aufsucht. Dieser veranlasst unter dem Verdacht einer malignen Raumforderung eine kernspintomografische Untersuchung im nahegelegenen Krankenhaus. Ansonsten gibt Herr B. keine weiteren Beschwerden an: kein Fieber, kein vermehrtes Schwitzen, keine ungewöhnliche Müdigkeit, der Appetit und Stuhlgang sind normal; keine wesentlichen Vorerkrankungen. In seiner alten Heimat ist er das letzte Mal vor einem Jahr gewesen, weitere Auslandsreisen fanden nicht statt. Mit der Verdachtsdiagnose eines Weichteilsarkoms wird Herr B. zur operativen Tumorentfernung an die septisch-onkologische Abteilung der Orthopädischen Universitätsklinik überwiesen.

Die klinische Untersuchung bei stationärer Aufnahme zeigt das Bild eines Patienten mit einem guten Allgemein- und Ernährungszustand sowie altersgemäß guter Herz-Kreislauf-Situation. Lunge auskultatorisch unauffällig, Haut und Schleimhäute normal durchblutet, keine tastbaren Lymphknoten. Der Lokalbefund zeigt in der rechten hinteren Axillarfalte eine ca. 10×10 cm große Raumforderung, nicht überwärmt, aber erheblich druckschmerzhaft und mäßig verschieblich. Bei der Rückenansicht imponiert rechtsseitig eine klassische Scapula alata. Die Schulterbeweglichkeit ist schmerzbedingt nicht überprüfbar, alle übrigen muskulären und neurologischen Funktionen des rechten Armes sind regelgerecht.

Sonografisch ist ein deutlich abgrenzbarer, zentral echoarmer Tumor erkennbar. Im Kernspintomogramm zeigt sich eine unscharf begrenzte Raumforderung, die sich am Unterrand der rechten Scapula zwischen M. latissimus dorsi und der Thoraxwand erstreckt. Nach Kontrastmittelgabe erkennt man ein randständiges Enhancement (■ Abb. 17.1).

Die präoperative Röntgenaufnahme des Thorax zeigt einen altersgerechten Normalbefund.

Die laborchemische Untersuchung ergibt als einzige Auffälligkeiten deutlich erhöhte Entzündungsparameter mit einer BKS von 85 mm/h (Normwert 1–20 mm/h) sowie einem CRP-Wert von 58,1 mg/L (Normwert <5 mg/L). Das Blutbild ist mit einem grenzwertig erniedrigten Hämoglobin- und Hämatokritwert und normalen Thrombozyten- (352/nl) und Leukozytenzahlen (9,4/nl), ebenso wie das Differentialblutbild normal. Elektrolyte, Leber- und Nierenwerte sind altersentsprechend normal.

In Anbetracht des hochgradigen Verdachtes der Malignität erfolgt die Operation unter onkologischen Kriterien, d.h. die Raumforderung wird

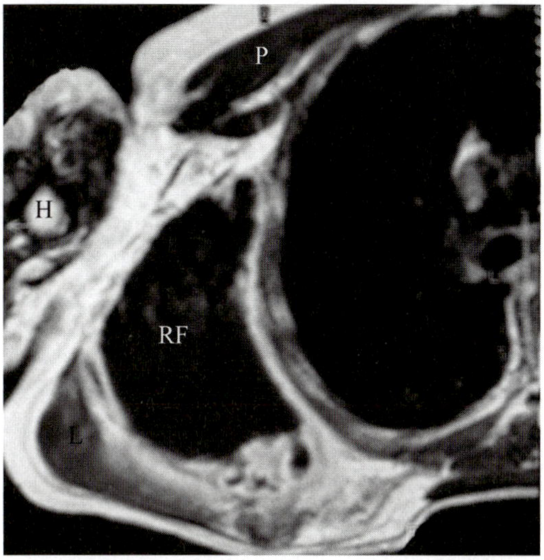

Abb. 17.1. MRT (T1-gewichtet mit Kontrastmittel) in transversaler Schnittführung durch den linken Hemithorax mit Anschnitt des linken Oberarmes (*H* Humerus) zeigt die Raumforderung (*RF*) zwischen der Thoraxwand und dem M. latissimus dorsi (*L*). (*P* M. pectoralis major)

in toto herausgeschält und anschließend auf dem Instrumententisch eröffnet. Hierbei entleert sich rahmiger Pus. Die Innenwand der schwartig-zystischen Formation zeigt schwarze Einlagerungen. Zudem finden sich schwärzlich indurierte Lymphknoten in der Axilla.

Die feingewebliche Schnellschnittuntersuchung der Axillarlymphknoten zeigt histologisch vermehrt fibrosiertes Bindegewebe mit fokalem granulationsgewebigem Umbau und diffusen gemischtzelligen Entzündungsinfiltraten mit großem granulozytärem Anteil und fokalem Nachweis einzelner mehrkerniger Riesenzellen vom Fremdkörper-Typ. Keine atypischen Zellproliferationen. Die weitergehende Aufarbeitung des Weichgeweberesektates zeigt histologisch Fett-Bindegewebe mit einer Abszesshöhle mit nekrotischem Material und diffusen granulozytär geprägten entzündlichen Infiltrationen unter Einschluss mehrkerniger Riesenzellen vom Fremdkörper-Typ. Auch hier keine atypischen Zellproliferationen.

Die mikrobiologische Untersuchung des mittels Tupferabstrich eingesandten Tumoreiters zeigt im mikroskopischen Präparat reichlich Leukozyten; Bakterien konnten mit der Gramfärbung nicht dargestellt werden. Die aerobe und anaerobe Bakterienkultur bleibt steril.

Postoperativer Verlauf

Aufgrund des Tumorausschlusses und der jetzigen Verdachtsdiagnose eines bakteriellen Abszesses erhält der Patient postoperativ Cefuroxim 1,5 g (1-0-1) i.v. Bei den täglichen Wundkontrollen zeigen sich lokal reizfreie Wundränder ohne weitere Sekretion, so dass am 3. postoperativen Tag die einliegenden Redondrainagen entfernt werden können. Inzwischen sind auch die Entzündungsparameter rückläufig.

Zur weiteren Kompression erfolgt die Anpassung einer Thorax-Kompressionsbandage. Der Arm muss in einem Gilchrist-Verband ruhiggestellt werden. Eine schrittweise Mobilisation des rechten Schultergelenks erfolgt erst ab dem 7. postoperativen Tag.

Ab dem 10. postoperativen Tag entwickelt sich ein zunehmender Flüssigkeitsverhalt im Bereich des Operationsgebietes, der zweimal punktiert werden muss.

Fragen

1. **An welchen Erreger muss aufgrund der Befundkonstellation gedacht werden?**
2. **Worauf ist die erneute Wundsekretion zurückzuführen und welche diagnostischen Maßnahmen sind für die weiterführende Abklärung erforderlich?**
3. **An welche Diagnose denken Sie?**
4. **Welche Therapie ist erforderlich und was gilt es dabei zu beachten?**

Weiterer klinischer Verlauf

Die persistierende Wundsekretion bei normalisierten Entzündungsparametern führte zur erneuten Durchsicht der gesamten Krankengeschichte. Außerdem wurde nochmlas eine ausgedehnte Fremdanamnese erhoben. Das ausführliche Gespräch mit dem Sohn des Patienten ergab die neue Verdachtsdiagnose: Er berichtete, dass die Ehefrau des Patienten vor knapp 3 Jahren an einer offenen Lungentuberkulose erkrankt war. Daraufhin wird bei dem Patienten ein Tuberkulin-Hauttest (nach Mendel-Mantoux) durchgeführt, der eine stark positive Reaktion zeigte. Zur Bestätigung der Verdachtsdiagnose wird eine erneute Punktion des Flüssigkeitsverhaltes im Bereich der Operationswunde durchgeführt und das gewonnene Sekret wird nativ zur Tuberkulosediagnostik eingeschickt. Gleichzeitig wird der Patient nach augenärztlichem Konsil zur Dokumentation des Ausgangsbefundes des Augenhintergrunds umgehend mit einer tuberkulostatischen Therapie, bestehend aus Isoniazid, Rifampicin und Ethambutol, behandelt.

Im mikroskopischen Präparat konnten mit der Auraminfärbung keine säurefesten Stäbchen nachgewiesen werden. Auch die PCR auf *Mycobacterium-tuberculosis*-Komplex war negativ. Nach 14-tägiger Bebrütungsdauer kam es in der Flüssigkultur (MGIT, BD, Heidelberg) zum Wachstum von säurefesten Stäbchen, die mittels PCR als zum *M. tuberculosis*-Komplex gehörig differenziert wurden. Die ebenfalls angelegten Kulturen auf festen Nährböden zeigten in der 5. Bebrütungswoche Wachstum. Die biochemische Differenzierung der nachgewiesenen Mykobakterien (Nachweis der Nitratreduktion und der Niacinsäureproduktion) ergab *Mycobacterium tuberculosis*. Der isolierte Stamm zeigte in der Empfindlichkeitstestung Wirksamkeit für die First-Line-Tuberkulostatika Streptomycin, Isoniazid, Rifampicin, Ethambutol und Pyrazinamid.

Da der klinische Zustand des Patienten sich weiter verbessert hatte, wurde Herr B. auf sein Drängen hin nach 3-wöchigem Krankenhausaufenthalt zur weiteren Behandlung in die Obhut seines Hausarztes entlassen. Vor der Entlassung wurde noch eine CT-Untersuchung des Achsenskelettes zum Ausschluss von Abszessen im Wirbelbereich durchgeführt, welche hierfür auch keine Hinweise ergab.

Nach 2 Monaten der Tripeltherapie wurde aufgrund des günstigen Verlaufes auf eine Zweifachkombination mit Rifampicin und Isoniazid für weitere 4 Monate umgestellt, so dass eine Gesamttherapiedauer von 6 Monaten angestrebt wurde. Bei der ambulanten Nachuntersuchung 8 Wochen nach Entlassung zeigte sich die Wunde äußerlich reizlos, sonografisch ergab sich kein Anhalt für einen weiterbestehenden Flüssigkeitsverhalt und der Patient war subjektiv beschwerdefrei, so dass er auch wieder seinem Beruf nachgehen konnte.

Diagnose

Tuberkulöser Weichteilabszess im Sinne einer Postprimärtuberkulose

Diskussion

Weltweit sind ca. 2 Milliarden Menschen mit *M. tuberculosis* infiziert, wovon rund 95% in den Ländern der Dritten Welt leben. Im Gegensatz zu der weltweit zunehmenden Infektions- und Erkrankungshäufigkeit wird in Deutschland seit Jahren bei der einheimischen Bevölkerung eine abnehmende Prävalenz beobachtet und liegt bei etwa 14,4 Neuerkrankungen/100.000 Einwohner. Dagegen wird bei Immigranten, die meistens aus Ländern mit hoher Prävalenz stammen (ehemalige Sowjetunion, Afrika, Südostasien) eine 4-fach höhere Tuberkulose-Inzidenz gefunden.

Die Tuberkulose manifestiert sich in über 80% der Fälle in Form der Lungentuberkulose, wobei aufgrund der Zunahme von HIV-Infektionen der Anteil an extrapulmonalen Manifestationen weltweit zunimmt.

In Deutschland entfallen 15–20% aller gemeldeten Tuberkulose-Krankheitsfälle auf die Diagnose einer extrapulmonalen Form. An erster Stelle steht dabei die periphere Lymphknotentuberkulose (43%), gefolgt von der Urogenitaltuberkulose (29%) und der Knochen- und Gelenktuberkulose (10%). Die Meningitis tuberculosa folgt mit weitem Abstand (3,1%) und stellt in Deutschland damit eine Rarität dar. Die verbleibenden 15% umfassen den Befall anderer Organe (z.B. Peritoneal-, Weichteil- oder Miliartuberkulose).

Bei der extrapulmonalen Tuberkulose handelt es sich überwiegend um postprimäre Manifestationen nach früher oder später hämatogener Aussaat. Dabei kann prinzipiell jedes Organ befallen werden. Diese Form der Tuberkulose kann der Ersterkrankung in engem zeitlichem Abstand folgen oder aber auch erst Jahre bis Jahrzehnte später auftreten. Im Allgemeinen ist der Verlauf weniger akut und sowohl die Entzündungsreaktion als auch die Krankheitszeichen sind meist weniger stark ausgeprägt und können deshalb, wie im vorliegenden Fall einer primären Weichteiltuberkulose, zu einer initialen Fehleinschätzung führen.

Allein der intraoperative Befund eines massiv eitrigen Abszesses, der bei der konventionellen mikrobiologischen Untersuchung keinen hinweisenden Befund ergibt, muss unbedingt zur Verdachtsdiagnose einer extrapulmonalen Tuberkulose führen. Gleichzeitig zeigt der vorliegende Fall die Bedeutung der ausführlichen Anamneseerhebung bei einem Patienten aus einem Land mit erhöhter Tuberkulose-Inzidenz (Kroatien berichtet im Euro-TB Report 2001 für 1998 eine Inzidenz von 47,3/100.000 und weist damit eine ca. 5-fach höhere Inzidenz als Deutschland auf). Kann der Patient selbst dazu keine oder nur insuffiziente Aussagen machen, sollten die notwendigen Informationen unbedingt über eine Fremdanamnese eingeholt werden.

In den wenigen Fällen, in denen sich die extrapulmonale Tuberkulose im Bereich der oberen Extremität manifestiert, findet man meist eine schmerzhafte, langsam zunehmende Weichteilschwellung, die mit entsprechender Bewegungseinschränkung einhergeht. Oft wird die Diagnose noch im Stadium des kalten Abszesses verkannt, da bildgebende Verfahren meist wenig hilfreich sind. In manchen Fällen führt z.B. erst eine Fistelbildung oder ossäre Deformierung zur richtigen Diagnosestellung.

Hervorzuheben ist die Bedeutung des Tuberkulin-Tests zur Erkennung einer latenten Tuberkulose-Infektion. Die Tuberkulindiagnostik gibt keine Auskunft über Lokalisation, Ausdehnung oder Infektiosität der Erkrankung, sondern zeigt lediglich die Sensibilisierung des Organismus gegen Tuberkulosebakterien. Zu bedenken ist aber auf jeden Fall, dass die Tuberkulin-Reaktion in ihrer Stärke variabel ist und bei Immunmangelzuständen, schweren konsumierenden Erkrankungen oder bei extrem gravierenden Tuberkuloseverläufen negativ ausfallen kann.

Ein weiterer wichtiger Punkt bei der Diagnostik der Tuberkulose betrifft die Materialauswahl für die mikrobiologische Diagnostik. Die Fragestellung einer Tuberkulose muss bei der Anforderung für die mikrobiologische Untersuchung unbedingt aufgeführt werden, da sie als Spezialverfahren nicht zum üblichen Spektrum der mikrobiologischen Diagnostik zählt. Weiterhin ist auf die Auswahl geeigneter Untersuchungsmaterialien zu achten: So ist z.B. jedes mittels Abstrich gewonnene Material für die Tuberkulosediagnostik ungeeignet. Ebenso sollten primär nur Materialien vom wahrscheinlichen Infektionsort untersucht werden: So ist es Unsinn, bei V.a. Lungentuberkulose Urinuntersuchungen durchzuführen. Ebenso ist die Untersuchung auf Tuberkulose-Antikörper im Serum aufgrund mangelnder Sensitivität und Spezifität völlig ungeeignet.

Anmerkung: Zum Zeitpunkt der Diagnosestellung waren neuere Tuberkulosetests in Deutschland noch nicht zugelassen. Zur Diagnostik einer latenten Tuberkulose stehen jetzt Testsysteme zur Verfügung, bei denen spezifisches γ-Interferon bestimmt wird; dadurch ist auch eine Unterscheidung zu BCG-geimpften Personen möglich.

Es ist weiterhin ein Irrtum zu glauben, dass die molekularbiologische Diagnostik (z.B. PCR) die konventionelle Mikroskopie und kulturelle Anzuchtverfahren ersetzen könne. Im Gegenteil sind, wie im vorliegenden Fall gezeigt, insbesondere Materialien mit geringer Keimdichte (Abszesseiter, Peritonealexsudat, Pleuraerguss) für die molekularbiologische Diagnostik häufig ungeeignet, und es lässt sich erst mit kulturellen Verfahren ein Erregernachweis führen. Ähnliches gilt für das mikroskopische Präparat: In der Regel liegt die Nachweisgrenze bei 10^3–10^4 Erreger/ml, so dass ein negativer mikroskopischer Befund eine Tuberkulose nicht ausschließt, aber z.B. im Falle der Lungentuberkulose der mikroskopische Befund in respiratorischen Materialien als Maß für die Infektiosität des Patienten herangezogen werden kann.

Therapie

Der häufigste Therapiefehler bei der extrapulmonalen Tuberkulose ist der verzögerte Beginn, z.B. weil bis zum Vorliegen des mikrobiologischen Befundes abgewartet werden soll. Es ist außerordentlich wichtig, bereits bei begründetem klinischen Verdacht mit einer tuberkulostatischen Therapie zu beginnen.

Standardisierte Richtlinien der Therapie gibt es nicht, in der Regel werden die Therapieprinzipien wie bei der Lungentuberkulose empfohlen, d.h. bei unkompliziertem Verlauf ist eine 6-monatige Therapiedauer mit einer Dreifach-Kombination für die ersten beiden Monate, dann eine Zweierkombination für die restliche Zeit, ausreichend.

Insbesondere bei Patienten aus dem osteuropäischen Raum sollte immer die Möglichkeit von Resistenzen in Erwägung gezogen werden. Obgleich Resistenzen oder gar Multiresistenzen bei *M. tuberculosis*-Stämmen von Patienten, die in Deutschland geboren sind bzw. keine Reiseanamnese haben, selten sind, hat sich die Rate multiresistenter Stämme in Deutschland insgesamt seit 1996 (1,2%) auf 2,7% in 2001 mehr als verdoppelt, so dass auf jeden Fall eine Empfindlichkeitstestung anzustreben ist.

Wichtig

Bei einem sog. kalten Weichteilabszess, d.h. lokal ausgedehnter Abszessformation ohne entsprechend klinische Entzündungszeichen (fehlendes Fieber, normale Leukozytenzahlen sowie fehlende Überwärmung des betroffenen Hautareals), muss immer an einen tuberkulösen Prozess gedacht werden.

Literatur

Haas W (2003) Bericht zur Epidemiologie der Tuberkulose in Deutschland für 2001. Robert Koch-Institut Berlin

Koneitzko N, Loddenkemper R (Hrsg) (1999) Tuberkulose. Thieme Stuttgart

Serke M, Hauer B, Loddenkemper R (1999) Chemotherapie bei Knochen- und Gelenktuberkulose. DKZ – Deutsches Zentralkomitee zur Bekämpfung der Tuberkulose (1999)

Surveillance of tuberculosis in Europe – EuroTB. Report on tuberculosis cases notified in 1998. Institut de Veille Sanitaire, France and Royal Netherlands Tuberculosis Association, (KNCV) (2001)

Walpert J, Brühl P (1996) Epidemiologie der Skelett- und Urogenitaltuberkulose in Deutschland. Dt Ärztebl 93:A-469–470

Wattes HG, Leifson RM (1996) Tuberculosis of bones and joints. J Bone Joint Surg 78:288-298

Grenzen der Medizin

Heinrich K. Geiss, Olaf Christensen

Vorgeschichte und klinischer Verlauf

Im Jahr 1999 war bei einem 1949 geborenen Patienten ein Morbus Hodgkin im Stadium IV SH B festgestellt worden, der auf die initiale Therapie mit BEACOPP und Dexa-Beam refraktär war und schließlich nach einer CBV-Hochdosischemotherapie im Juli 2000 mit einer autologen Knochenmarktransplantation erfolgreich therapiert wurde. Im Oktober 2002 wird eine sekundäre akute myeloische Leukämie diagnostiziert. Zur Behandlung dieser AML wird im Oktober und Dezember 2002 eine Induktionstherapie nach dem MAV- bzw. MAMAC-Schema durchgeführt, die jeweils zur kompletten Remission mit einem Anteil myeloischer Blasten von <5% im Knochenmark führt. Als Komplikation nach der MAV-Induktion kommt es zu einer atypischen Pneumonie ohne Erregernachweis in der Bronchiallavage, die erfolgreich mit Imipenem, Vancomycin und liposomalem Amphotericin B behandelt wird. Unter der MAMAC-Therapie kommt es zu einer Thrombophlebitis der V. basilica, die mit Piperacillin/Tazobactam und Clindamycin behandelt wird. Im weiteren Verlauf tritt eine Antibiotika-assoziierte Diarrhö mit Nachweis von *Clostridium-difficile*-Toxin A auf, die mit einer oralen Behandlung mit Metronidazol erfolgreich therapiert wird.

Vom 28.1. bis 3.2.2003 wird die erste Konsolidationstherapie nach dem I-MAC-Schema (Ara-C 2×1000 mg/m^2 Tag 1–6, Mitoxantron 10 mg/m^2 Tag 4–6) durchgeführt. ◻ Abb. 18.1 gibt den Verlauf von Temperatur, Leukozyten- und Thrombozytenzahl sowie die prophylaktisch und therapeutisch verabreichten Antiinfektiva im Zeitraum vom 31.1. bis 13.2 wieder. Gegen Ende der Chemotherapie ab dem 3.2. kommt es zu durchfälligen Stühlen mit einer Entleerungsfrequenz bis maximal 7/Tag, wobei 3 Untersuchungen auf *C. difficile*-Toxin A alle negativ bleiben.

Am 14.2. tritt gegen 20:00 h ein plötzlicher Fieberschub mit Temperaturen bis 39,4°C sowie Schüttelfrost auf. Nach Gewinnung von Blutkulturen wird Ceftazidim i.v. verabreicht. Vier Stunden später steigt die Temperatur auf 40,1°C und der Patient klagt über schwerste Bauchkrämpfe. Laborchemisch kommt es zu einem massiven LDH-Anstieg auf 480 U/ml (Norm 120–240 U/l), zu einer Laktaterhöhung auf 3,3 mmol/l (Norm 0,5–2,2 mmol/l) sowie zu Zeichen einer disseminierten intravasalen Gerinnung (DIC), woraufhin unter dem Verdacht einer gramnegativen Sepsis zusätzlich Gentamicin 240 mg verabreicht wird. Um 3:45 h ist der Patient nicht mehr ansprechbar und hat weite lichtstarre Pupillen. Die LDH steigt auf 1997 U/ml an. Eine CT-Untersuchung des Schädels ergibt keinen eindeutigen pathologischen Befund, wobei basal die Abgrenzung des Hirnstammes nicht möglich ist. Das CT des Abdomens zeigt eine diskrete Betonung des Peritoneums als Hinweis auf einen peritonealen Reizzustand. Ein Hinweis auf eine nekrotisierende Pankreatitis ergibt sich nicht. Gegen 6:00 h erfolgt die Verlegung des Patienten auf die Intensivstation, wo er intubiert wird und trotz aller intensivmedizinischen Maßnahmen gegen 15:00 h im septischen Herzkreislaufversagen verstirbt. In der zu Beginn der Sepsis-Episode gewonnenen Blutkultur wird lediglich *Bacillus cereus* nachgewiesen.

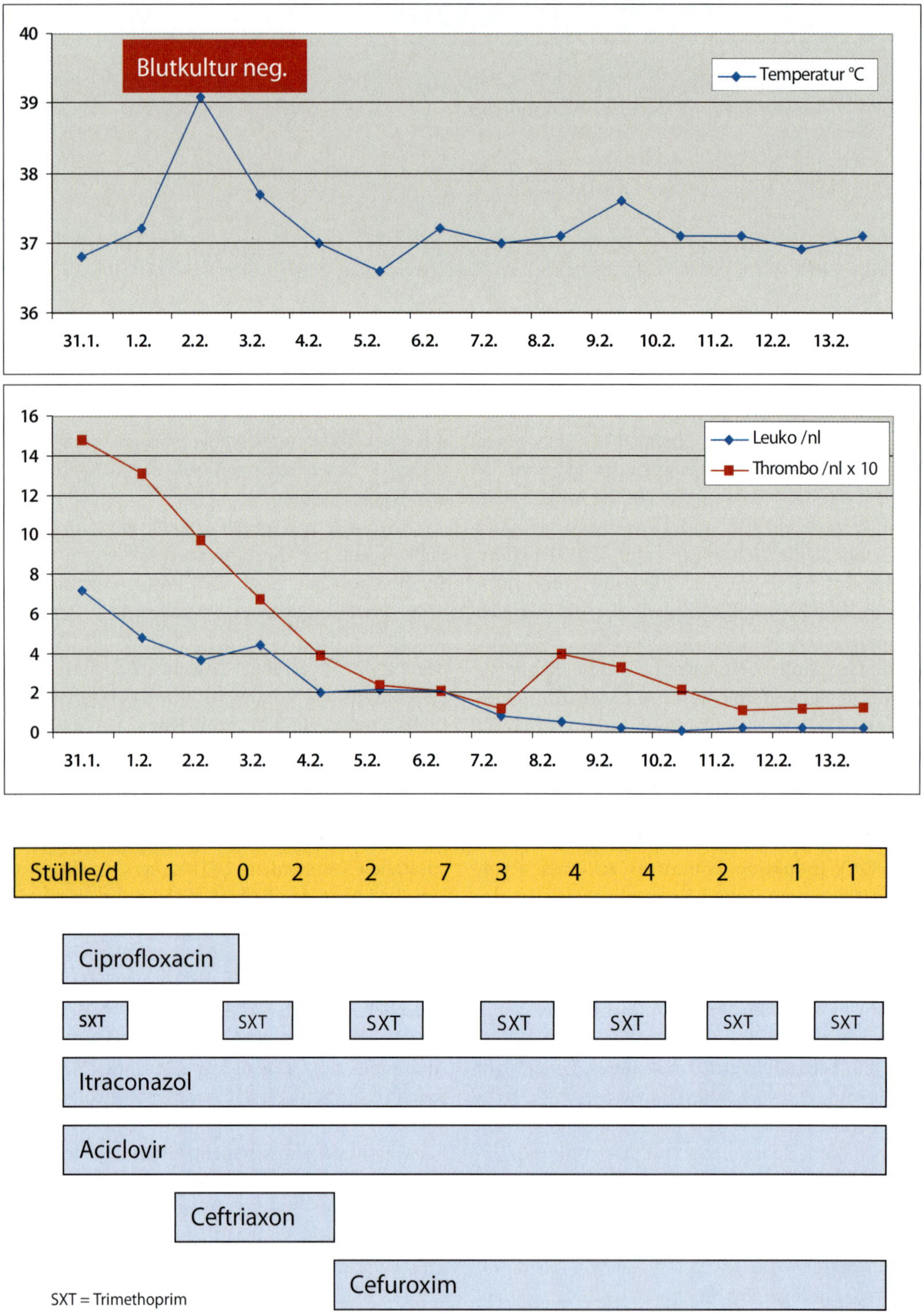

Abb. 18.1. Klinischer Verlauf und Antibiotikatherapie

Fragen

1. Ist der Nachweis von *Bacillus cereus* als ätiologisch relevant zu bewerten?
2. Kann aus dem perakuten Verlauf auf einen ursächlichen Erreger/Erregergruppe geschlossen werden?
3. Welche Risikofaktoren (außer der Grunderkrankung) sind hinweisend auf die Erregerätiologie?

Autopsiebefunde

Bei der Obduktion fanden sich im ZNS punktförmige Einblutungen, die als vereinbar mit einer bakteriellen Sepsis bewertet wurden. In der hyperämischen Lunge zeigten sich keine Hinweise auf eine Pneumonie, Herz und Gefäße waren altersentsprechend. Der Lymphknotenstatus war unauffällig. Im Darm fand sich eine peritoneale Reizung, jedoch keine Hinweise auf eine Pankreatitis oder Cholezystitis. Auffällig war insgesamt eine beschleunigte Autolyse. Zusammenfassend wurden diese Befunde als vereinbar mit einem fulminanten septischen Geschehen beurteilt. Hinweise auf einen Fokus für die Sepsis fanden sich nicht.

Es wurden verschiedene Proben für die mikrobiologische Untersuchung asserviert, u.a. Herzblut, aus dem ebenfalls *B. cereus* mit dem in ◘ Tab. 18.1 dargestellten Antibiogramm isoliert werden konnte.

Diagnose
Fulminante Sepsis durch *Bacillus cereus* bei akuter lymphatischer Leukämie

Diskussion

Bacillus cereus ist ein grampositives, sporenbildendes, bewegliches, aerobes Stäbchenbakterium (◘ Abb. 18.2), das auf Schafblutagar eine ausgeprägte Hämolyse zeigt. Sein Vorkommen ist ubiquitär und wird insbesondere in Umweltproben, darunter auch in der Krankenhausumgebung bei unsterilen Medizinprodukten (Verbandstoffe, Salben, Cremes), Bettwäsche etc. häufig als Kontaminant angetroffen. Aber auch aus Stuhlproben von Gesunden kann *B. cereus* in 10–40% nachgewiesen werden, wobei ein Zusammenhang zwischen Jahreszeit und Ernährungsgewohnheiten festgestellt wurde. Nach einer weiteren Studie aus den 1960er Jahren waren zwischen 0,1 und 0,9% aller Blutkulturen mit *B. cereus* kontaminiert (Pearson 1970), weshalb ihr Nachweis in klinischen Proben auch heute häufig noch als nicht signifikante Kontamination beurteilt wird. Dies wird allerdings nicht der seit Beginn der bakteriologischen Ära zahlreich beschriebenen »echten« Infektionen durch *B. cereus* gerecht.

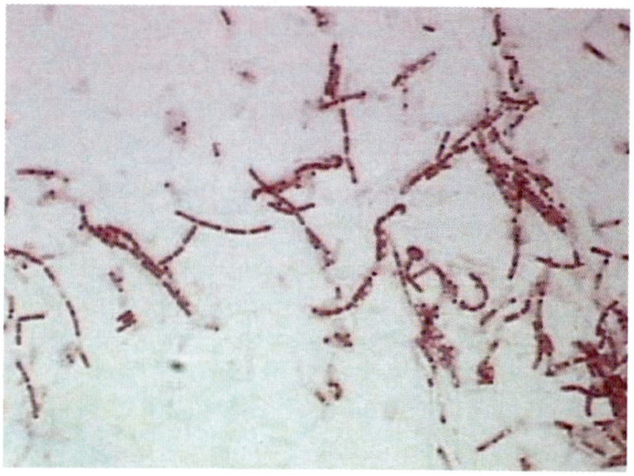

◘ **Abb. 18.2.** Grampräpat von *Bacillus cereus*

Infektionen mit *B. cereus* lassen sich in 2 große Gruppen unterteilen: gastrointestinale und extraintestinale Erkrankungsformen. Sicherlich am bekanntesten sind Lebensmittelvergiftungen durch *B. cereus*, wobei epidemiologische Studien in 1–20% aller Ausbrüche von Lebensmittelintoxikationen einen ursächlichen Zusammenhang belegen. Zwei Varianten werden unterschieden:

- Das emetische Syndrom, das durch Übelkeit, Erbrechen und abdominelle Krämpfe bei einer Inkubationszeit von 1–6 Stunden charakterisiert ist und damit einer Lebensmittelvergiftung durch *S. aureus* ähnelt. Ausgelöst wird dieses Krankheitsbild durch das emetische Toxin (Ceruleid).
- Die zweite, »diarrhoische« Form hat eine längere Inkubationszeit von 8–16 Stunden und manifestiert sich primär mit abdominellen Krämpfen und profusen Durchfällen und wird durch ein Enterotoxin verursacht. Sie ähnelt damit eher einer Lebensmittelvergiftung durch *C. perfringens*. Beide Erkrankungsformen sind in Zusammenhang mit unterschiedlichen Lebensmitteln beschrieben: Neben dem »klassischen Verursacher« Reis sind dies verschiedene Nudelgerichte, Fleischarten, Gemüse oder auch Obst. *Bacillus*-Sporen sind relativ hitzeresistent, so dass sie beim Kochen überleben, wobei ein hoher Fettanteil im Kochgut einen protektiven Effekt für die Sporen hat. Die Lebensmittelintoxikation durch *B. cereus* ist selbstlimitierend und dauert in der Regel weniger als 24 h.

Extraintestinale Infektionen durch *B. cereus* umfassen lokale (Wund-)Infektionen, Augeninfektionen (Keratitis, Endophthalmitis, korneale Ringabszesse), Endokarditis, Meningitis, Pneumonien, Lungenabszesse und schließlich generalisierte Sepsis. Neben traumatischem Einbringen des Erregers spielen kontaminierte Injektionen, Injektionen im Rahmen von i.v.-Drogenabusus oder diagnostische Punktionen eine auslösende Rolle. Systemische Infektionen betreffen in erster Linie immunkompromittierte Patienten wie Neugeborene, Patienten unter Langzeitcortisontherapie, chronischer Hämodialyse und nach Organtransplantation sowie neutropenische Patienten. Insbesondere in der letztgenannten Patientengruppe korrelieren folgende Risikofaktoren mit einer *B. cereus*-Sepsis:

- Induktionschemotherapie,
- vorhergehende Cephalosporingabe,
- Gastroenteritis und
- Granulozytenzahl <500/μl.

Interessanterweise treffen all diese Punkte auf den hier beschriebenen Patienten zu, ohne dass im Vorfeld Hinweise auf die Ätiologie hätten abgeleitet werden können. Der fulminante Verlauf hätte durchaus auch durch Enterobakterien oder Pseudomonas-Arten hervorgerufen werden können. Dagegen spricht allerdings, trotz präfinal aufgetretener massivster Bauchkrämpfe, der völlig unauffällige Darmbefund bei der Obduktion. Die vom Pathologen beschriebene beschleunigte Autolyse ist vereinbar mit der Wirkung *B. cereus*-typischer Toxine:

- Hämolysin I (Cereolysin O),
- Hämolysin II,
- Thiol-aktivierte Cytolysine (Bacillolysin) und
- verschiedene Phospholipasen.

Ähnlich wie bei den enterotoxischen Toxinen werden die systemisch wirkenden Toxine in unterschiedlichem Umfang produziert, ohne dass verursachende Faktoren hierfür bekannt sind. Das mag erklären, dass die Sterblichkeit einer *B. cereus*-Sepsis in der Literatur sehr unterschiedlich angegeben wird. Der perakute Verlauf erinnert sehr stark an Gasbrand durch Erreger aus der *Clostridium-perfringens/novyi*–Gruppe, wobei autoptisch Kolliquationsnekrosen deutlich im Vordergrund stehen.

Tab. 18.1. Antibiogramm bei *B. cereus*

Penicillin	R	Imipenem	E
Ampicillin	R	Meropenem	E
Amoxicillin/ Clavulansäure	R	Levofloxacin	E
Cefaclor	R	Ciprofloxacin	E
Cefazolin	R	Gentamicin	E
Cefuroxim	R	Netilmicin	E
Cotrimoxazol	R	Vancomycin	E
Tetracyclin	E	Teicoplanin	E

Die Antibiotikaempfindlichkeit von *B. cereus* ist determiniert durch die Bildung einer (Zink-) Betalaktamase, die alle Betalaktame mit Ausnahme von Monobaktamen inaktiviert. Damit sind auch Peneme unwirksam, obwohl sie bei der In-vitro-Testung als empfindlich erscheinen (Tab. 18.1). Antibiotika der Wahl sind Glykopeptide, Aminoglykoside und Clindamycin. Fluorchinolone sind in vitro wirksam, es liegen aber nur beschränkte klinische Erfahrungen zu ihrem Einsatz vor. Es sind Therapieversuche mit Austauschtransfusionen bei Vorliegen einer disseminierten intravasalen Gerinnung (DIC) bzw. die Gabe von Immunglobulinen beschrieben, ohne dass hieraus allgemeine Therapieempfehlungen abgeleitet werden können.

Zusammenfassend wird der Fall einer fulminanten *B. cereus*-Sepsis beschrieben, deren Ausgangpunkt höchstwahrscheinlich im Darm des Patienten zu sehen ist. Inwieweit die vorher aufgetretenen Diarrhöen in Zusammenhang mit *B. cereus* zu sehen sind, ist nicht feststellbar. Im vorliegenden Falle war eine kausale Therapie nicht mehr möglich und bei Auftreten der ersten Zeichen des Sepsissyndromes die Progredienz des Verlaufes nicht mehr aufzuhalten.

Wichtig

Bei neutropenischen Patienten kann es »aus heiterem Himmel« zu fulminanten Sepsisverläufen kommen, die trotz aller medikamentösen und intensivmedizinischen Behandlung nicht zu beherrschen sind.

Literatur

Akiyama N, Mitani K, Tanaka Y et al. (1997) Fulminant septicemic syndrome of Bacillus cereus in a leukemic patient. Intern Med 36:221-226

Christenson JC, Byington C, Korgenski EK et al. (1999) Bacillus cereus infections among oncology patients at a children`s hospital. Am J Infect Control 27:543-546

Drobniewski FA(1993) Bacillus cereus and related species. Clin Micro Rev 6:324-338

Gaur AH, Patrick CC, McCullers JA et al. (2001) Bacillus cereus bacteremia and meningitis in immunocompromised children. Clin Infect Dis 32:1456-1462

Motoi N, Ishida T, Nakano I et al. (1997) Necrotizing Bacillus cereus infection of the meninges without inflammatory reaction in a patient with acute myelogenous leukemia: a case report. Acta Neuropathol 93:301-305

Pearson HE (1970) Human infections caused by organisms of the bacillus species. Am J Clin Pathol 53:506-515

Harmloser Infekt

Sebastian Spuck, Hans Arnold, Werner Solbach, Regine Kämmerer

Klinische Präsentation

Der 61-jährige Herr B. stellt sich wegen seit mehreren Tagen bestehenden Beschwerden beim Wasserlassen und begleitenden ziehenden Schmerzen in der Leistengegend bei seinem Hausarzt vor, der einen Harnwegsinfekt diagnostiziert und empirisch Ciprofloxacin 2×100 mg verschreibt. Gleichzeitig überweist er Herrn B. an einen Urologen, der eine Zystoskopie durchführt, ohne dass sich hierbei ein zusätzlicher relevanter pathologischer Befund ergibt.

Einen Tag nach diesem Eingriff entwickelt Herr B. Fieber, Übelkeit, Erbrechen und Nackenschmerz, was zu einer notfallmäßigen Einweisung in ein nahegelegenes Krankenhaus führt. Dort werden direkt nach der Aufnahme Blut- und Urinkulturen gewonnen und zur mikrobiologischen Untersuchung eingeschickt.

Aus der Vorgeschichte sind bei Herrn B. eine koronare Herzkrankheit mit einem Hypertonus, ein mehrere Jahre zurückliegender Herzinfarkt und eine Hyperlipoproteinämie bekannt.

Fragen

1. **Wie lautet Ihre primäre Verdachtsdiagnose?**
2. **Sehen Sie einen Zusammenhang zwischen dem urologischen Eingriff und dem akuten Krankheitsbild?**
3. **Welchen Erreger erwarten Sie und wie behandeln Sie?**

Weiterer klinischer Verlauf

Aufgrund des klinischen Bildes und der Vorgeschichte wird unter der Verdachtsdiagnose einer Urosepsis eine antibiotische Therapie mit Imipenem eingeleitet, die später auf Piperacillin/Tazobactam und Co-Trimoxazol umgestellt wird. Hierunter tritt zunächst eine klinische Besserung ein. Der Patient ist nach 3 Tagen fieberfrei, und die Entzündungsparameter zeigen ebenfalls fallende Tendenz: Das CRP fällt von anfänglich 110 mg/l (Normbereich bis 5 mg/l) auf 8 mg/l, die Leukozytenzahlen sind von initial 17,2/nl bis auf 9,8/nl rückläufig. Lediglich die alkalische Phosphatase (AP) steigt in diesem Zeitraum von 293 U/l auf 810 U/l (Referenzbereich 50–180 U/l). Die mikrobiologischen Untersuchungen ergaben sowohl in der Urin- als auch in der Blutkultur den Nachweis eines Ciprofloxacin-resistenten *Escherichia coli*. Wegen persistierender Nackenschmerzen wird 10 Tage nach der Zystoskopie eine Magnetresonanztomographie (MRT) durchgeführt (◘ Abb. 19.1a–d). Hierbei wird eine Spondylodiszitis des 5. und 6. Halswirbels mit Kompressionssyndrom und paravertebraler Entzündung diagnostiziert. In der neurologischen Untersuchung lassen sich zu diesem Zeitpunkt keinerlei Auffälligkeiten feststellen, so dass die konservative Therapie beibehalten wird. Trotz fortgesetzter antibiotischer Therapie ist der Befund progredient, wie eine 2. kernspintomographische Untersuchung 20 Tage später ergibt. Unter einer Medikation mit Clindamycin und Ceftriaxon kommt es zu keiner weiteren Verschlechterung. Die alkalische Phosphatase ist rückläufig auf 463 U/l. Im Rahmen einer begleitenden Diagnostik wird außerdem ein Diabetes mellitus Typ II bei dem Patienten festgestellt. Mit einer oralen antibiotischen Medikation (Clindamycin) wird Herr B. nach 6 wöchigem Krankenhausaufenthalt nach Hause entlassen.

Eine Woche später entwickelt er allerdings eine Querschnittssymptomatik. Der Aufnahmebefund, jetzt 8 Wochen nach Erstsymptomatik, zeigt Hypästhesien und Hypalgesien unterhalb C7, eine proximal betonte bilaterale Parese der oberen Extremitäten und den Verlust der Feinmotorik beider Hände. Die weitere neurologische Untersuchung ist unauffällig. Ein aktualisiertes MRT zeigt eine Myelonkompression durch Fraktur des HWK 6 mit sekundärer spinaler Kyphose. Bei der anschließenden chirurgischen Dekompression wird eine Knochenbiopsie entnommen, deren mikrobiologische Untersuchung erneut *Escherichia coli* mit identischem Resistenzmuster wie die Isolate aus der initialen Blut- und Urinkultur ergibt. Die instabile pathologische HWK 6-Fraktur wird operativ stabilisiert. Die antibiotische Therapie wird nun mit Ceftriaxon intravenös für weitere 6 Wochen fortgeführt. Unter dieser Behandlung kommt es zur klinischen Besserung mit rückläufiger neurologischer Symptomatik

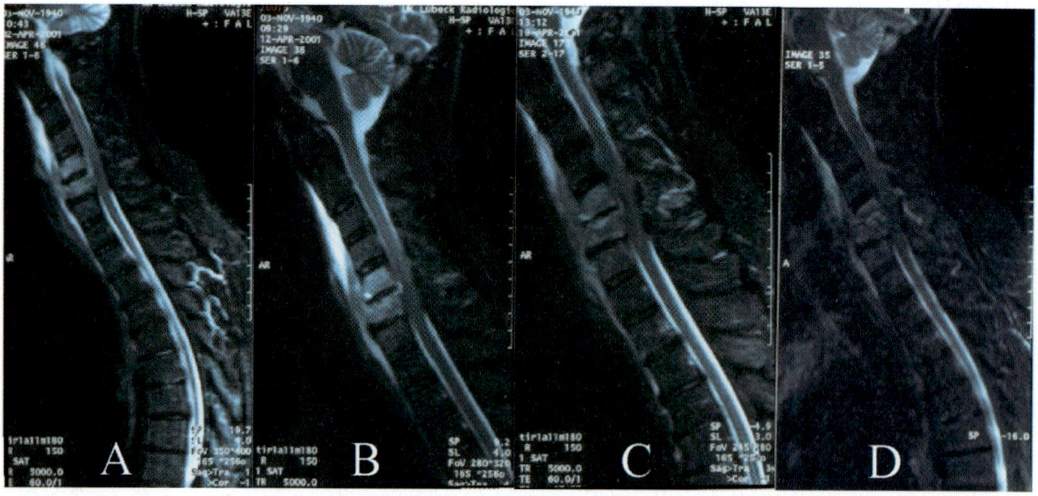

◘ **Abb. 19.1a–d.** MRT des Halses. Die 4 Abbildungen zeigen den Verlauf.

und dem Rückgang der Entzündungsparameter, so dass Herr B. 3 Wochen später in eine Rehabilitationsklinik verlegt werden kann.
Bei einer ambulanten Nachuntersuchung weitere 3 Monate später war der Patient mit Ausnahme einer minimalen Bewegungseinschränkung in der Halswirbelsäule beschwerdefrei.

Diagnose
Zervikale vertebrale Osteomyelitis durch *Escherichia coli* nach Urosepsis bei Diabetes mellitus

Diskussion

Eine Osteomyelitis entsteht entweder per continuitatem, z.B. durch eine offene Fraktur, oder hämatogen. Infektionen der Harnwege, der Haut- und Weichteile, des Respirationstraktes, des Endokards oder der Zähne sind die Hauptquellen der Osteomyelitis. Nosokomiale Ursachen, z.B. durch intravaskuläre Katheter, sind beschrieben. In der Regel handelt es sich um eine monobakterielle Infektion. Bei Säuglingen sind *Staphylococcus aureus, Streptococcus agalactiae* (Gruppe B Streptokokken), *Escherichia coli* häufige Erreger, bei Kindern über 1 Jahr werden meist *Staphylococcus aureus, Streptococcus pyogenes* (Gruppe A Streptokokken) und *Haemophilus influenzae* gefunden. Bei immunkompetenten erwachsenen Patienten ist der klassische Erreger *Staphylococcus aureus*. Der Nachweis von *Escherichia coli* ist bei Erwachsenen dagegen untypisch.

Die klinische Symptomatik ist häufig unspezifisch, bestehend aus lokalisiertem, aber auch diffusem Schmerz mit häufig nur geringer Begleitsymptomatik. Zwischen dem Beginn klinischer Symptome bis zur Diagnostik vergehen häufig 2–8 Monate, so dass der hier geschilderte Fall einen sehr raschen Verlauf nahm. Es gibt aber auch immer wieder akute Verläufe mit Fieber, Schüttelfrost, lokaler Schwellung und Erythem.

Bei Erwachsenen ist die vertebrale Osteomyelitis in der Regel hämatogener Herkunft und betrifft aufgrund der Gefäßversorgung typischerweise zwei Wirbelkörper und die dazwischenliegende Bandscheibe. In 45% der Fälle ist die Lumbalregion betroffen, gefolgt vom thorakalen Abschnitt mit 35% und der zervikalen Wirbelsäule mit 20%.

Besonders gefährdet für eine Osteomyelitis sind Patienten mit Grunderkrankungen wie Diabetes mellitus, Autoimmunerkrankungen, chronischen Krankheiten, Immunschwäche oder immunsuppressiver Therapie.

Trotz der zunächst erfolgreichen antibiotischen Behandlung der Urosepsis konnte im vorliegenden Fall eine Keimabsiedelung in den Wirbelknochen nicht verhindert werden. Nur die kombinierte chirurgische Behandlung mit Debridement und zusätzlicher Stabilisierung sowie eine ausreichend lange, Erreger-orientierte intravenöse antibiotische Therapie führten zur Herdsanierung.

Wesentlich waren hier die Erregernachweise sowohl in den Blutkulturen als auch aus der Knochenbiopsie in Verbindung mit den bildgebenden Verfahren.

Erhöhte unspezifische Entzündungszeichen gehen typischerweise mit dem Geschehen einher, ihre regelmäßige Kontrolle unter der Therapie ist wegweisend für den weiteren klinischen Verlauf.

Wichtig

Bei Patienten mit Diabetes mellitus ist im Rahmen invasiver Eingriffe mit einem erhöhten Infektionsrisiko zu rechnen. Werden bei dieser Patientengruppe invasive urologische Untersuchungen bei manifester Infektion der ableitenden Harnwege durchgeführt, so ist eine erregergerechte und vor allem auch ausreichend dosierte Antibiotikaprophylaxe immer indiziert.

Literatur

Arnold P, Baek P, Bernardi R, Luck E, Larson S (1997) Surgical management of nontuberculous thoracic osteomyelitis: report of 33 cases. Surg Neurol 47:551-561
Lew D, Waldvogel F (1997) Current concepts of osteomyelitis. N Engl J Med 336:999-1007
Liebergall M, Chaimsky G, Lowe J, Robin GC, Floman Y (1991) Pyogenic vertebral osteomyelitis with paralysis. Prognosis and treatment. Clin Orthop 269:42-50
Mader J, Calhoun J (2000) Osteomyelitis. In: Mandell GL, Bennett JE, Dolin R (eds) Principles and practice of infectious diseases. 5th edition; Churchill Livingstone Philadelphia, pp 1182-1196
Torda AJ., Gottlieb T, Bradbury R (1995) Pyogenic vertebral osteomyelitis: analysis of 20 cases and review. Clin Infect Dis 20:320-328

Hauch des Odysseus

Christian Lück, Ralph Schneider, Jürgen Herbert Helbig, Michael Halank, Gert Höffken, Enno Jacobs

Klinische Präsentation

Ein 62-jähriger, bisher gesunder Mann, stellt sich am 14.7.2003 mit ausgeprägter Dyspnoe, blutig tingiertem Husten, atemabhängigen thorakalen Schmerzen und hohem Fieber in der pneumologischen Ambulanz vor. Die Beschwerden hatten vor 2 Monaten begonnen und dann schubweise zugenommen. In den letzten Tagen seien zudem eine rezidivierende Diarrhöe und merkliche Konzentrationsschwierigkeiten aufgetreten. Diese Symptome führt der Patient selbst auf seinen ausgeprägten Nikotinabusus zurück.

Anamnestisch hielt sich dabei der Patient seit dem 5.4.2003 im Rahmen eines Segeltörns mehrfach im griechischen Inselarchipel auf. Er wohnte kurzzeitig in einem Hotel auf der Insel Korfu. Nach seinen Angaben war er dort der erste Hotelgast nach Saisoneröffnung. Die Sanitäranlagen wie auch die Dusche erschienen in einem schlechten Zustand, so tropfte der Warmwasserhahn nur schwach. Acht Tage nach der Rückreise über Stuttgart nach Dresden erfolgte die stationäre Aufnahme.

Untersuchungsbefunde

Bei der körperlichen Untersuchung zeigt sich ein kreislaufstabiler Patient mit einem Blutdruck von 130/90 mmHg, Puls 105/min, stark reduziertem Allgemein-, jedoch gutem Ernährungszustand, Ruhedyspnoe, leichter Zyanose, symmetrisch gebautem Thorax mit normverschieblicher Lunge, Klopfschall beidseits basal gedämpft, auskultatorisch ubiquitäre feinblasige Rasselgeräusche.

Die laborchemischen Untersuchungen am Aufnahmetag zeigen folgende Befunde:

	Aktueller Befund	Normwerte
BSG	122 mm/h	<10 mm/h
Leukozyten	9,8/nl	4,5–11,5/nl
CRP	278 mg/l	<5 mg/l
Creatinin	125 µmol/l	72–127 µmol/l
ALAT (GOT)	190 U/l	6–37 U/l
ALAT (GPT)	178 U/l	6–37 U/l
Gamma-GT	107 U/l	11–50 U/l
Bilirubin	13,7 µmol/l	<17 µmol/l
Blutgasanalyse (unter 2l O_2)		
paO_2	7,25	10,67–13,33
$paCO_2$	4,42	4,67–6,0
pH	7,53	7,35–7,45
O_2-Sättigung	91%	95–97%

Röntgen Thorax am Aufnahmetag: Bronchopneumonische Infiltrate im linken Unter- und rechten Mittelfeld. Das Mediastinum ist nicht verbreitert, kein Nachweis einer pulmonalen Stauung oder eines Ergusses (▪ Abb. 20.1).

Bronchoskopie am Aufnahmetag: deutlich gerötete und mäßiggradig vermehrte Gefäßinjektion der Bronchialschleimhaut, verstärkte Trabekel im Sinne einer chronisch Tracheobronchitis, kein eitriges Exsudat im Bronchuslumen.

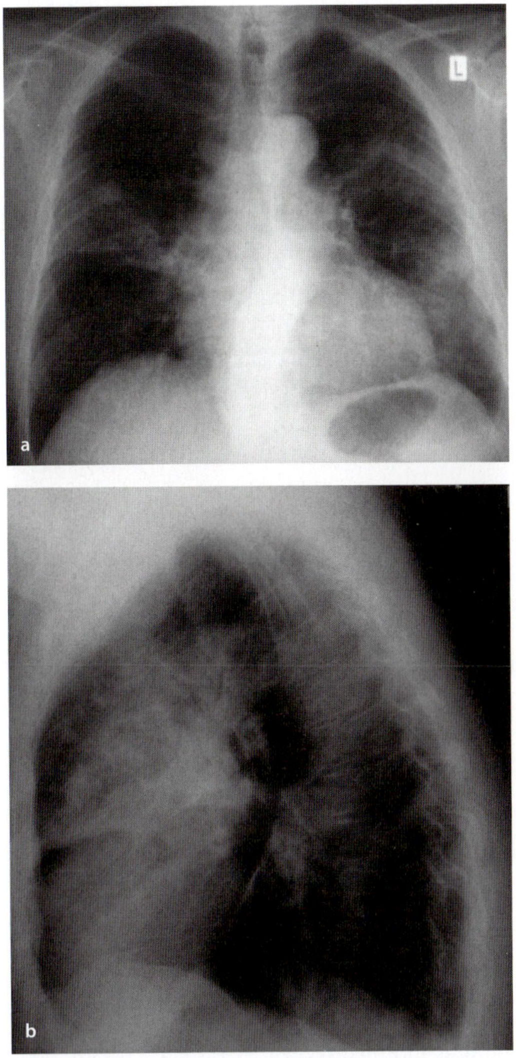

Abb. 20.1a,b. Thoraxröntgenaufnahmen a.p. (**a**) und lateral (**b**) bei Aufnahme

Fragen

1. **Welche Erreger kommen für die langanhaltende Infektion des Respirationstraktes mit anschließender Entwicklung der Pneumonie in Betracht?**
2. **Welche Diagnostik muss eingeleitet werden?**
3. **Sollten Antibiotika eingesetzt werden und wenn ja, welche?**
4. **Sind besondere Maßnahmen erforderlich und ggf. welche?**

Weiterer klinischer Verlauf

Zur umgehenden Erregersicherung werden die bronchoalveoläre Lavage und der Urin zur mikrobiologischen Untersuchung eingesendet. Der Urin des Patienten wird auf Legionellen- und Pneumokokken-Antigen untersucht. Dabei zeigt sich der *Legionella*-Antigentest stark positiv. Die bronchoalveoläre Lavage (BAL) aus Segment 3 rechts zeigt im direkten Fluoreszenztest mit einem *L. pneumophila*-spezifischem FITC-markierten, monoklonalen Antikörper einen positiven Befund (Abb. 20.2). In der sofort angeschlossenen PCR-Untersuchung kann durch Amplifizierung *Legionella*-spezifischer DNA der Befund einer Legionellose bestätigt werden. Nach 4 Tagen wird *L. pneumophila* der Serogruppe 1, monoklonaler Subtyp Benidorm, angezüchtet. Die BAL der linken Lingula (Segment 4) ist sowohl im direkten Fluoreszenztest als auch in der PCR und der Kultur negativ.

Ein signifikanter Antikörperanstieg auf Titer von 512 gegen *L. pneumophila* Serogruppen 1, 7 und 12, aufgrund bekannter Kreuzreaktionen eine typische Konstellation bei Infektionen durch Serogruppe 1, entwickelt sich innerhalb von 4 Tagen nach Aufnahme ins Krankenhaus.

In weiteren Untersuchungen können andere Pneumonieerreger wie z.B. Pneumokokken, *Hämophilus influenzae, Staphylococcus aureus, Mycoplasma pneumoniae, Chlamydia pneumoniae* und Mykobakterien ausgeschlossen werden.

Aufgrund der Reise-Anamnese mit Aufenthalt in einem Hotel in Südeuropa und dem recht schnellen Hinweis auf eine Legionellose durch den positivem *Legionella*-Urinantigen-Schnelltest, wird sofort eine Antibiotikatherapie mit Moxifloxacin 400 mg in einmal täglicher Applikation eingeleitet. Aufgrund der schlechten Compliance des Patienten wird dabei die Therapie in den ersten 11 Tagen intravenös und nach zunehmender Besserung des Gesundheitszustandes für weitere 10 Tage oral verabreicht. Bei der Wahl der Antibiotikatherapie werden die Transaminasenerhöhung und die Einschränkung der Nierenfunktion berücksichtigt. Insgesamt kommt es während der 14-tägigen stationären Behandlung zu einem deutlichen Abfall des CRP und einer Normalisierung der Blutgase. Der Patient wird nach Normalisierung der Entzündungsparameter bei subjektivem Wohlbefinden fieberfrei in die ambulante Betreuung entlassen.

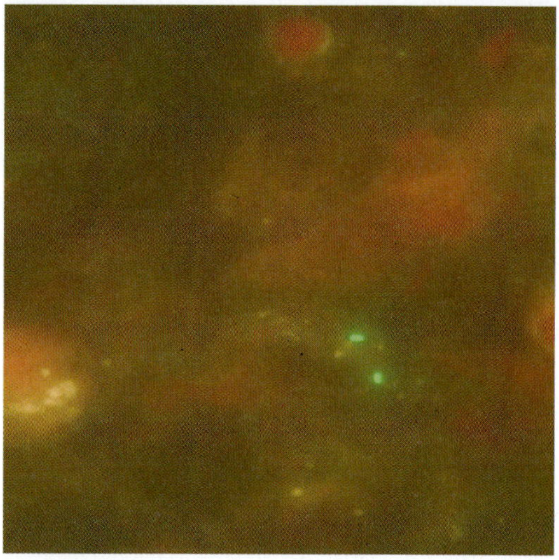

Abb. 20.2. Nachweis von Legionellen mittels FITC-markierter Antikörper in der BAL

Diagnose
Ambulant erworbene Pneumonie durch *Legionella pneumophila* Serogruppe 1

Erreger und Epidemiologie

Legionellen sind ubiquitäre Wasserbakterien, die sich in Amöben und anderen Protozoen vermehren. Im kalten Wasser kommen sie nur selten bzw. in geringen Keimzahlen vor. In Warmwasser-Systemen (Warmwasserspeicher und Leitungsnetze, offene Rückkühlwerke von Klimaanlagen u.Ä.) finden sie und ihre natürlichen Wirte bei 25–45°C optimale Vermehrungsbedingungen. Insbesondere Stagnation, verbunden mit schlechter Wartung, kann eine starke Zunahme der *Legionella*-Keimzahlen in Wassersystemen bewirken. Werden diese Bakterien auf den Menschen übertragen, reicht das Spektrum von einer asymptomatischen Serokonversion über Influenza-ähnliche Beschwerden (Pontiac-Fieber) bis hin zur akut verlaufenden multilobulären Pneumonie mit Multiorganversagen. Prinzipiell können Personen aller Altersgruppen erkranken. Männliche Personen über 50 Jahre mit Grunderkrankungen und Nikotinabusus sind jedoch besonders anfällig.

Legionella-kontaminierte Wassersysteme werden häufig in großen Gebäuden wie Krankenhäusern oder Hotels, aber auch in privaten Haushalten gefunden. Entsprechend können nosokomiale oder ambulant erworbene Pneumonien die Folge sein. Nicht selten werden Legionellosen während einer Reise, verbundenen mit Aufenthalten in Hotels verursacht. In unserem Fall lässt sich der exakte Infektionsort nicht bestimmen. Bei einer Inkubationszeit von 2–10 Tagen, in Extremfällen bis 19 Tagen, ist eine Reihe von Infektionsquellen möglich. So kann die Infektion noch während der Reise ans Mittelmeer akquiriert worden sein, möglich ist aber auch eine Infektion bei oder nach der Rückreise. Das Hotel auf der Insel Korfu kommt als Infektionsquelle eigentlich nicht in Frage, da eine über 2 Monate währende Inkubationszeit bzw. ein so langsam schleichender Krankheitsbeginn bei einer Legionellen-Pneumonie bisher nicht beschrieben wurde. Insbesondere die Bildung der Antikörper, die zwischen 3–6 Wochen nach Infektion auftritt, lässt den Zeitpunkt der Infektion eher auf den Juli zurückdatieren.

Das Auftreten von Legionellen in Warmwassersystemen von Hotels oder anderen öffentlichen Gebäuden ist keineswegs immer mit Erkrankungen korreliert. Andererseits ist es möglich, dass sich Gruppenerkrankungen ereignen bzw. immer wieder Einzelerkrankungen über einen längeren Zeitraum, ausgehend von der gleichen Infektionsquelle, auftreten. Epidemien wie z.B. der Ausbruch während der Blumenschau in Holland und Häufung von Einzelfällen sind oft spektakulär, jedoch eher seltene Ereignisse (Den Boer 2002). Bei eindeutigem Nachweis einer Infektionsquelle (Wassersystem, Kühlturm oder Whirl-Pool) sind umfangreiche Sanierungsmaßnahmen angezeigt. Hierzu sind z.B. Hocherhitzen und Hyperchlorierung geeignet. Diese Dekontaminationsmaßnahmen sind kontinuierlich fortzuführen, da anderenfalls eine erneute Zunahme der Legionellenmenge in den Wasserreservoirs zu erwarten ist.

Die niedrigen Manifestationsrate von *Legionella*-Pneumonien (2–5%) sowie der meist unifokale Beginn einer *Legionella*-Pneumonie sprechen dafür, dass nicht ein diffuses Bakterienaerosol wie bei den meisten Tröpfcheninfektionen zur Lungeninfektion führt. Vielmehr stellen Amöbenpartikel, die mit teilweise Hunderten von Legionellen gefüllt sind, das infizierende Agens dar. Die an das intrazelluläre Leben adaptierten Legionellen haben während der Vermehrung in den Amöben ihre Virulenzgene angeschaltet und sind zur Überwindung der Wirtsabwehr und zur Vermehrung in den Makrophagen befähigt.

In verschiedenen Studien wurden Legionellen als zweit- bis fünfthäufigste Ursache ambulant erworbener Pneumonien gefunden. Sie nehmen damit einen Platz unter den häufigsten Pneumonieerregern ein. In einer aktuellen, deutschlandweit durchgeführten Studie zur Ätiologie der ambulant erworbenen Pneumonie (www.capnetz.de) konnten wir in 3% der Fälle Legionellen als Erreger nachweisen. Extrapoliert man diese Zahlen für ganz Deutschland, so kann man von 5000–10.000 *Legionella*-Pneumonien pro Jahr ausgehen. Konkret wurden im Jahr 2002 in Deutschland jedoch nur 413 Legionellosen gemeldet, was mit Sicherheit nur die Spitze des Eisbergs darstellt. Von den mit dokumentiertem Ausgang gemeldeten Fällen verliefen 10% letal (Epid. Bull 2003).

Dabei sind häufig ältere Personen, bei denen oft Vorschädigungen bzw. Grundleiden wie Organtransplantation, immunsuppressive Therapie, Alkoholmissbrauch, Malignome, Herz-Kreislauf-Erkrankungen, Stoffwechselstörungen u.Ä. gefunden werden, betroffen. In der Literatur wird bei Vorliegen einer Komorbidität eine Sterblichkeit von bis zu 50% angegeben, besonders wenn die Legionellenpneumonie erst spät erkannt wird. Bei unserem Patienten war kein Grundleiden vorhanden, und lediglich das Rauchen ist als begünstigender Faktor zu eruieren. Das klinische Bild zeigte sich mit eher unspezifischen Symptomen, die, wie nicht anders zu erwarten, keinen eindeutigen Rückschluss auf die Ätiologie zuließen.

Die Eingrenzung des Erregerspektrums gelang durch den Urin-Schnelltest innerhalb weniger Stunden. Der endgültige Nachweis einer Legionellainfektion gelang durch weitere mikrobiologische Verfahren. So konnte *L. pneumophila* Serogruppe 1, der häufigste Erreger einer *Legionella*-Pneumonie, aus einer BAL isoliert werden. Interessanterweise war die 2. BAL aus der linken Lunge mit allen eingesetzten Verfahren negativ. *L. pneumophila* Serogruppe 1 kann mittels monoklonaler Antikörper in mehrere monoklonale Subtypen eingeteilt werden. Bestimmte monoklonale Subtypen, die mit unserem MAb 3-1 reagieren, sind überdurchschnittlich häufig als Pneumonieerreger zu finden

(Lück 2002). Auch wenn die exakten molekularen Mechanismen noch nicht verstanden sind, kann man davon ausgehen, dass solche Stämme ein erhöhtes Virulenz-Potential besitzen und damit auch »gesunde« Personen befallen können.

Die Tatsache, dass die Anzucht von *L. pneumophila* aus einer BAL gelang, würde es theoretisch ermöglichen, dieses klinische Isolat mit Stämmen aus den verschiedenen Wasserreservoiren, an denen der Patient exponiert war, zu vergleichen. Diese Arbeiten sind jedoch nur in Kooperation mit den zuständigen Behörden in verschiedenen Reiseländern möglich. In unserem Fall, einem sporadisch aufgetretenem Einzelfall, wäre dieser extrem hohe Aufwand nicht gerechtfertigt. Bei Auftreten mehrerer Erkrankungen oder Ausbrüchen, auch länderübergreifend, werden solche Aktivitäten vom Europäischen Kompetenznetzwerk (EWGLI, www.ewgli.com) mit Sitz in London koordiniert.

Diagnostik

Der Urinantigennachweis ist nahezu ausschließlich bei Infektionen durch *L. pneumophila* Serogruppe 1 positiv. Da Serogruppe 1-Stämme einen Großteil der Erreger bei ambulant erworbenen *Legionella*-Pneumonien ausmachen und solche Infektionen sehr gut mittels Urinantigentest detektiert werden, ergibt sich für diesen Test eine Sensitivität von >90% (Helbig 2003). Bei nosokomialen Pneumonien, die in ca. 50% der Fälle durch Stämme der Serogruppen 2–15 verursacht werden, liegt die Sensitivität hingegen unter 50%.

Im Gegensatz zum Urinantigentest können mit dem mikroskopischen Antigentest mittels FITC-markierter Antikörper alle Serogruppen von *L. pneumophila* im respiratorischen Material nachgewiesen werden. Jedoch erfordert dieser visuell ablesbare Test eine gewisse Erfahrung und besitzt eine Empfindlichkeit von nur 50–70%.

DNA-Nachweismethoden wie z.B. PCR-Verfahren besitzen eine gute Sensitivität und werden zunehmend erfolgreich zur Detektion von *Legionella*-Infektionen eingesetzt. Ein wesentlicher Vorteil gegenüber den anderen Verfahren besteht in der Möglichkeit, bei Einsatz entsprechender Primer Infektionen durch alle *Legionella*-Spezies zu diagnostizieren.

Therapie

Hinsichtlich der Behandlung einer Legionellenpneumonie ist besonders der frühzeitige Beginn der spezifischen Antibiotikatherapie mit einer deutlichen Senkung der Letalität korreliert. Die Chinolone der 3. und 4. Generation stellen dabei gegenüber den bisherigen, noch auf den Erstbeschreibungen basierenden Therapieempfehlungen mit Erythromycin und Rifampicin eine wirksame Alternative dar (Ewing 2002). Auch hinsichtlich der Medikamentenverträglichkeit wäre eine deutliche Reduzierung des Nebenwirkungsspektrums durch die Modifizierung der allgemeinen Therapieempfehlungen denkbar, zumal eine Legionellenpneumonie im Rahmen der allgemeinen Erkrankung häufig mit einer Einschränkung der renalen und hepatischen Exkretionsfunktion einhergeht. Für eine kombinierte antibiotische Therapie gibt es derzeit keine evidenzbasierten Studien (Baltch 1998). Sie wird jedoch weiterhin bei schweren Verläufen empfohlen. Generell liegen jedoch bis dato keine ausreichend umfangreichen klinischen Studien für eine allgemein zu bevorzugende Antibiose vor, so dass Erythromycin, Doxycyclin, ggf. jeweils in Kombination mit Rifampicin und die Chinolone zur Therapie zur Verfügung stehen.

Literatur

Baltch AL, Smith RP, Franke MA, Michelsen PB (1998) Antibacterial effects of Levofloxacin, Erythromycin and Rifampin in human monocyte systems against *Legionella pneumophila*. Antimicrob Agents and Chemother 42:3153-3156

DenBoer EP, Yzerman J, Schellekens KD, Lettinga HC, Van Boshuizen S, Bosman A, M. F. Peeters, K, Speelman P, Kool JL, Conyn V (1999) A large outbreak of Legionnaires' disease at a flower show, the Netherlands, Emerg Infect Dis 8:37-43

Epid Bulletin (2003) 45:361-365

Ewing S, Tuschy P, Fätkenheuer G (2002) Diagnosis and treatment of *Legionella* pneumonia. Pneumologie 10:695-703

EWGLI: European Working Group on Legionella Infections. www.ewgli.com

Fields BS, Benson RF, Besser RE (2002) *Legionella* and Legionnaires' disease: 25 years of investigation. Clin Microbiol Rev 15:506-526

Helbig JH, Uldum SA, Bernander S, Lück PC, Wewalka G, Abraham B, Gaia V, Harrison TG (2003) Clinical utility of urinary antigen detection for diagnosis of community-acquired, travel-associated, and nosocomial legionnaires' disease. J Clin Microbiol 41:838-840

Lück PC, Helbig JH, Schuppler M (2002) Epidemiology and laboratory diagnosis of *Legionella* infections. J Lab Med 26:174-182

Im Trüben fischen

Hannes Wickert, Yaowalark Sukthana

Klinische Präsentation

Ein 37 Jahre alter Thailänder stellt sich in der Ambulanz eines Tropenkrankenhauses in Thailand mit den folgenden Symptomen vor: Schmerzen im Bereich der linken Wange und blutig-eitriges Sekret aus der linken Nase. Tatsächlich erscheint die linke Wange bei der Inspektion leicht geschwollen. Auf Nachfragen des untersuchenden Arztes gibt der Patient an, sich seit drei Tagen mit Antibiotika aus einer lokalen Drogerie und abschwellenden Nasentropfen zu behandeln. Die Beschwerden hätten sich dadurch aber nicht gebessert. Vor dem Einsetzen der Symptome hätte er einen Tag lang an einem in der Nähe gelegenen Tümpel Fische gefangen. Zwischendurch hätte er jedoch auch in dem Tümpel gebadet. Beruflich arbeitet er als Kassierer in einer Autobahn-Mautstelle und war bislang nie ernsthaft krank gewesen. Die grob orientierende, körperliche Untersuchung ist weitgehend unauffällig (Blutdruck: 130/80 mmHg, Puls: 80/min, T: 37,4°C), einzig beim Schnäuzen der linken Nasenseite entleert sich ein mit Blut tingiertes, eitriges Sekret. Auch die grob orientierende neurologische und ophthalmologische Untersuchung erscheint unauffällig.

Fragen

1. **An welche Erreger muss bei dieser Anamnese, insbesondere durch die Erwähnung des Tümpels, differenzialdiagnostisch gedacht werden?**
2. **Welche Erkrankungen können sie auslösen?**
3. **Wie diagnostiziert man diese Erkrankungen?**
4. **Wie werden diese Infektionen behandelt?**

Erreger

Die Erwähnung von stehenden und algenreichen Gewässern in Verbindung mit einer tropischen Klimazone lässt eine Besiedelung mit so genannten freilebenden Amöben der Gattung *Naegleria* oder *Acanthamoeba* vermuten. Aufgrund hoher Temperaturen kommt es in den betroffenen Gewässern zu einem massiven Wachstum verschiedener Bakterienarten, die die Nahrungsgrundlage für die zuvor genannten Amöben darstellen. So ist es nicht verwunderlich, dass diese Amöben manchmal in der Literatur auch als freilebende Wasseramöben bezeichnet werden. Man kann sie aus Wasserbehältern, Abwässern, Schwimmbädern, Fischteichen, natürlichen heißen Quellen, Aquarien und aus Meereswasser isolieren. Allerdings sollte man wissen, dass diese Amöben nicht nur im Wasser, sondern ubiquitär vorkommen und somit auch im Erdreich, in staubhaltiger Luft und im Nasen-Rachen-Raum von asymptomatischen Trägern nachgewiesen werden können.

Erkrankungen

Bei Patienten sind insbesondere Infektionen des zentralen Nervensystems durch diese Amöben gefürchtet, da sie mit einer sehr hohen Letalität einhergehen. Während Naeglerien die fulminant verlaufende primäre Amöben-Meningoencephalitis (PAM) verursachen, führen Infektionen mit *Acanthamoeba spp.* zu verschiedenen klinischen Bildern wie a) der subakut bis chronisch verlaufenden granulomatösen Amöben-Encephalitis (GAE), b) der disseminierten, granulomatösen Amöbenerkrankung (mit Befall der Haut, der Nebenhöhlen und der Lunge) und c) der auch in unserern Breiten häufiger anzutreffenden Amöbenkeratitis. Einen Vergleich von primärer Amöben-Meningoencephalitis (PAME) und granulomatöser Amöben-Encephalitis (GAE) zeigt ◘ Tab. 21.1.

Diagnostik

Die Diagnose einer durch Näglerien bedingten Meningoencephalitis sollte möglichst schnell erzwungen werden, denn nur durch eine rasche Diagnose haben infizierte Patienten überhaupt eine Chance, zu überleben. Daher sollten Patienten, bei denen die Verdachtsdiagnose Infektion mit freilebenden Amöben im Raum steht (beispielsweise bei Patienten mit positiver Expositionsanamnese und entsprechenden klinischen Symptomen wie Fieber, Kopfschmerzen, Übelkeit, Meningismus und Erbrechen), unverzüglich eine Lumbalpunktion erhalten. Die Gramfärbung des Liquors ist meist negativ für Bakterien und es empfiehlt sich daher, parallel ein Nativ-Präparat anzufertigen (ein Tropfen des Liquor-Sedimentes wird auf einen Objektträger gebracht, mit einem Deckgläschen versehen und im Mikroskop untersucht). Hierbei sollte man mit etwas Glück die beweglichen Trophozoiten der Naeglerien mit ihren typischen, breiten Pseudopodien erkennen (◘ Abb. 21.1). Es ist allerdings Eile geboten, da sich diese Trophozoiten innerhalb weniger Minuten abrunden und leicht mit Leukozyten verwechselt werden können. Hilfreich sind auch mit Hämatoxylin/Eosin oder Giemsa gefärbte Präparate der Trophozoiten und der Versuch einer Kultivierung. Molekularbiologische Untersuchungen wie beispielsweise PCR, Isoenzym-Untersuchungen und Immunfluoreszenztests stellen keine Standarduntersuchungen dar und haben ihren Stellenwert nicht in der primären, sondern eher in der postmortem Diagnostik.

Im Gegensatz dazu sind Trophozoiten von *Acanthamoeba* spp. normalerweise nicht im Liquor nachweisbar. Hier kann die Diagnose durch die mikroskopische Untersuchung von Biopsiematerial (Hirn, Haut, Kornea) gesichert werden (Trophozoiten und Zysten). Auch eine Kultivierung dieser Amöben auf Agarplatten, die mit *E.coli* beimpft wurden und die Durchführung von Immunfluoreszenz-Untersuchungen sind bei der Diagnosefindung hilfreich. Falls Trophozoiten gefunden werden, haben diese typischerweise dünne Fortsätze (Acanthopodien, (s. Pfeile in ◘ Abb. 21.1) im Gegensatz zu den breiten Pseudopodien der Naeglerien).

Therapie

Nur vereinzelt haben Patienten eine primäre Amöben-Meningoencephalitis durch *Naegleria* überlebt, so dass es auch keine allgemeingültigen Empfehlungen für eine Standardtherapie gibt. Einzig die frühe Diagnose, eine Therapie mit Ampho-

Tab. 21.1. Vergleich der beiden Erkrankungen PAM und GAE

	Primäre Amöben-Meningoencephalitis (PAME)	Granulomatöse Amöben-Encephalitis (GAE)
Erreger	*Naegleria fowleri*	*Acanthamoeba* spp.
Epidemiologie	weltweit verbreitet, hauptsächlich warme Gewässer (kein Salzwasser)	weltweit verbreitet, auch in chloriniertem Wasser (‚Swimming-Pool')
Eintrittspforte	Riechepithel/ N. olfactorius/ Lamina cribrosa	Amöben in der Lunge, in den Nasennebenhöhlen oder der Haut streuen hämatogen ins ZNS
Patientenalter	Kinder und junge Erwachsene, immunkompetente Menschen	Immunsupprimierte, ältere Patienten (Krebspatienten, Diabetiker, AIDS- und Transplantationspatienten, Patienten mit Lebererkrankungen u. a.)
Inkubationszeit	Stunden bis wenige Tage	Wochen bis Monate
Klinischer Verlauf	Akut und fulminant, Tod setzt 4-6 Tage nach den ersten Symptomen ein	Subakut und chronisch (mehrere Wochen bis Monate)
Symptomatik	Kopfschmerzen, Übelkeit, Erbrechen, Fieber, Koma, Nackensteifigkeit u. a.	Epileptische Anfälle, Fieber, Meningismus, Kopfschmerzen, Somnolenz, Gereiztheit, Übelkeit, Doppeltsehen, Hemiparese, Persönlichkeitsveränderung u. a.
Differenzialdiagnose	bakterielle Meningoencephalitis, virale Meningoencephalitis	Hirntumore, Hirnabszesse, subdurales Hämatom, tuberkulöse Meningitis, Encephalitis durch verschiedene Pilze (Kryptokokkose, Histoplasmose) und Viren (Herpes simplex), u. a.
Liquor	Amöben nachweisbar (ungefärbt oder mit Giemsa gefärbt), granulozytäre Pleozytose, Glucose↓, Protein↑	Amöben oft nicht nachweisbar, lymphozytäre Pleozytose Glucose↓, Protein↑
Geschlecht (m:w)	m>w	m>w
Häufigkeit	ungefähr 300 Fälle weltweit	sehr selten, ungefähr 100 Fälle weltweit
Mortalität	>95%	nahezu 100%
Behandlungsoption	Amphotericin B	Ketoconazol, Pentamidin

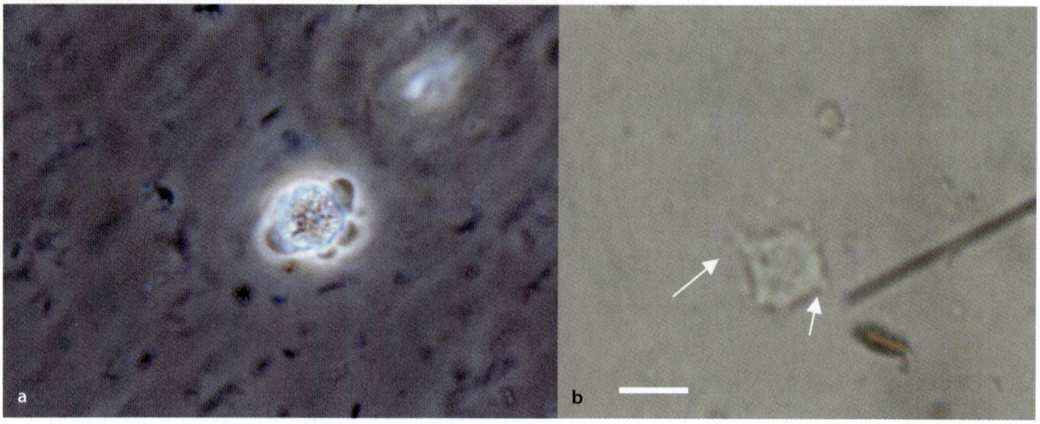

Abb. 21.1a,b. **a** *Naegleria fowleri* mit Pseudopodien, **b** *Acanthamoeba* spp. mit Ancanthapodien

tericin B und aggressive Intensivtherapie scheinen eine gewisse Heilungsaussicht zu gewährleisten (http://www.emedicine.com/). Bei den bisher beschriebenen erfolgreich behandelten Fällen wurde Amphotericin B sowohl intravenös als auch intrathekal in einer Dosierung von 1,5 mg/kg/d in 2 Dosen für 3 Tage, gefolgt von 1mg/kg/d für 6 Tage appliziert. Die Dosierung von Amphotericin B bei Kindern liegt niedriger und beträgt 0.5-0.7 mg/kg/d intravenös. Ein synergistischer Effekt konnte bei Kombination mit Rifampin, Miconazol und Ornidazol gezeigt werden (http://www.medicalletter.org).

Wie auch im Falle der PAME bleibt die Therapie der granulomatösen Amöben-Encephalitis (GAE) durch Acanthamöben sehr problematisch. Um überhaupt effektiv zu sein, müssen eine frühzeitige Diagnose der Amöben durch etwaige Lumbalpunktion und Hirnbiopsien und eine geeignete medikamentöse Therapie gewährleistet sein (http://www.emedicine.com/). Wichtig ist vor allem, dass schnelle und ausreichend hohe Spiegel im Hirngewebe erreicht werden. Acanthamöben sind *in vitro* empfindlich gegen Ketoconazol, Itraconazol, Pentamidin und Flucytosin und in geringerem Umfang auch gegen Amphotericin B. Bei Kindern wurde eine Kombination aus Trimethoprim/ Sulfamethoxazol, Rifampin und Ketoconazol und bei AIDS-Patienten eine Kombination aus Fluconazol, Sulfadiazin und Pyrimethamin erfolgreich angewandt (http://www.medicalletter.org). Auch disseminierte Hautläsionen konnten erfolgreich mit einer Kombination aus Pentamidin, topischem Chlorhexidin und 2%-iger Ketoconazol Creme, gefolgt von oralem Itraconazol behandelt werden.

Weiterer klinischer Verlauf

Der Patient hatte sehr viel Glück. Obwohl er eine Doppelinfektion mit *Naeglerien* und *Acanthamöben* hatte, breiteten sich die Amöben nicht aus und die Infektion blieb auf den linken Sinus maxillaris beschränkt. Der Patient wurde mit Amphotericin B 1 mg/kg/d iv. und 200 mg Ketoconazol, 4×1 tgl. oral behandelt. Außerdem wurde zu Beginn der Erkrankung unter der Annahme eines bakteriellen Geschehens Amoxicillin/Clavulansäure verordnet. Insgesamt erhielt der Patient während seines Krankheitsverlaufs 2 g Amphotericin B und 8,4 g Ketoconazol. Obwohl eine chirurgische Intervention routinemäßig nicht durchgeführt wird, entschieden sich die behandelnden Ärzte für eine extensive Caldwell-Luc Operation (Ausräumung der befallenen Schleimhaut des linken Sinus maxillaris sowie das Anlegen eines Fensters zur Nase im unteren Nasengang). Der Patient war nach der Operation und der extensiven ‚Chemotherapie' beschwerdefrei und kommt nun regelmäßig zur Nachuntersuchung.

Weiterführende Literatur

Behrens-Baumann W, Kramer A (2002) Anti-infectives against amebic keratitis. In: Behrens-Baumann W, Kramer A (eds) Antiseptic prophylaxis and therapy in ocular infections. Karger Basel, pp 297-303

Claerhout I, Kestelyn Ph (1999) Acanthamoeba keratitis: A review. Bull Soc Belge Ophtalmol 274:71-82

Lindquist TD (1998) Treatment of Acanthamoeba keratitis. Cornea 17:11-16

Schuster FL (2002) Cultivation of pathogenic and opportunisitc free-living amebas. Clin Microbiol Rev 15:342-354.

Schuster FL, Visvesvara GS (2004) Free-living amoebae as opportunistic and non-opportunistic pathogens of humans and animals. Int J Parasitol 34 (9):1001-1027

Shin HJ, Im K (2004) Pathogenic free-living amoebae in Korea. Korean J Parasitol; 42:93-119

Sukthana Y (2004) Free-living ameba infections: rare but fatal. J Trop Med Parasitol 27:26-36

Sukthana Y, Riganti M, Siripanth C, Kusolsuk T, Chintrakarn C, Kulpaditharom B (2005) An exotic sinusitis. Trans R Soc Trop Med Hyg 99:555-557

Irren ist übermenschlich

Heinrich K. Geiss, Marcelo de Carvalho Ramos, Angela von Nowakowski

Vorgeschichte und klinischer Verlauf

Der 27-jährige R.L.C., von Beruf Bäcker, wurde von seinem Hausarzt mit der Diagnose »Fieber unklarer Genese« in die infektiologische Abteilung der örtlichen Universitätsklinik eingewiesen. Bei der Aufnahmeuntersuchung schildert der Patient, der außer den üblichen Kinderkrankheiten nach eigenen Angaben vorher nie ernsthaft erkrankt war, dass er seit ca. 6 Wochen immer wieder Fieberschübe bis und manchmal sogar über 39°C mit Schüttelfrost habe. Zunächst seien diese Fieberanfälle sporadisch aufgetreten, seit einiger Zeit dann täglich, und zwar immer in den späten Nachmittagsstunden. Gelegentlich habe er auch Durchfälle, die sich aber mit normalem Stuhlgang abwechseln. Seit einer Woche leide er vermehrt an frontalen Kopfschmerzen, die zunehmend stärker würden. Am schlimmsten sei aber die permanente Müdigkeit, die ihm fast allen Antrieb raube. Trotz all dieser Beschwerden arbeitet Herr C. aber weiterhin regelmäßig in der Bäckerei.

Bei der Untersuchung präsentiert sich Herr C. bei gutem Ernährungszustand in reduziertem Allgemeinzustand. Herzfrequenz 82/min, Blutdruck 125/80 mmHg, Herz und Lungen auskultatorisch unauffällig, das Abdomen ist weich, allerdings sind Leber und Milz jeweils 3 cm unter dem Rippenbogen tastbar. Der Befund einer Hepatosplenomegalie wird durch eine Ultraschalluntersuchung des Abdomen bestätigt, kein Nachweis freier intraabdomineller Flüssigkeit; Haut und Schleimhäute gut durchblutet, keine Exantheme. Rechts zervikal lässt sich ein solitärer Lymphknoten von 1–1,5 cm Durchmesser tasten. Kein Hinweis auf eine Infektion des Urogenitaltraktes. Grobneurologisch fallen außer einer gewissen Verlangsamung keine Besonderheiten auf, insbesondere finden sich keine Hinweise auf eine meningeale Reizung.

Der Röntgen-Thorax ist unauffällig, die Herzgröße altersgerecht. Bei der transthorakalen Echokardiografie zeigt sich eine geringgradige Mitralinsuffizienz, keine sichtbaren Klappenvegetationen.

Die soziale Anamnese war unauffällig, Reisen ins Ausland wurden in den letzten 5 Jahren nicht durchgeführt, die Sexualanamnese war ebenfalls unauffällig; Herr C. lebt seit 3 Jahren in einer stabilen Beziehung mit seiner Freundin. Gelegentlicher Alkoholkonsum, kein Nikotin, keine weiteren Drogen, außer der Einnahme von Analgetika in letzter Zeit keine regelmäßige Medikamenteneinnahme.

Die initialen laborchemischen Untersuchungen ergaben folgende auffälligen Werte:

Parameter	aktueller Wert	Normalwert
Hämoglobin (g/dl)	11,5	13,8–17,2
Hämotokrit (%)	33,9	41–50
Leukozyten (pro µl)	3.020	3.800–10.800
Thrombozyten (pro µl)	186.000	130.000–400.000
Harnstoff (mg/dl)	34	7–30
Kreatinin (mg/dl)	1,04	<1,2
GOT (U/l)	227	<42
GPT (U/l)	321	<48
LDH (U/l)	977	<270
γ GT (U/l)	188	<65
Alkalische Phosphatase (U/l)	579	20–125
Bilirubin (mg/dl)	0,6	<0,4
CRP (mg/dl)	125	<1

Das Differenzialblutbild zeigte eine Linksverschiebung mit Vermehrung der unreifen Zellen. Elektrolyte und Gerinnungsparameter waren im Normbereich.

Es wurden 2 Blutkulturen gewonnen und Serum für infektionsserologische Untersuchungen eingeschickt.

Fragen

1. **Die Symptomenkombination lässt Sie an welche Diagnose denken?**
2. **Ist die Entnahme von Blutkulturen in diesem Fall tatsächlich sinnvoll?**
3. **Welche infektionsserologischen Untersuchungen fordern Sie an?**
4. **Sofortige Antibiotikagabe oder zuwarten?**

Weiterer klinischer Verlauf

Aufgrund der Akuität des Krankheitsbildes und trotz des negativen Befundes der Echokardiographie wurde wegen des V.a. Endokarditis umgehend eine Antibiotikatherapie mit Ampicillin und Gentamicin eingeleitet.
Die infektionsserologischen Befunde für HIV, HBV, HCV waren negativ, IgG für HAV und CMV waren bei negativen IgM-Befunden positiv.
Nach 36-stündiger Bebrütung fand sich in der Blutkultur Wachstum gramnegativer Stäbchen. Die Anzucht ergab nach weiteren 24 Stunden bei fehlendem Wachstum auf MacConkey-Agar ein schwaches Wachstum auf Blutagarmedium. Die Diagnose in einem automatisierten Identifizierungssystem ergab: **Ochrobactrum anthropi** mit folgendem Antibiogramm:

Ampicillin	R	Bactrim	S
Amoxicillin/Clavulansäure	R	Tetrazyklin	S
Cefuroxim	R	Rifampicin	S
Cefotaxim	I	Gentamicin	S
Ceftazidim	S	Amikacin	S
Piperacillin/Tazobactam	S	Ciprofloxacin	I
Imipenem	S	Levofloxacin	I

S = sensibel, *I* = intermediär, *R* = resistent

Ochrobactrum anthropi, früher *Achromobacter Vd*, ist ein anspruchsloses, nichtfermentierendes, gramnegatives Stäbchenbakterium. Es ist beweglich, zeigt eine positive Oxidase- und Katalasereaktion und ähnelt damit auch in seinem biochemischen Verhalten Pseudomonas-Arten. Es wächst gut auf Blut- und MacConkey-Agar und ist allerdings – im Gegensatz zu den meisten Pseudomonas-Arten – bislang nur aus menschlichem Untersuchungsmaterial nachgewiesen. In der Weltliteratur sind rund 100 Fälle beschrieben, v.a.. bei immunsupprimierten Patienten. Am häufigsten kommen Septikämien, aber auch Meningitis, seltener Wundinfektionen vor. *O. anthropi* weist eine Empfindlichkeit gegenüber den Penemen, Aminoglykosiden, Chinolonen und Bactrim auf, ist resistent gegen alle Penicilline und Cephalosporine, ebenso wie Makrolide. Gegenüber den Tetrazyklinen besteht eine wechselnde Empfindlichkeit.

Weitere Fragen

1. **Keimidentifizierung und Krankheitsbild passen nicht zusammen, was fällt Ihnen auf?**
2. **Nochmals zurück zur Infektionsserologie: was fehlt?**

Lösung des Falles

Der betreuenden Mikrobiologin fiel die Diskrepanz zwischen der Keimbeschreibung und dem tatsächlichen Wachstum des isolierten Erregers auf den Kulturmedien auf. Das initial schwache Wachstum passte nicht zu dem insgesamt anspruchslosen In-vitro-Verhalten von *O. anthropi*. Außerdem stimmte die teilweise Empfindlichkeit gegenüber den Cephalosporinen nicht mit dem in der Literatur beschriebenen Muster überein. Hinweisend für die korrekte Identifizierung war die im mikroskopischen Präparat nachgewiesene Beweglichkeit.

Schließlich passte der klinische Verlauf der Erkrankung in keiner Weise zu einer Infektion durch Nonfermenter: eine über Wochen andauernde unbehandelte Sepsis mit Pseudomonas führt in der Regel zum Tod des Patienten.

Da eine Kontamination der Blutkultur mit diesem ungewöhnlichen Erreger bei der Gewinnung in der Klinik und im Labor weitgehend auszuschließen war, kam als einzige Ursache eine Fehlidentifizierung durch das automatisierte Laborsystem in Betracht. Und dies traf in diesem Fall auch tatsächlich zu:

Innerhalb der Bakterien-Ordnung der »*Rhizobiales*« umfasst die Familie der *Brucellaceae* u.a. die Gattungen *Brucella* und *Ochrobactrum*, die sowohl genetisch als auch phänotypisch einen hohen Verwandtschaftsgrad aufweisen. Letzteres führt gerade in automatisierten Identifizierungssystemen relativ leicht zu Fehlidentifizierungen, wie anhand einer Reihe von Fällen aus der Literatur beschrieben.

Bestätigt wurde die korrekte Diagnose durch den Antikörper-Nachweis gegen *Brucella melitensis* in der Widal-Reaktion mit einem Titer von 1:160.

! Diagnose
Brucellose (Maltafieber) durch *Brucella melitensis*

Diskussion

Dieser Fall soll unter 2 Aspekten diskutiert werden: zunächst das Krankheitsbild der Brucellose und im zweiten Teil die Rolle der klinisch-mikrobiologischen Diagnostik.

Die Brucellose ist eine Anthropozoonose und kommt weltweit vor. Infektionsschwerpunkte sind allerdings der Mittelmeerraum (Malta!), der Mittlere und Nahe Osten, Indien sowie Mittel- und Südamerika, wobei gerade in Südamerika regional erhebliche Unterschiede in der Prävalenz beschrieben sind. Die Inzidenz schwankt weltweit zwischen <0,1 bis >200 Fällen/100.000 Einwohner. Die Übertragung erfolgt in erster Linie durch Lebensmittel und Tierkontakte. Die Gattung *Brucella* besteht aus unbeweglichen, nichtfermentativen, gramnegativen kokkoiden Stäbchenbakterien. Sie stellen erhöhte Ansprüche an das Nährmedium und wachsen nur in Gegenwart von Sauerstoff. Die Gattung weist eine sehr hohe geno- und phänotypische Ähnlichkeit der verschiedenen Arten auf und umfasst derzeit 6 Nomenspecies mit 15 Biovaren, wobei die einzelnen Species typischerweise bestimmten Wirtsorganismen zugeordnet werden können:

- *B. melitensis* – Schaf, Ziege
- *B. abortus* – Rind
- *B. suis* – Schwein
- *B. canis* – Hund
- *B. ovis* – Schaf
- *B. neotomae* – Nager

Brucella spp. sind obligat humanpathogen, d.h. der kulturelle Nachweis beim Menschen hat immer Krankheitswert – und zählt nach der Biostoffverordnung zu den Klasse-3-Organismen. Brucellen weisen intrazelluläres Wachstum (v.a. im RES) auf und führen zu einer chronischen Infektion mit hoher Rezidivneigung. Typische klinische Zeichen der Brucellose sind intermittierendes Fieber (febris undulans), Hepatosplenomegalie, Lymphadenopathie und Knochenbefall, wobei eine Vielzahl weiterer klinischer Manifestationen vorkommt. Die krankheitsassoziierte Mortalität ist insgesamt gering und steht vornehmlich in Zusammenhang mit kardiovaskulären und zentralnervösen Komplikationen. Von den Patienten wird neben dem Fieber v.a. die ausgeprägte Müdigkeit und Abgeschlagenheit (»wie Flasche leer«) beschrieben.

Die Diagnostik basiert prinzipiell auf 2 Verfahren: zum einen auf dem Erregernachweis, zum anderen auf der serologischen Antikörperreaktion. Der Nachweis des Erregers erfolgt heute fast ausschließlich auf der Blutkulturdiagnostik, die in

Bezug auf die Sensitivität dem Erregernachweis in Knochenmark- und Lymphknotenpunktat weit überlegen ist. Durch den Einsatz moderner – meist automatisierter – Blutkultursysteme ist auch die Geschwindigkeit des Erregernachweises deutlich gestiegen. Die Empfehlung, Blutkulturen bei V.a. Brucellose für mindestens 3 Wochen zu bebrüten, ist mittlerweile überholt: Zahlreiche Studien belegen, dass mit den automatisierten Blutkultursystemen innerhalb von 7 Tagen eine Sensitivität von 95–100% erreicht werden kann. Wie im vorliegenden Fall beschrieben, kann in der überwiegenden Zahl der Fälle bei nicht mit Antibiotika vorbehandelten Patienten innerhalb von 48 h mit dem Positivwerden der Blutkultur gerechnet werden.

Die Standardtherapie der Brucellose besteht nach wie vor aus der Kombinationsbehandlung von Doxycyclin (6 Wochen) und Streptomycin (2 Wochen); an Stelle des Streptomycin kann auch Rifampicin verwendet werden kann, wobei die Hepatotoxizität einen limitierender Faktor darstellt. Bei Kindern unter 12 Jahren wird die Kombination Rifampicin oder Bactrim in Kombination mit Gentamicin empfohlen; allerdings sind beim Einsatz von Bactrim – ähnlich wie bei den Chinolonen oder Azithromycin – hohe Rezidivraten beschrieben. Es zeigt sich hier eine erhebliche Diskrepanz zwischen der In-vitro-Empfindlichkeitstestung und der In-vivo-Wirksamkeit. In einem kürzlich veröffentlichen Review wurde die Wertigkeit der Chinolonbehandlung der Brucellose besprochen. Auf der Grundlage der bislang vorliegenden zahlreichen Untersuchungen sind Chinolone in der First-line-Therapie nicht angebracht, bestenfalls als Kombinationspartner für Doxycyclin oder Rifampicin bei Unverträglichkeit einer der beiden Substanzen. Bei klinisch schweren Verläufen werden die Chinolone als Kombinationspartner im Rahmen einen Tripel-Therapie (Doxycyclin + Rifampicin + Chinolon) diskutiert.

Der zweite Diskussionspunkt bei diesem Fall gilt der Rolle und der Bedeutung der klinisch-mikrobiologischen Diagnostik für die Infektionsmedizin. Ein weit verbreiteter Vorwurf an die Medizinische Mikrobiologie ist, dass ihre Ergebnisse erstens viel zu lange dauern und in der Regel nur einen geringen Einfluss auf die Therapie hätten. Der vorliegende Fall demonstriert aber in eindrucksvoller Weise die Wichtigkeit einer korrekten Diagnostik. Angenommen, es wäre die Diagnose »Sepsis durch *Ochrobactrum anthropi*« hingenommen worden, wer wäre auf die Idee gekommen, einen Patienten mit Sepsis mit Doxycyclin zu behandeln? Jeder Arzt, auch geschulte Infektiologen hätten eine Therapie mit einem als empfindlich getesteten Betalaktam-Antibiotikum (Ceftazidim, Piperacillin/Tazobactam oder Imipenem) empfohlen, wodurch es zu einer definitiv falschen Therapie gekommen wäre. Ebenso wäre eine gezielte infektonsserologische Untersuchung zum Nachweis von Brucella-Antikörpern in einer Niedrig-Prävalenzsituation sicherlich nicht so frühzeitig erfolgt.

Zuletzt unterstreicht dieser Fall, dass das menschliche Fachwissen nicht durch Automatenwissen ersetzt werden kann. Die Automation in der mikrobiologischen Diagnostik hat in den letzten Jahren sicherlich enorme Fortschritte gemacht und zur Optimierung und Beschleunigung der Labordiagnostik beigetragen. Andererseits basiert die Identifizierung durch Laborautomaten in der Mikrobiologie auf biochemischen Reaktionen, die in dichotomer Weise bewertet und aufgrund von Algorithmen in eine Diagnose umgesetzt werden. Aber gerade dieses Beispiel zeigt, dass bei aller diagnostischen Raffinesse eng verwandte Keimarten nicht mit Sicherheit auseinander gehalten werden können. Ein einfacher mikroskopischer Test, nämlich der Nachweis der Beweglichkeit im hängenden Tropfen, den kein Apparat durchführen kann, der aber zu den Basisverfahren in der Mikrobiologie gehört, hätte helfen können, die Fehlidentifizierung zu vermeiden. In der Mikrobiologie wird – im Gegensatz zur klinisch-chemischen Diagnostik – mit biologischen Systemen gearbeitet, die in vielen Fällen nach wie vor der menschlichen Bewertung und Interpretation zur korrekten Befunderstellung bedürfen.

Wichtig

Auch automatisierte Systeme können irren. Medizinische Kunst besteht darin, Ergebnisse diagnostischer Verfahren auf Plausibilität zu überprüfen und unter Berücksichtigung des klinischen Bildes zu werten. Dies ist aber nicht nur Aufgabe des Klinikers, sondern in gleicher Weise von Ärzten der mittelbaren Patientenversorgung.

Literatur

Barham WB, Church P, Brown JE, Paparello S (1993) Misidentification of Brucella species with use of rapid bacterial identification systems. Clin Infect Dis 17:1068-1069

Falagas ME, Bliziotis IA (2006) Quinolones for treatment of human brucellosis: critical review of the evidence from microbiological and clinical studies. Antimicrob Agents Chemother 50:22-33

Holmes B, Popoff M, Kiredijan M, Kersters K (1988) Ochrobactrum anthropi gen. nov. sp. nov. from clinical specimens and previously known as Group V d. Int J Syst Bacteriol 38:406-416

Pappas G, Akritidis, Bosilkovski M, Tsianos E (2005) Brucellosis N Engl J Med 352 :2325-2336

Yagupsky P (1999) Detection of Brucellae in blood cultures. J Clin Microbiol 37:3437-3442

Ich bedanke mich bei den Kollegen Dr. Ramos aus der Abteilung für Infektionsmedizin und Dr. von Nowakowski, Leiterin des mikrobiologischen Labors des Universitätsklinikum Campinas, Brasilien, für die ausgiebige Diskussion dieses Falles, der sich in genau dieser Weise zugetragen hat. Die Brucellose ist im Staate Sao Paulo – ähnlich wie in Deutschland – eine Erkrankung mit sehr niedriger Prävalenz, und es blieb letztendlich unklar, wie und unter welchen Umständen der Patient die Erkrankung erworben hat, zumal er nach eigenen Angaben kein Freund von Milch oder Milchprodukten ist.

Krank wird man auch im Krankenhaus

Grit Ackermann, G. von Salis-Soglio, Arne C. Rodloff

Klinische Präsentation

Eine 27-jährige Krankenschwester erlitt im Januar 1995 einen Skiunfall mit Luxation des medialen Meniskus und rezidivierenden Gelenkergüssen im Kniegelenk. Im März 1996 wurde sie erstmals mit septischen Entzündungszeichen ausgehend vom Kniegelenk in die Orthopädische Klinik der Universität eingewiesen. Im Dezember 1998 wird die Patientin dem Konsiliardienst der Medizinischen Mikrobiologie vorgestellt. Bis dahin waren 14 stationäre Aufenthalte in diesem Krankenhaus wegen Entzündungen im Kniegelenk zu verzeichnen. Zusätzlich wurde sie in anderen Institutionen behandelt.

Bei der klinischen Untersuchung ist das Kniegelenk stark bewegungseingeschränkt, überwärmt und gerötet. Mit 2 Redon-Drainagen wird ein Erguss abgeleitet.

Die Durchsicht der Krankengeschichte bzw. der mikrobiologischen Befunde ergibt, dass innerhalb der letzten 3 Jahre verschiedene aerobe und anaerobe Mikroorganismen aus Kniegelenkspunktaten isoliert und therapiert wurden.

Fragen

1. **Welche weiteren Untersuchungen würden Sie veranlassen?**
2. **Gibt es aus der Vorgeschichte Hinweise auf Ihre Verdachtsdiagnose?**

Zeitraum	Bakteriennachweis	Antibiotika
März 1996	Kein Nachweis	Ciprofloxacin
Juli 1996	*Enterobacter cloacae*	Ofloxacin
August 1996	*Enterobacter cloacae* *Serratia marcescens*	Doxycyclin
Januar 1997	*Enterobacter cloacae* *Enterobacter agglomerans* *Acinetobacter* spp.	Ofloxacin Ampicillin/Sulbactam
November 1997	*Staphylococcus aureus* *Pseudomonas putida*	Ofloxacin Ampicillin/Sulbactam
Februar 1998	*Staphylococcus aureus*	Ofloxacin
März 1998	*Escherichia coli* *Bacteroides fragilis*	Ofloxacin Metronidazol, Ciprofloxacin
August 1998	*Escherichia coli* Streptokokken Gruppe B *Staphylococcus aureus*	Ofloxacin Metronidazol, Gentamicin Cefotaxim, Cefexim
November 1998	*Staphylococcus aureus* *Proteus mirabilis* *Escherichia coli*	Cefuroxim Gentamicin, Ciprofloxacin Cefazolin, Gentamicin
Dezember 1998	*Stenotrophomonas maltophilia* *Enterococcus faecalis*	Trovafloxacin

Weiterer klinischer Verlauf

Während des weiteren stationären Aufenthaltes wurde eine Antibiotikatherapie mit Trovafloxacin begonnen. Die Symptomatik besserte sich vorübergehend. Nach wenigen Tagen wurden jedoch erneut Keime der Fäkalflora im Kniegelenk nachgewiesen.

Die Aufarbeitung der Krankengeschichte ergab, dass die Patientin zur Fokussuche bereits 4 MRTs, 7 Leukozytenszintigramme und 14 Untersuchungen von entnommenem Gewebe bzw. Bioptat durch verschiedene Institute für Pathologie erhalten hatte. Sie wurde 13-mal operiert, das Kniegelenk war zum Untersuchungszeitpunkt bewegungseingeschränkt und die Patientin war stark gehbehindert. Zwischen März 1996 und Dezember 1998 verbrachte die Patientin insgesamt 430 Tage im Krankenhaus.

Bei der körperlichen Untersuchung und dem Arzt-Patient-Gespräch erschien die Patientin dem untersuchenden Kollegen depressiv. Sie berichtete, dass ihr soziales Umfeld zerstört sei. Die Beziehung zu ihrem Freund war beendet, und die Patientin fühlte sich isoliert. Ein konsiliarisches Gutachten durch einen Psychiater bestätigte die Diagnose eines depressiven Syndroms mit suizidalen Gedanken.

Das nachgewiesene Keimspektrum zusammen mit der psychischen Situation der Patientin legte den Verdacht der Manipulation durch die Patientin selbst nahe. Bei der anschließenden eingehenden körperlichen Untersuchung wurden Hinweise auf eine Selbstinjektion, von z.B. Flora des Gastrointestinaltraktes, gefunden. Nach Anlage eines Gipsverbandes, der den direkten Zugang zum Kniegelenk weitestgehend einschränkte, war die Symptomatik rückläufig und die Entzündungsparameter normalisierten sich.

Diagnose

Chronische Gonarthritis factitius (lat. factus, gemacht) im Sinne eines Münchhausen-Syndroms

Diskussion

Künstliche Erkrankungen präsentieren sich in verschiedenen Abstufungen, von der einfachen Simulierung bis hin zum Münchhausen-Syndrom. Diese selbstinduzierten künstlichen Erkrankungen sind keine seltenen und für den behandelnden Kollegen meist schwierig zu erkennende klinische Entitäten. Die meisten Fälle bleiben unerkannt und können als chronische oder lebensbedrohliche Erkrankungen enden. Individuen mit diesem Syndrom manipulieren sich selbst, horten oder nehmen Medikamente, um ins Krankenhaus eingewiesen zu werden. Dabei kennen sie meist die für sie möglichen Folgen ihres Handelns.

Die Inzidenz und Prävalenz künstlicher Erkrankungen mit vorwiegend physischen Symptomen sind unbekannt. Literaturangaben dazu schwanken zwischen 0,8% in einem Krankenhaus der Maximalversorgung und 9% der Patienten in einer prospektiven Studie zu Fieber unklarer Ursache (Krahn 2003; Aduan 1979). Die Tatsache, dass häufig junge Frauen betroffen sind, die in medizinischen Berufen arbeiten, ist allgemein bekannt und mit validen Daten belegt (Folks 2000).

Durch verschiedene Publikationen hat das Münchhausen-Syndrom besondere Beachtung erlangt. Die meist bizarren Krankengeschichten betreffen auffallende und ungewöhnliche Patienten. Die Bezeichnung »Münchhausen-Syndrom« stammt aus dem Jahr 1951 und basiert auf der Person des berühmten europäischen Aristrokraten Baron von Münchhausen. Damit werden Personen bezeichnet, die weit reisen und dramatische und oft unglaubliche Geschichten erzählen (Asher 1951). Diese Menschen leiden meist unter Persönlichkeitsstörungen, psychotischen Episoden, instabilen zwischenmenschlichen Beziehungen, inadäquater sozialer Kompetenz und einem eingeschränkten Realititätsempfinden (Justus 1980). Bevor die richtige psychische Grundlage als Ursache für die vorliegende Erkrankung diagnostiziert wird, fordert und erhält der Patient oftmals zahlreich diagnostische und therapeutische Prozeduren sowie intensive pflegerische Betreuung (Maur 1973).

Patienten mit chronischen künstlichen Erkrankungen stellen bezüglich ihrer psychiatrischen Diagnose eine sehr heterogene Gruppe dar. Die

Diagnosen reichen von der Neurose über die Persönlichkeitsstörung bis hin zur Psychose (Wurtz 1998). Das Erkennen einer selbstinduzierten Erkrankung erfordert häufig eine langfristige Beziehung zwischen Patient und medizinischem Personal. Die direkte Konfrontation des Patienten mit der Diagnose führt bei den meisten Patienten zu keinem positiven Ergebnis. Das Arzt-Patient-Verhältnis wird dadurch meist irreversibel zerstört, und nur wenige Patienten geben ihr Verhalten zu (Krahn 2003). Darüber hinaus besteht für den betreuenden Arzt praktisch keine Möglichkeit, eine Behandlung der zugrundeliegenden psychiatrischen Störung zu erzwingen, so dass der Umgang mit diesen Patienten auch für den Behandler häufig unbefriedigend verläuft.

In Zeiten von computerbasierter Diagnostik, DRGs und extremer Zunahme von Dokumentationspflichten des Arztes wird die Zeit, die der Arzt mit dem Patienten verbringt, immer kürzer. Der hier vorgestellte Fall soll die Notwendigkeit der Evaluierung eines solchen – nicht seltenen – Syndroms unterstreichen. Das wechselnde Bild dieser künstlichen Erkrankung mit seinen möglicherweise lebensbedrohlichen Komplikationen kann in allen medizinischen Fachrichtungen auftreten.

Wichtig

Bei Patienten mit medizinischem Beruf, sozialer Desintegration, Krankenhaustourismus und der Bereitwilligkeit, sich wiederholt invasiven Eingriffen zu unterziehen, muss differenzialdiagnostisch eine selbst beigebrachte bzw. unterhaltene Erkrankung in Betracht gezogen werden.

Der geschilderte Fall wurde bereits als Case Report publiziert (s. Ackermann et al. 2000)

Literatur

Ackermann G, Haugke C, Schaumann R, von Salis-Soglio G, Rodloff AC (2000) Chronic factitious illness as Munchausen's gonarthritis. Eur Journal Clin Microbiol Infect Dis 19(1):70-71

Aduan RP, Fauci AS, Dale DC, Herzberg JH, Wolff SM (1979). Factitious fever and self-induced infection. Ann Intern Med 90:230-243

Asher R (1951) Munchhausen's syndrome. Lancet 10:339-341

Folks GD, Feldmann MD, Ford CV (2000) Somatoform disorders, factitious disorders, and malingering, in psychiatric care of the medical patient. 2nd edn. Edited by Stoudemire A, Fogel BS, Greenberg DB. Oxford University Press, pp 459-475

Justus PG, Kreutziger SS, Kitchens CS (1980) Probing the dynamics of Munchhausen's sndrome. Ann Intern Med 93:120-127

Krahn LE, Li H, O'Connor MK (2003) Patients who strive to be ill: Factitious disorder with physical symptoms. Am J Psychiatry 160:1163-1168

Maur K, Wasson KR, DeFord MJW, Caranasos GJ (1973) Munchhausen's syndrome: a thirty-year history of preregrination par excellence. South Med 66:629-633

Wurtz R (1998) Psychiatric diseases presenting as infectious diseases. Clin Infect Dis 26:924-932

Kuss mit Folgen

Katrin Walenta, Ingrid Kindermann, Reinhard Kandolf, Barbara C. Gärtner

Klinische Präsentation

Ein 23-jähriger, bisher gesunder Mann, stellte sich in der Notaufnahme wegen seit 2 Tagen bestehenden linksthorakalen Schmerzen mit Ausstrahlung in den linken Arm vor. Er berichtete ferner über einen grippalen Infekt mit hohem Fieber und allgemeinem Unwohlsein, der einige Tage vor dem Auftreten der pektangiformen Schmerzen begonnen hatte.

In den Laboruntersuchungen zeigten sich unmittelbar nach Aufnahme folgende Werte:

	Aktueller Wert	Normwert
Kreatininkinase (CK)	741 U/l	<190 U/l
CK-MB-Aktivität	27%	<5%
Troponin-T	1,91 ng/ml	<0,1 ng/ml
C-reaktives Protein	39,2 mg/l	<5 mg/l
Leukozyten	4,4 /nl	4–10 /nl
Lymphozyten	21%	30–50%

Elektrokardiographisch zeigten sich ST-Streckenhebungen in II, III, aVF, präterminale T-Negativierungen in III, ein hohes T in V2–V4 (Abb. 24.1). Deswegen wurde sofort eine Koronarangiographie durchgeführt. Hierbei zeigten sich allerdings glattwandige Koronarien bei insgesamt erhaltener linksventrikulärer Pumpfunktion. Auffällig jedoch war eine ganz umschriebene laterobasale Hypokinesie, die in der Kernspintomographie des Herzens noch deutlicher hervortrat. Ein nachweisbares Hyperenhancement durch eine verzögerte Kontrastmittelaufnahme wurde als Hinweis auf ein ischämisches bzw. entzündliches Geschehen gewertet.

Fragen

1. Welche Erkrankungen kommen differentialdiagnostisch in Frage?
2. Welche zusätzlichen Untersuchungen sind zur Klärung notwendig?
3. Welche Erreger sind differentialdiagnostisch in Erwägung zu ziehen?
4. Welche Therapie könnte sinnvoll sein?

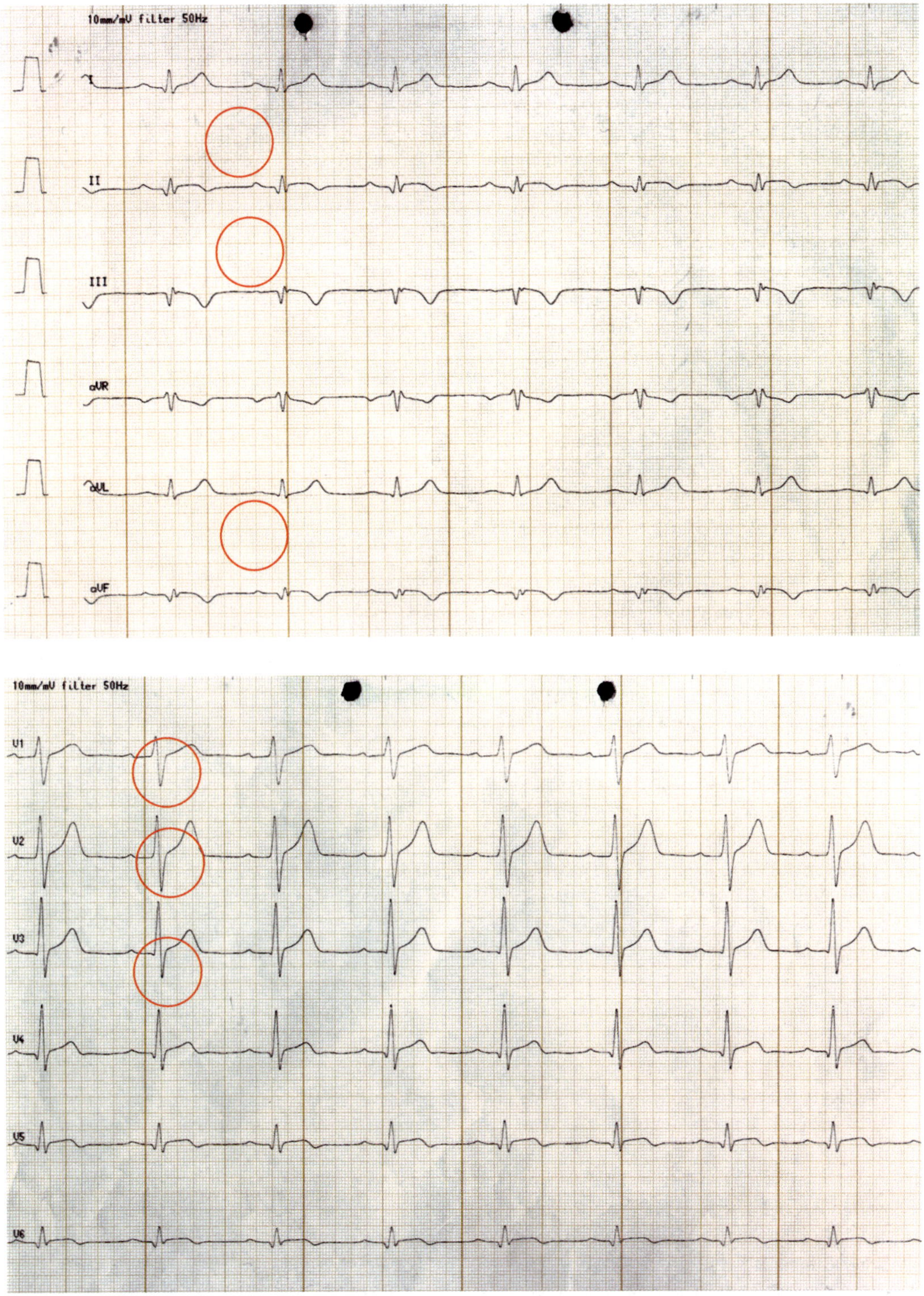

Abb. 24.1. EKG des Patienten bei Aufnahme: Markiert sind ST-Streckenhebungen in II, III aVF, eine prätermiale T Negativierung in III, ein hohes T in V2–V4 als Zeichen einer akuten Ischämie

Weiterer klinischer Verlauf

Nachdem der ursprüngliche Verdacht auf einen akuten Hinterwandinfarkt durch die Koronarangiographie ausgeschlossen werden konnte, wurde die umschriebene laterobasale Hypokinesie als Myokarditis gedeutet. Zur weiteren Abklärung wurden Biopsien aus dem Herzmuskel entnommen und Antikörperuntersuchungen auf kardiotrope Erreger veranlasst.

Das Ergebnis der Myokardbiopsie bestätigt schließlich den Verdacht auf eine akute Myokarditis (Abb. 24.2). Auffallend war aber, dass sich zwar vermehrt Makrophagen in multifokaler Anordnung im Interstitium, aber keine T-Lymphozyten fanden, wie dies bei Myokarditis typischerweise zu erwarten ist (Abb. 24.3). Diese Befundkonstellation ist allerdings nicht als definitiver Beweis zu werten, da dies auch bei einem chronifizierten oder abheilenden Infekt im Herzmuskelparenchym vorkommen kann.

Die serologischen Untersuchungen waren bis auf die Epstein-Barr Virus (EBV)-Serologie unauffällig. In der EBV Antikörperbestimmung zeigte sich bereits bei Aufnahme ein VCA-IgG und VCA-IgM, aber kein EBNA-1-IgG. Damit gilt eine EBV-Primärinfektion als gesichert. Aufgrund der für EBV untypischen Klinik wurde zur Absicherung der serologischen Diagnose zusätzlich eine quantitative EBV-DNA PCR-Untersuchung aus Vollblut durchgeführt, wobei sich 30.000 Kopien/ml fanden.

In einer später durchgeführten spezifischen In-situ-Hybridierung und Nested-PCR der Myokardbiopsie konnte ebenfalls EBV-DNA nachgewiesen werden. Unter der eingeleiteten Therapie mit einem Betablocker und ACE-Hemmer normalisierten sich im weiteren Verlauf die CK- und CK-MB-Werte. Der Patient war innerhalb von 3 Tagen nach Aufnahme beschwerdefrei, und die Entlassung war für den nächsten Tag vorgesehen.

Am 4. Tag nach Aufnahme klagte der Patient plötzlich über ein abdominelles Druckgefühl und zeigte erhöhte Leberwerte mit Maximalwerten von ASAT 70 U/ml (Norm <50 U/l) und ALAT 126 U/ml (Norm <50 U/ml). Die körperliche Untersuchung ergab als neuen Befund diskret vergrößerte, leicht druckdolente Lymphkonten zervikal. Im Bereich des Abdomens waren palpatorisch keine Auffälligkeiten. Die durchgeführte Oberbauchsonographie zeigte bis auf eine leicht vergrößerte Milz mit 123 mm×49 mm (Norm 120 mm×40 mm) keine Auffälligkeiten.

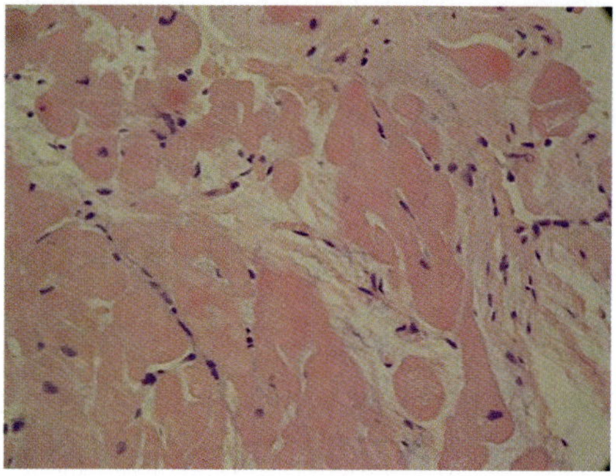

Abb. 24.2. HE-Färbung der Myokardbiopsie. Die blauen Zellen stellen zelluläre Infiltrate dar, die die Diagnose Myokarditis sichern

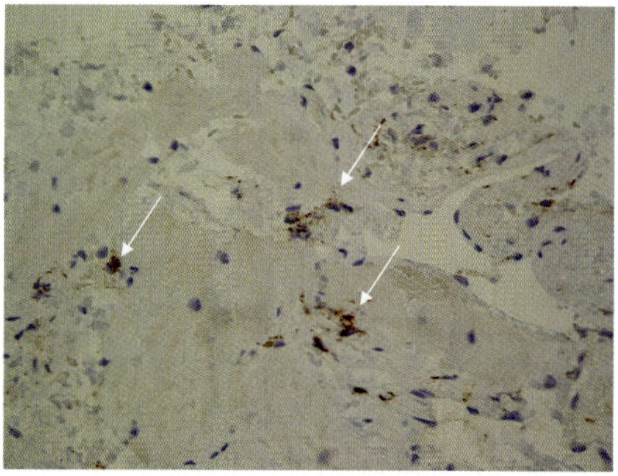

Abb. 24.3. Myokardbiopsie in PGM-1-Färbung: Braune Zellen entsprechen Makrophagen

Laborchemisch imponierte nun eine zunehmende Leukozytose mit einem Maximalwert von 26 /nl am 10. Tag nach Aufnahme und einem steigenden Anteil lymphozytärer Zellen bis zu 73% (Norm 15–50%) (Abb. 24.4). Hiervon waren wiederum 93% aktivierte T-Lymphozyten. Im Blutausstrich gelang der Nachweis der typischen stark transformierten Rundzellen, die auch Virozyten bzw. Pfeiffersche Zellen genannt werden und pathognomisch für die Mononucleosis infectiosa sind (Abb. 24.5).

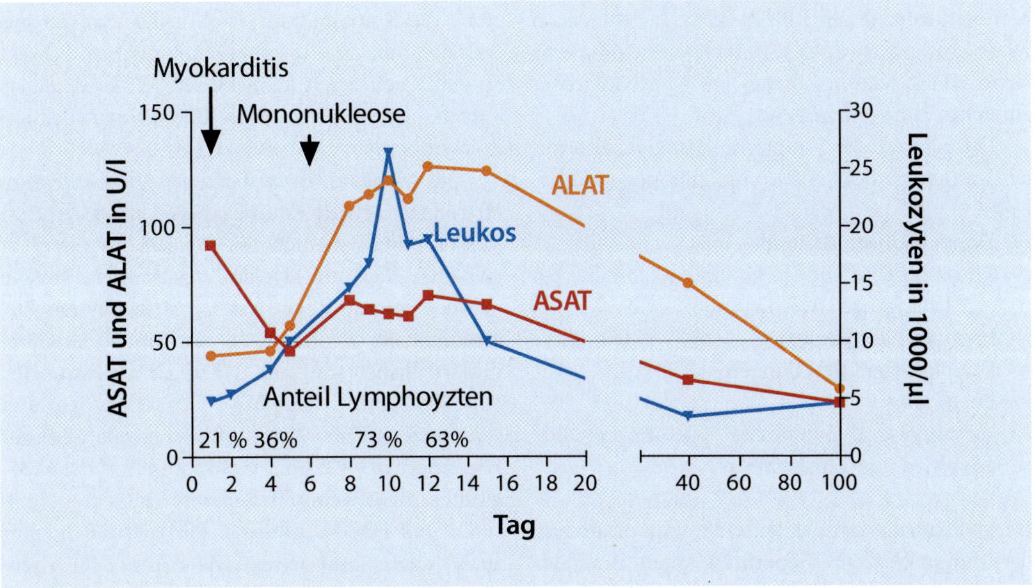

Abb. 24.4. Verlauf der Leukozyten (*rechte Achse*) und des prozentualen Anteils der Lymphozyten sowie von ASAL und ALAT (*linke Achse*). Als feine Linie ist die Obergrenze der Normwerte angegeben (50 U/l für ASAT und ALAT sowie 10000/µl für Leukozyten)

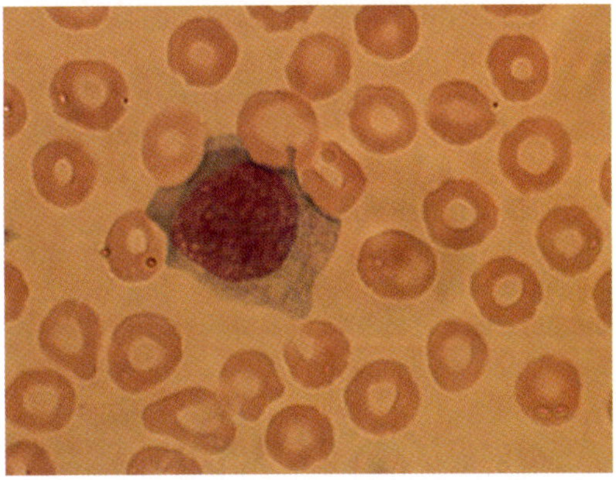

Abb. 24.5. Pathognomonischer reaktivierter T-Lymphozyt, sog. Virozyt (freundlicherweise überlassen von PD Dr. C. Renner, Innere Medizin I, Unikliniken des Saarlandes)

Die Verlaufskontrolle mittels Oberbauchsonographie ergab eine weitere Größenzunahme der Milz auf 144 mm×64 mm und eine nun nachweisbare Hepatomegalie (Länge in der MCL re. 160 mm, Sagittaldurchmesser re. 156 mm (Norm bis 120 mm). Zu diesem Zeitpunkt bestand nun das Vollbild der Mononukleose.

Im weiteren Verlauf besserten sich nicht nur die Laborparameter. Der Patient klagte bei der Entlassung weder über abdominelle Beschwerden, bei wieder beinahe normalgroßer Leber und Milz, noch über pektangiforme Beschwerden. Im EKG waren keine frischen Ischämiezeichen mehr nachweisbar, jedoch eine deutliche T-Negativierung im Sinne einer Myokardnarbe.

Diagnose
Myokarditis durch *Epstein-Barr Virus* mit nachfolgender Mononukleose

Diskussion

Zu einer klassischen Mononukleose gehören Symptome wie Fieber, Lymphknotenschwellung, Pharyngitis und die Hepatosplenomegalie. Diese Symptome sind in der Regel nicht Folge einer direkten Virusreplikation, sondern der Immunreaktionen gegen den jeweiligen Erreger. Ebenso sind die die massenhaft vermehrten mononukleären Zellen nicht virusinfizierte B-Zellen, sondern reaktive T-Zellen (Abb. 24.6). Meistens wird die

Mononukleose durch EBV verursacht, aber auch Zytomegalievirus (CMV), Toxoplasmose oder eine akute HIV-Infektion können ein Mononukleose-ähnliches Bild verursachen.

Die Schwere der Symptome korreliert also mit der Immunreaktion. Als Komplikationen sind bekannt:

- Zytopenien wie Anämie
- Thrombozyto- oder Granulozytopenie bei gleichzeitiger relativer Lymphozytose
- Myo- und Perikarditis
- Lymphknotenschwellungen
- Pneumonie
- Neurologische Symptome wie Enzephalitis oder Meningo-Enzephalitis.

Darüber hinaus kann es bei einer Einschränkung der Immunabwehr zu Superinfektionen mit anderen Erregern kommen. Bei immunsupprimierten Patienten kann es infolge einer unkontrollierten Vermehrung der B-Lymphozyten zur Entstehung von lymphoproliferativen Erkrankungen mit einer erheblichen Morbidität und Mortalität (z.B. AIDS-Lymphome oder Posttransplantations-Lymphome) kommen. Typisch ist eine Splenomegalie, die in seltenen Fällen zu einer spontanen Milzruptur führen kann.

Bei dem hier vorgestellten Patienten kann man sehr gut 2 Phasen der EBV-Infektion unterscheiden. In der Anfangsphase zeigte sich das Bild einer umschriebenen Myokarditis ohne einen Hinweis auf T-Zell-Infiltrate in der Biopsie als Zeichen einer spezifischen Immunantwort. Die Myokarditis kann als Folge der direkten Zellschädigung durch die Virusreplikation gedeutet werden. Erst Tage später entwickelte sich das klinische Bild der Mononukleose mit Zellschädigungen (z.B. in der Leber an einem Transaminasenanstieg erkennbar) durch die Immunreaktion.

Aufgrund der Pathogenese der EBV-Mononukleose lässt sich auch leicht ableiten, warum eine antivirale Therapie wenig sinnvoll ist. Zwar ist EBV in vitro auf eine Vielzahl von Virostatika empfindlich, die in der Regel gegen Herpesvirusinfektionen eingesetzt werden, z.B. Aciclovir, Ganciclovir, Foscarnet und Cidofovir. In vivo konnte eine Effektivität von Aciclovir im Vergleich zu Placebo bei Mononukleose aber nicht nachgewiesen werden. Auch die Kombination von Kortikosteroiden mit Aciclovir, die am immunpathologischen Prozess angreifen soll, zeigte keine bessere Wirksamkeit als Placebo. Deswegen wird die EBV-Primärinfektion nur symptomatisch therapiert.

Die Myokarditis ist bei einer EBV-Infektion eine an sich seltene Komplikation. Umgekehrt lässt sich aber bei Patienten mit Myokarditis gar nicht so selten EBV im Myokard nachweisen. Welche pathogenetische Rolle dem Virus im diesem Zusammenhang zukommt, ist noch nicht endgültig geklärt. Bisher sind nur 2 Erreger als kausal für eine Myokarditis gesichert: Coxsackieviren und Adenoviren. Eine Reihe anderer viraler Erreger zeigt aber eine z.T. hohe Assoziation mit der Myokarditis; dazu gehören andere Herpesviren (z.B. CMV und HHV-6) und v.a. Parvovirus B19, aber auch andere Enteroviren, wie z.B. ECHO-Viren. Neben einer direkten Zellschädigung durch die Virusreplikation spielt bei der Myokarditis aber auch die indirekte Schädigung über Zytokine und ganz allgemein die Immunreaktion eine große Rolle. Bei all diesen virusassoziierten Myokarditiden kommt es bei etwa einem Drittel der Patienten, wie im vorgestellten Fall, zu einer Restitutio ad integrum, bei einem weiteren Drittel ist mit einer Defektheilung und beim letzten Drittel mit einem Progress zur dilatativen Kardiomyopathie mit nachfolgendem Herzversagen zu rechnen.

Die EBV-Primärinfektion wird beim Immungesunden in der Regel serologisch diagnostiziert, was aber nicht immer unproblematisch ist. Noch immer hat der Paul-Bunnel-Test, der heterophil-reagierende Antikörper nachweist und fälschlicherweise oft als »EBV-Schnelltest« bezeichnet wird, eine weite Verbreitung. Dieser Test ist trotz seines Namens kein EBV-spezifischer Test. Er weist lediglich ein Epiphänomen nach, das bei einer EBV-Infektion auftreten kann. So kommt es häufig bei Mononukleose zu einer polyklonalen Stimulierung von Antikörpern und u.a. auch zur Bildung heterophil reagierender Antikörper.

Standard in der Diagnostik ist heute der Nachweis von 3 Antikörpern, die Antigene aus der lytischen und der latenten Replikation von EBV nachweisen: die IgG und IgM gegen Virus-Capsid-Antigene (VCA) und der Nachweis von IgG gegen EBV-nukleäres Antigen (EBNA-1). Letztgenannter

Tab. 24.1. Serologische Konstellationen und ihre Interpretation

	VCA-IgG	VCA-IgM	EBNA-1-IgG
Primärinfektion	+/(–)	+	–
Abgelaufene Infektionen	+	–	+
Unklar, weiterführende Diagnostik, z.B. Avidität; IgG gegen p18; EBV-PCR	+	+	+
	+	–	–

Parameter hat besondere Bedeutung, weil er während einer Primärinfektion negativ ist (Tab. 24.1). So ist eine Primärinfektion durch ein negatives EBNA-1-IgG bei positiven VCA-IgM gekennzeichnet, bei einer abgelaufenen Infektion ist es dann umgekehrt. Kompliziert wird die Serologie durch die Tatsache, dass etwa 5–10% aller Patienten mit Mononukleose kein VCA-IgM und etwa die gleiche Anzahl im Verlauf kein EBNA-1-IgG bilden oder es wieder verlieren. In diesen Fällen kann eine abgelaufene Infektion nicht von einer Primärinfektion unterschieden werden, und es ist eine weiterführende Diagnostik notwendig. Hierzu ist z.B. der Einsatz der PCR sinnvoll. Andere Methoden wären beispielsweise die Aviditätstestung. Sie spiegelt die Bindungsenergie von Antikörpern wider. Während einer Primärinfektion werden Antikörper mit niedriger Bindungsenergie produziert, im Verlauf selektieren sich die Klone heraus, die eine hohe Bindungsenergie aufweisen. Die Bindungsenergie wird ermittelt, indem die Antikörper in einem Testverfahren durch die denaturierenden Eigenschaften von hochmolarem Harnstoff aus der Bindung wieder freizusetzen. Eine weitere Möglichkeit zur Klärung ist der Nachweis eines VCA-Antigens, gegen das erst spät im Verlauf IgG Antikörper gebildet werden, wie das p18. Ein Nachweis von IgG gegen p18 schließt bei negativen EBNA-1-IgG eine Primärinfektion meist aus. Die häufig durchgeführte Bestimmung von Antikörpern gegen EA (Early-Antigene) hat – wenn überhaupt – nur für Spezialfragestellungen eine Bedeutung und sollte in der Routinediagnostik nicht mehr verwendet werden.

Bei Immunsupprimierten hat die Serologie aufgrund der fehlenden Immunantwort keine Bedeutung, hier sollten nur Viruslastbestimmungen mittels PCR durchgeführt werden.

Wichtig

Die Mononukleose hat eine Immunpathogenese. Die klinische Erkrankung ist nicht Folge einer direkten EBV-Virusreplikation, sondern Resultat einer T-Zell-Antwort auf die EBV infizierte B-Zelle. Eine Organmanifestation kann einer Mononukleose vorausgehen.

Literatur

Angelini A, Calzolari V, Calabrese F, Boffa GM, Maddalena F, Chioin R, Thiene G (2000) Myocarditis mimicking acute myocardial infarction: role of endomyocardial biopsy in the differential diagnosis. Heart 84:245-250

Cohen JI (2000) Epstein-Barr virus infection. N Engl J Med 343:481-492

Gärtner, BC, Kortmann K, Schäfer M, Mueller-Lantzsch N, Sester U, Kaul H, Pees H (2000) No correlation in Epstein-Barr virus reactivation between serological parameters and viral load. J Clin Microbiol 38:2458

Gärtner BC, Schäfer H, Marggraff K, Eisele G, Schäfer M, Dilloo D, Roemer K, Laws HJ, Sester M, Sester U, Einsele H, Mueller-Lantzsch N (2002) Evaluation of use of Epstein-Barr viral load in patients after allogeneic stem cell transplantation to diagnose and monitor posttransplant ymphoproliferative disease. J Clin Microbiol 40:351-358

Klingel K, Sauter M, Bock CT, Szalay G, Schnorr JJ, Kandolf R (2003) Molecular pathology of inflammatory cardiomyopathy. Med Microbiol Immunol (Berl) 2003

Kuhl U, Pauschinger M, Bock T, Klingel K, Schwimmbeck CP, Seeberg B, Krautwurm L, Poller W, Schultheiss HP, Kandolf R (2003) Parvovirus B19 infection mimicking acute myocardial infarction. Circulation 108:945-950

Macsween KF, Crawford DH (2003) Epstein-Barr virus-recent advances. Lancet Infect Dis 3:131-140

Torre D, Tambini R (1999) Acyclovir for treatment of infectious mononucleosis: a meta-analysis. Scand J Infect Dis 31:543-547

Tynell E, Aurelius E, Brandell A, Julander I, Wood M, Yao QY, Rickinson A, Akerlund B, Andersson J (1996) Acyclovir and prednisolone treatment of acute infectious mononucleosis: a multicenter, double-blind, placebo-controlled study. J Infect Dis 174:324-331

Wheeler DS, Kooy NW (2003) A formidable challenge: the diagnosis and treatment of viral myocarditis in children. Crit Care Clin 19:365-391

Langsames Wachstum schützt vor Schaden nicht

Matthias Marschal, Stefan Borgmann, Julia Reinhard, Dietrich Overkamp, Ingo B. Autenrieth

Klinische Präsentation

Ein 40-jähriger, bis dahin gesunder Patient wird im Februar 2002 mit einem Leistungsknick, der seit eineinhalb Monaten besteht und mit subfebrilen Temperaturen bis 38°C und Nachtschweiß verbunden ist, stationär in eine Medizinische Universitätsklinik aufgenommen. Daneben berichtet der Patient über einen zunächst beabsichtigten, später unfreiwilligen Gewichtsverlust von 7 kg in den letzten 2 Monaten. Die weitere vegetative Anamnese ist unauffällig. In der Vorgeschichte werden ein Bänderriss am rechten Sprunggelenk und eine Außenmeniskus-Operation am rechten Kniegelenk vor mehr als 10 Jahren angegeben. Es bestehen keine internistischen Vorerkrankungen.

Der körperliche Untersuchungsbefund ergibt bei der Auskultation des Herzens als einziges Pathologikum ein niederfrequentes 4/6 Sofortdiastolikum mit Punktum maximum im 2. Interkostalraum rechts parasternal. Die bei Aufnahme untersuchten Laborparameter zeigen eine mäßige Leukozytose von 10,9 /nl (Norm: 4,0–9,5 /nl) mit Linksverschiebung, ein auf 14,7 mg/dl erhöhtes CRP (Normwert: <0,5 mg/dl) und eine beschleunigte BSG.

Die weiteren Laboruntersuchungen sind unauffällig, ebenso ein Thorax-Röntgenbild und das EKG. In der Oberbauchsonografie bietet der Patient eine grenzwertige Splenomegalie bei sonst altersentsprechenden Verhältnissen. Die zur Abklärung des Herzgeräusches durchgeführte transthorakale Echokardiografie ist in ■ Abb. 25.1 dar-

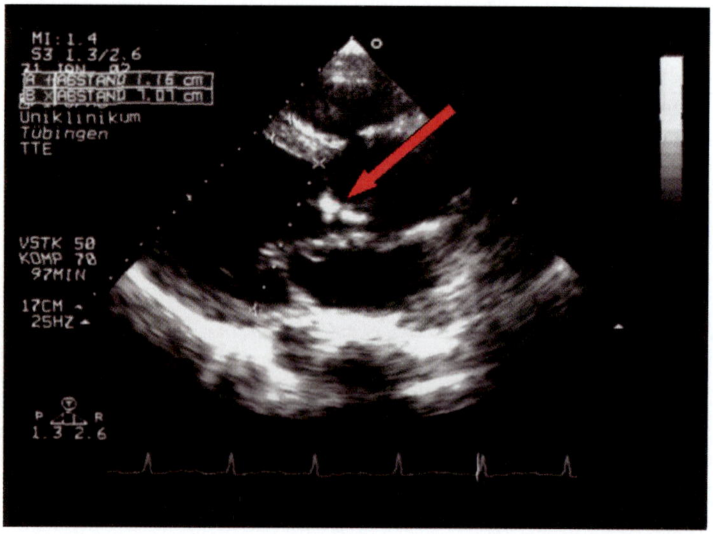

■ **Abb. 25.1.** Transthorakale Echokardiografie (2D-Mode) bei Aufnahme. Es zeigt sich eine bikuspide Aortenklappe mit echoärmeren und echoreicheren Auflagerungen (*Pfeil*)

gestellt. Es zeigen sich hier neben einer bikuspiden Aortenklappe echoärmere und echoreichere Auflagerungen, vereinbar mit älteren und frischen Vegetationen. Damit ist zu diesem Zeitpunkt die Diagnose einer Aortenklappenendokarditis zwar noch nicht gesichert, aber doch schon sehr wahrscheinlich.

Dementsprechend werden zu verschiedenen Zeitpunkten je 3 Blutkulturen (aerob, anaerob, Pilzmedium) entnommen und im Blutkultursystem BacTec (BD Diagnostic Systems, Heidelberg) bebrütet. Nach 43 Stunden wird die 1. aerobe Flasche positiv gemeldet. Insgesamt sind bei diesem Patienten von 45 entnommenen 13 Flaschen positiv mit demselben Erreger. Nach Entnahme der ersten Blutkultur wird bei dem Patienten eine kalkulierte antibiotische Therapie mit Gentamicin (1×240 mg i.v. tgl.) und Ampicillin/Clavulansäure (3×2,2 g i.v. tgl.) begonnen. Nach 3 Wochen antibiotischer Therapie entwickelt der Patient ein kleinfleckiges Exanthem im Bereich der oberen Extremität und des Stammes, was am ehesten als Allergie auf das Ampicillin gedeutet wird. Daher wird Ampicillin/Clavulansäure nach 21 Tagen Therapie gegen Cefotaxim (3×2 g i.v. tgl.) ausgetauscht. Weitere 9 Tage später kommt es zu einer kardialen Verschlechterung mit der Entwicklung von Pleuraergüssen und einer oberen Einflussstauung. Daher erfolgt die Verlegung in die Klinik für Herz- Thorax- und Gefässchirurgie zum Aortenklappenersatz, der an Tag 34 des Krankenhausaufenthaltes durchgeführt wird. Im intraoperativ gewonnenen Klappengewebe ließen sich keine Erreger anzüchten; eine aus diesem Material durchgeführte universelle bakterielle PCR blieb ebenfalls negativ. Der postoperative Verlauf gestaltet sich komplikationslos.

? Fragen

1. **Welche Erreger kommen als Krankheitsursache in Betracht?**
2. **Worin mag der Grund dafür liegen, dass der Patient trotz schnell eingeleiteter und sinnvoll erscheinender Therapie eine neue Herzklappe benötigte?**

Weiterer klinischer Verlauf

Aus den positiv gemeldeten Blutkulturflaschen wurden Grampräparate angefertigt, die gramnegative Stäbchen zeigten. Weiterhin wurden die Flaschen auf hochsupplementiertem Kochblutagar ausgesät und bei 37°C unter 5% CO_2-Atmosphäre bebrütet. Nach 3 Tagen waren kleine glasige Kolonien zu erkennen (Abb. 25.2). Der Keim wuchs auch aerob, während sich anaerob kein Wachstum feststellen ließ. Die Cytochromoxidasereaktion war positiv. Mit dem routinemäßig zur Identifizierung nichtfermentierender gramnegativer Stäbchen verwendeten Bunte-Reihe-System apiNE (BioMerieux, Nürtingen) konnte keine Keimdiagnose erzielt werden. Die weiteren nun zur Identifizierung durchgeführten biochemischen Reaktionen ergaben eine positive Indolreaktion, während die Katalasereaktion mit 5% Wasserstoffperoxid, die Urease, der Nittratabbau, das Äskulin und die Motilität negativ waren. Der Keim war in der Lage, Glukose fermentativ zu verwerten. Mit diesen Reaktionen konnte die Diagnose *Cardiobacterium hominis* eindeutig gestellt werden. Die parallel durchgeführte Sequenzierung der 16s-rRNA bestätigte das Resultat. Das angefertigte Antibiogramm zeigte eine gute Empfindlichkeit des Erregers auf Aminoglykoside, Aminopenicilline, Cephalosporine, Carbapeneme und Chinolone.

Diagnose
Aortenklappenendokarditis durch *Cardiobacterium hominis*

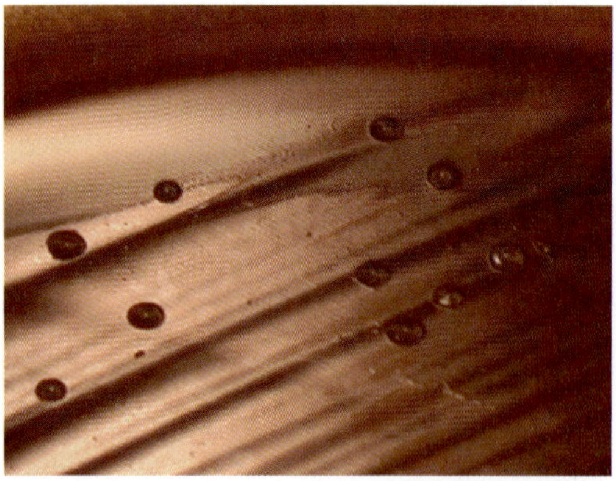

Abb. 25.2. Koloniemorphologie von *Cardiobacterium hominis* nach 3 Tagen Wachstum auf hochsupplementiertem Kochblutagar unter 5% CO_2-Atmosphäre

Diskussion

Cardiobacterium hominis ist ein Erreger der HACEK-Gruppe. HACEK steht für **H**aemophilus, **A***ctinobacillus* (jetzt: Aggregatibacter) *actinomycetemcomitans*, **C***ardiobacterium hominis*, **E***ikenella corrodens* und **K**ingella. Dabei handelt es sich um langsam wachsende gramnegative Stäbchen, die unter physiologischen Bedingungen den Oropharynx kolonisieren und in der Lage sind, eine infektiöse Endokarditis zu verursachen. 3% aller infektiösen Endokarditiden sollen durch Erreger der HACEK-Gruppe verursacht sein. Auch *Cardiobacterium hominis* gehört zur normalen Oropharyngealflora. Endokarditiden durch diesen Erreger sind seit dessen Erstbeschreibung im Jahr 1962 in ca. 90 Fällen publiziert.

Der überwiegende Anteil der Patienten war, wie der hier beschriebene, im mittleren Lebensalter. Kardiale Vorerkrankungen und Prädispositionsfaktoren sind bei 75% der Patienten beschrieben. Im Gegensatz dazu ließen sich bei dem Patienten dieser Kasuistik keine internistischen Vorerkrankungen eruieren. Fast jeder zweite Patient mit einer Endokarditis durch *Cardiobacterium hominis* weist eine Vorgeschichte von Oralinfektionen oder invasiven zahnärztlichen Behandlungen auf (44%), was bei dem natürlichen Standort des Erregers nicht verwundert. Meistens ist von der Infektion die Aortenklappe befallen. Ein Klappenersatz ist in 30% der beschriebenen Fälle notwendig geworden, und die Letalität dieser Endokarditis liegt bei 13%.

Zur Therapie von Endokarditiden mit Erregern der HACEK-Gruppe empfahl die American Heart Association (AHA) bis 1995 eine Monobehandlung mit Ampicillin. Seit der Beschreibung von *Cardiobacterium hominis*-Isolaten, die in der Lage sind, eine β-Lactamase zu produzieren, wurde die Therapieempfehlung jedoch modifiziert, so dass heute die Behandlung mit einem Drittgenerations-Cephalosporin wie Ceftriaxon favorisiert wird. Empfohlen wird eine Behandlungsdauer von 3–4 Wochen bei einer Dosierung von 2 g täglich für Ceftriaxon bzw. 12 g täglich für Ampicillin/Sulbactam.

Das *Cardiobacterium hominis*-Isolat des hier beschrieben Falles zeigte sich in der Empfindlichkeitstestung als gut empfindlich unter anderem für Gentamicin (minimale Hemmkonzentration

(MHK): 0,25 µg/ml), Ampicillin (MHK: 0,023 µg/ml) und Cefotaxim (MHK: 0,032 µg/ml). Trotz der schnell eingeleiteten Therapie entwickelte sich bei dem Patienten eine Herzinsuffizienz, die einen Aortenklappenersatz erforderlich machte. Der Hauptgrund hierfür liegt sicher in der Tatsache, dass der Patient bereits bei Aufnahme eine Aorteninsuffizienz 3. Grades (◘ Abb. 25.3) mit einem hochgradig dilatierten linken Ventrikel aufwies (Linksventrikulärer enddiastolischer Durchmesser (LVEDD): 71 mm (Normwert: 40 mm), so dass von einer ausgeprägten Schädigung bereits vor der Krankenhauseinweisung auszugehen ist.

Daneben sollten jedoch auch Aspekte der Diagnostik und Therapie diskutiert werden. In der Diagnostik erweist sich die Empfindlichkeitstestung als problematisch, da für deren Interpretation keine standardisierten Kriterien existieren. Daher kann das Resultat nur als orientierend bezeichnet werden. Im beschriebenen Fall wurden die MHK für die getesteten Antibiotika im E-Test (Viva Diagnostika, Köln) mit einem Inokulum von 1 nach McFarland auf hochsupplementierten Kochblutagar und Bebrütung bei 5% CO_2-Atmosphäre für 48 Stunden bestimmt. Zur Beurteilung wurden die Kriterien der CLSI für *Haemophilus influenzae* herangezogen. Auch wenn die gemessenen MHK für alle als sensibel angegeben Antibiotika deutlich niedriger waren als die Grenzwerte der CLSI, kann eine fehlerhafte Interpretation nicht ausgeschlossen werden. Hinsichtlich der Therapie war die Dosierung des verwendeten Aminopenicillins mit 6 g täglich relativ niedrig. Diese Dosierung entspricht zwar der vom Hersteller empfohlenen und sollte bei Verwendung einer fixen Kombination mit Clavulansäure wie im beschriebenen Fall auch nicht überschritten werden, die Empfehlung der American Heart Association zur Behandlung einer Endokarditis mit Erregern der HACEK-Gruppe sieht jedoch bei Verwendung von Ampicillin/Sulbactam eine doppelt so hohe Dosis vor. Dennoch erwies sich die Therapie offensichtlich als erfolgreich, so dass sich nach 3-wöchiger Behandlung zum Zeitpunkt des Klappenersatzes auf der Aortenklappe weder kulturell noch molekularbiologisch Hinweise für eine bakterielle Besiedlung ergaben und der Patient auch weiterhin einen unproblematischen Verlauf bot.

Wichtig

Bei Verdacht auf eine infektiöse Endokarditis sollten neben den klassischen Erregern immer auch die Keime der HACEK-Gruppe in Erwägung gezogen werden. Die Empfindlichkeitstestung dieser Keine ist problematisch. In der Behandlung ist auf eine rechtzeitige antibiotische Therapie in ausreichender Dosierung zu achten.

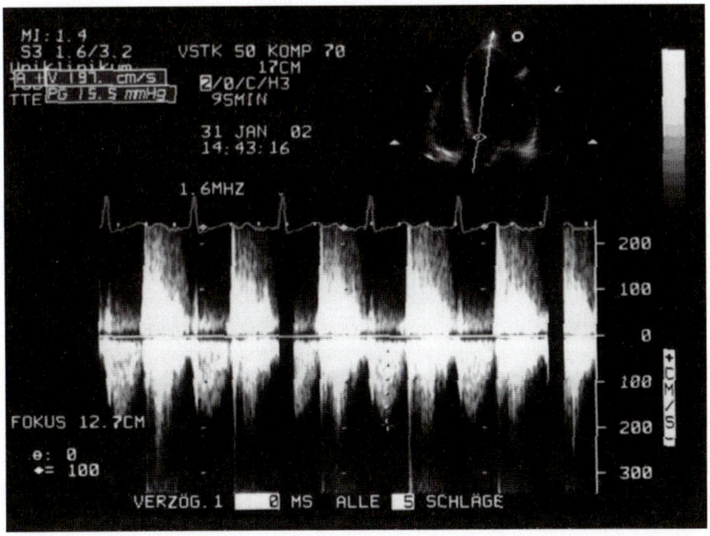

◘ **Abb. 25.3.** Transthorakale Echokardiografie bei Aufnahme: Aorteninsuffizienz III°

Literatur

Brouqui P, Raoult D (2001) Endocarditis due to rare and fastidious bacteria. Clin Microbiol Rev 14:177-207

National Committee for Clinical Laboratory Standards 2003 Performance Standards for Antimicrobial Disk Susceptibility Tests. Approved Standard – Eighth Edition. M2-A8. NCCLS, Wayne, PA, USA

Po-Liang L, Po-Ren H, Chien-Ching H et al. (2000) Infective Endocarditis complicated with progressive heart failure due to β-lactamase-producing *Cardiobacterium hominis*. J Clin Microbiol 38:2015-2017

Tucker DN, Slotnick IJ, King EO et al. (1962) Endocarditis caused by a Pasteurella-like organism: report of four cases. N Engl J Med 267:913-916

Wilson W, Karchmer A, Dajani A et al. (1995) Antibiotic treatment of adults with infective endocarditis due to Streptococci, Enterococci, Staphylococci, and HACEK Microorganisms. JAMA 274:1706-1713

Lymphadenitis nach Hasenkontakt

Lutz Thomas Zabel, Elke Müller, Dieter Wölfel

Klinische Präsentation

Die 7-jährige Karin wird von ihrer Mutter beim Hausarzt wegen einer schmerzhaften Lymphknotenschwellung an der linken Halsseite vorgestellt (▣ Abb. 26.1). Ohrenschmerzen, Halsschmerzen und Zahnschmerzen werden verneint. Unter dem Verdacht einer bakteriellen Entzündung wird Karin mit Cefaclor-Saft behandelt. Es kommt jedoch zu einer Zunahme der Lymphknotengröße. Da das Mädchen jetzt auch Temperaturen bis 39,5°C hat, erfolgt die stationäre Aufnahme in der Kinderklinik.

Bei der Aufnahme berichtet die Mutter, dass sie einen Tag vorher aus dem Haar ihrer Tochter eine Laus und mehrere Nissen entfernt und eine einmalige Behandlung mit Permethrin durchgeführt habe. Zusätzlich berichtet die Mutter, dass Karin mit den zu Hause gehaltenen Hasen gespielt habe und ein Hase zwischenzeitlich verstorben sei. Dieser sei vom Großvater bereits begraben worden, ein Veterinär wurde nicht konsultiert.

Bei der Aufnahmeuntersuchung zeigt sich das fieberwarme Mädchen in reduziertem Allgemeinzustand. Auffallend ist eine links zervikal gelegene ca. hühnereigroße, holzharte, sehr druckschmerzhafte Lymphknotenschwellung, die keine Rötung oder Überwärmung aufweist. Rechts zervikal sind einzelne, nicht vergrößerte Lymphknoten zu ertasten. Die sonstige körperliche Untersuchung ergibt keinen auffälligen Befund.

Laborchemisch imponieren eine Leukozytose von 13,8 /nl bei unauffälligem Differenzialblutbild und einem leicht erhöhten CRP-Wert von 2,2 mg/dl (normal <0,8 mg/dl).

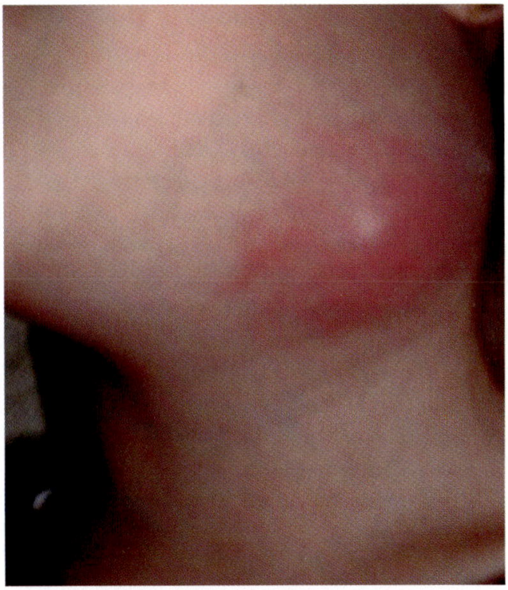

▣ **Abb. 26.1.** Zervikale Lymphadenitis mit hühnereigroßem Lymphknotenpaket

In der Sonographie des Halses zeigen sich links zervikal multiple, ca. 1,5 cm große Lymphknoten, davon 3 verbunden. Die Schwellung besteht aus mindestens 3 Lymphknoten, die keinerlei Einschmelzung aufweisen.

Fragen

1. **Welche Erreger sind differenzialdiagnostisch in Erwägung zu ziehen?**
2. **Ist eine Antibiotika-Therapie primär indiziert, und wenn ja, welche?**
3. **Welche diagnostischen Schritte sind einzuleiten?**

Weiterer klinischer Verlauf

Aufgrund der Symptomatik einer akuten Lymphadenitis colli wurde unmittelbar eine intravenöse Antibiotikatherapie mit Cefotiam begonnen. Die Patientin fieberte auch unter dieser Therapie bis auf 40°C.

Obwohl bei einer ersten Inspektion keine Schäden an den Zähnen in Form von Karies oder eine Gingivitis zu erkennen waren, wurde ein Kieferchirurg hinzugezogen, der im Bereich des Zahnfleisches oben links innen eine akut nekrotisierende ulzeröse Gingivitis sowie eine kleine ulzeröse Läsion von ca. 2 mm Durchmesser mit Heilungstendenz diagnostizierte. Die Mutter berichtete, dass diese Stelle beim Zähneputzen sehr schmerzhaft sei. Auf Empfehlung des Kieferchirurgen wurde die Therapie mit Penicillin G ergänzt. Hierunter gingen die Temperaturen zurück, lagen aber dennoch weiter im subfebrilen Bereich. Die Lymphknotenschwellung veränderte sich auch unter dieser Therapie nicht. Eine Tuberkulin-Testung nach Mendel-Mantoux mit den Konzentrationen 10 IU und 100 IU blieb negativ. Infektionsserologische Untersuchungen wie Toxoplasmoseserologie, CMV-IgG und -IgM, EBV-IgG und -IgM, HSV, HHV-6, Streptokokken-Antikörper, Antistaphylolysin ergaben keinen Anhalt für eine akute Infektion. Ebenfalls blieben die abgenommenen Blutkulturen negativ. Infolge der Anamnese wurden Bartonellen-Antikörper mitbestimmt. Bartonella quintana-IgG und -IgM-Antikörper wurden im Immunfluoreszenztest nicht nachgewiesen. Allerdings zeigte sich ein IgG-Titer von 1:1024 und IgM-Titer von 1:40 gegen Bartonella henselae. Aufgrund dieses Befundes wurde die Antibiotikatherapie auf Erythromycin umgestellt. Hierunter besserte sich das Befinden des Mädchens rasch; das Fieber ging zurück; und das CRP war deutlich rückläufig. Erst in der gezielten Nachanamnese ergab sich, dass die Patientin im Urlaub mehrere Wochen vor dem Krankheitsbeginn mit jungen Katzen gespielt hatte und mehrfach gekratzt wurde. Auch hatte ein anderes Kind aus der Urlaubsgruppe Veränderungen an den Händen, die als Katzenkratzkrankheit interpretiert wurden. Unter der Erythromycintherapie war die Lymphknotengröße nicht rückläufig. Auch kam es nicht zur Einschmelzung. Daher wurden die vergrößerten Lymphknoten während eines 2. Krankenhausaufenthaltes exstirpiert. Histologisch fand sich Granulationsgewebe mit einer eitrigen chronischen und histiozytenreichen Entzündung. Mittels PCR konnte Bartonella-henselae-DNA nachgewiesen werden. Weitere bakteriologische, mykologische und mykobakteriologische PCR- und Kulturuntersuchungen aus dem Lymphknotengewebe blieben negativ.

Diagnose

Lymphadenitis colli durch *Bartonella henselae* (Katzenkratzkrankheit)

Diskussion

Die zervikale Lymphadenitis ist definiert als Halslymphknotengewebe mit einem Durchmesser von mehr als 1 cm und ist besonders im Kindesalter relativ häufig. Bei einer schwedischen Untersuchung fand man bei 38–45% von sonst gesunden Kindern palpable Halslymphknoten. Die akute unilaterale Lymphadenitis findet sich oft bei Kindern im Vorschulalter und geht meist mit mäßigem Fieber und einer Leukozytose von 12–25 /nl einher. Die lokale Schwellung existiert häufig schon ein paar Tage, bevor die Kinder dem Arzt vorgestellt werden. Da Gruppe A-Streptokokken oder *Staphylococcus aureus* für etwa 40–80% der Fälle mit eitriger Lymphadenitis verantwortlich sind, war im vorliegenden Fall der Therapieversuch mit einem Cephalosporin durch den Hausarzt gerechtfertigt. Bei Nichtansprechen der Therapie muss im Sinne einer Stufendiagnostik eine Reihe anderer Ursachen in Betracht gezogen werden.

Bei infektiöser Lymphadenitis erleichtert die Unterteilung zwischen generalisierter und regionaler Lymphadenitis die Differenzialdiagnose. Auch die histologische Einteilung in eitrige, verkäsende, granulomatöse und nekrotisierend-granulomatöse Lymphadenitis kann verschiedenen Erkrankungen zugeordnet werden (Tab. 26.1), was allerdings die Exstirpation eines Lymphknotens voraussetzt. Bei therapieresistenter, chronischer Lymphadenitis sollte dies auch unbedingt angestrebt werden, da nur auf diese Weise unter Einschluss der verschiedenen kulturell-mikrobiologischen und moleku-

Tab. 26.1. Einteilung der Lymphadenitiden

Manifestation	Ätiologie
Eitrig	Gruppe A-Streptokokken *Staphylococcus aureus* Anaerobier (Angina Plaut-Vincent) *Yersinia pestis*
Verkäsend	Nicht-tuberkulöse Mykobakterien *Mycobacterium tuberculosis*
Granulomatös	*Treponema pallidum* *Histoplasma capsulatum* *Coccidioides immitis*
Nekrotisierend granulomatös	*Bartonella henselae* (Katzenkratzkrankheit) *Toxoplasma gondii* *Francisella tularensis* *Leishmania donovani* *Chlamydia trachomatis* (Lymphogranuloma inguinale) *Haemophilus ducreyi* (Ulcus molle)

Tab. 26.2. Zuordnung von Mikroorganismen zum Lebensalter bei Kindern mit Lymphadenopathie. (Nach Leung u. Robson 2004)

Lebensalter	Mikroorganismus
Neugeborene und Säuglinge	*Staphylococcus aureus* Gruppe B-Streptokokken
1–4 Jahre	*Staphylococcus aureus* Gruppe A-Streptokokken Atypische Mykobakterien
5–15 Jahre	*Bartonella henselae* Anaerobier (Angina Plaut-Vincent) *Toxoplasma gondii* *M. tuberculosis*-Komplex

larbiologischen Verfahren ein definitiver Erregernachweis möglich ist.

Andererseits ist die Lymphknotenexstirpation ein invasiver Eingriff, den man im Kindesalter doch eher zurückstellt und zunächst anhand anderer Kriterien differenzialdiagnostisch vorgeht. So lassen sich nach Leung u. Robson (2004) bei Kindern die überwiegend in Frage kommenden Mikroorganismen bestimmten Lebensaltern zuordnen (Tab. 26.2)

Im vorliegenden Fall mussten aufgrund der Anamnese primär 2 ursächliche Erreger in Betracht gezogen werden. Zum einen aufgrund des Lausbefalles *Bartonella quintana* als Erreger des Fünf-Tage-Fiebers, und zum anderen aufgrund des Kontaktes zu einem aus unklaren Gründen verstorbenen Hasen *Francisella tularensis* als Erreger der Hasenpest.

Bartonella quintana sind kleine, 0,6–1 µm lange, gramnegative Stäbchen mit einer Krümmung im Gram-Präparat. Sie sind Oxidase-negativ und benötigen nährstoffreiche Nährmedien zum Wachstum. Sie wachsen auf bluthaltigen Nährmedien aerob oder unter 5%-iger CO_2-Spannung. Allerdings müssen Kulturen auf Bartonellen länger als 7 Tage inkubiert werden. Das optimale Wachstum liegt bei 35–37°C.

B. quintana ist der Erreger des Fünf-Tage-Fiebers. Dabei handelt es sich um eine selbstlimitierende Erkrankung, die durch einen Vektor, die Kleiderlaus (*Pediculus humanus*) übertragen wird. Die Kleiderlaus ist der größte Vertreter der vom Menschen saprophytierenden Läuse. Sie wird 3–4,5 mm groß. Kleiderläuse leben nicht auf dem Menschen. Sie bevorzugen körpernahe und warme Wäschefalten. Nur zur Nahrungsaufnahme begeben sich Kleiderläuse auf die Haut des Menschen. Die Eier legt die Kleiderlaus vorwiegend in Kleidersäume und -falten ab. Aus ihnen schlüpfen nach 7–9 Tagen Läuse aus. Der Juckreiz, der durch die Kleiderlaus verursacht wird, ist besonders stark. Darum ist die Gefahr von bakteriellen Infektionen, die durch das Aufkratzen der betroffenen Stellen begünstigt werden, groß.

Leitsymptom für das Fünf-Tage-Fieber sind Fieberschübe, die im Durchschnitt in 5-tägigen Intervallen (4–8 Tage) auftreten und etwa 5 Tage anhalten. Begleitet werden sie durch Kopfschmerzen, Tibia-betonte Beinschmerzen und Myalgien. Auch ein makulopapuläres Erythem kann auftreten. Die Inkubationszeit beträgt 2–3 Wochen, nach 4–6 Wochen verschwinden die Symptome selbstständig.

Die Diagnose lässt sich durch den DNA-Nachweis in der PCR aus Gewebeproben oder auch serologisch mit dem Immunfluoreszenztest stellen. *Bartonella quintana* musste in der serologischen Diagnostik unserer Patientin zudem mit berücksichtigt werden, da dieser Erreger auch Katzenkratzkrankheit verursachen kann.

Francisella tularensis ist ein gramnegatives pleomorphes Stäbchen. Biochemisch können zwei Gruppen unterschieden werden, nämlich die hochvirulente *F. tularensis* biovar tularensis und die weniger virulente *F. tularensis* biovar holarctica. Tularämie kommt in der gesamten nördlichen Hemisphäre und dort häufiger in den Skandinavischen Ländern, Russland, Japan, China, USA, und Kanada vor. *F. tularensis* wird aus Proben von verschiedenen kleinen Säugern wie Hasen, Kaninchen, Mäusen, Ratten oder Eichhörnchen isoliert. Sylvatische Zyklen von Zecken und Nagetieren unterhalten die Infektion. Die Übertragung auf den Mensch und auf Haustiere erfolgt durch den direkten Tierkontakt (über die Haut) oder durch kontaminierte Umgebung, v.a. durch mit Mäusekot, -urin und Kadaver verunreinigte Gewässer. Die Infektion ist auch durch den Verzehr von nicht ausreichend erhitztem, kontaminiertem Fleisch (Hasen) möglich. Aerogene Infektionen kommen ebenfalls vor. Daher sind beim Umgang mit diesem Erreger im Labor entsprechende Schutzmaßnahmen (S3-Labor) zu treffen.

Die Inkubationszeit beträgt, abhängig von Infektionsdosis, Infektionsweg und von der Virulenz des Erregerstammes zwischen 1–21 Tagen. Neben Allgemeinsymptomen wie Fieber, Unwohlsein und Myalgien gibt es wenig hinweisende Symptome, zumal die Erkrankung je nach primärem Manifestationsort sehr variable Symptome aufweisen kann. Die Letalität beträgt bei unbehandelten Patienten mit pulmonaler und typhoidaler Form zwischen 30 und 60%.

Diagnostisch steht der Antikörper- oder DNA-Nachweis mittels PCR im Vordergrund. Die Anzucht ist zwar auf komplexen, supplementierten Nährmedien möglich, hat aber eine geringe Sensitivität.

Die Untersuchung auf *F. tularensis* wurde in Bezug auf die Patientin intensiv diskutiert. Allerdings wurde sie vorerst zurückgestellt, da sich aus der Anamnese keine näheren Informationen in Bezug auf das gestorbene Kaninchen herausfiltern ließen. Auch Geschwisterkinder mit Kontakt zu den Kaninchen erkrankten nicht. Entscheidend war aber, dass die serologische *Bartonella-henselae*-Diagnose im Rahmen der Stufendiagnostik vor der Entscheidung zur Tularämie-Diagnostik eintraf und unter der Erythromycin-Therapie eine rasche Besserung und vollständige Entfieberung der Patientin eintrat.

B. henselae ist – wie *B. clarridgeiae* und *B. quintana* – Erreger der Zoonose Katzenkratzkrankheit. Es handelt sich um kleine, maximal 3 µm große gramnegative Stäbchen, die nur unter besonderen Kulturbedingungen primär anzuzüchten sind. Aus diesem Grund stehen nichtkulturelle Nachweisverfahren für den klinischen Alltag eindeutig im Vordergrund. Verschiedene serologische Tests weisen eine hohe Sensitivität auf, wobei häufig eine Kreuzreaktivität der einzelnen Spezies untereinander, aber auch z.T. mit Chlamydien vorkommt. Histologisch finden sich in der Warthin-Starry-Färbung schwarze Granulationen, bei denen in höherer Auflösung noch die Stäbchenstruktur erkennbar sein kann (◘ Abb. 26.2). Das empfindlichste Verfahren ist jedoch der Bartonella-DNA-Nachweis (PCR) in Biopsaten.

Die Katzenkratzkrankheit kommt gehäuft in den Herbst- und Wintermonaten vor. Nach einer Woche entsteht an der Stelle der Kratz- oder

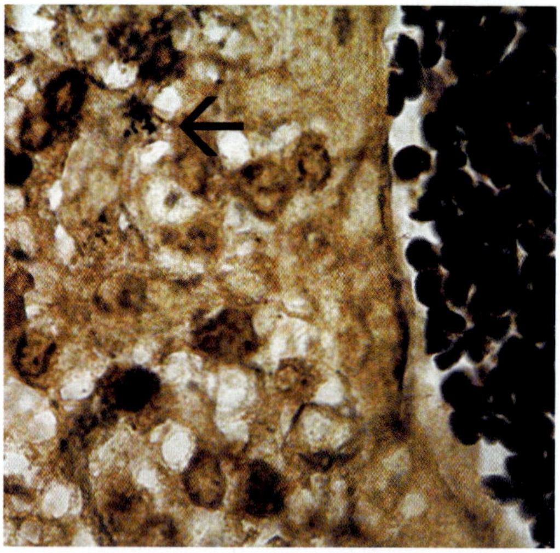

◘ **Abb. 26.2.** Warthin-Starry-Färbung aus dem Lymphknotengewebe (Vergrößerung ×1000). Die Bartonellen erscheinen als schwarze Granulationen. Mit freundlicher Genehmigung von PD Dr. med. Bürkle, Institut für Pathologie, Klinik am Eichert Göppingen

Bissverletzung durch eine Katze eine kutane Papel oder Pustel, die jedoch, wie bei unserer Patientin, bis zur Vorstellung beim Arzt schon abgeheilt sein kann. Nach 1–7 Wochen entwickelt sich eine regionale Lymphknotenschwellung, die mit Fieber vergesellschaftet sein kann. Eine präaurikuläre Lymphadenitis stellt zusammen mit einer nicht eitrigen Konjunktivitis eine Sonderform dar, die Parinaud-Konjunktivitis. Meistens heilt die Katzenkratzkrankheit nach 2–4 Monaten ohne therapeutische Intervention aus.

Damit ist in der Regel meist keine Antibiotikatherapie notwendig, wird aber bei atypischen und schweren Verlaufsformen, insbesondere bei Kindern, empfohlen. Die Bartonellen weisen insgesamt eine gute Empfindlichkeit gegen eine Vielzahl von Substanzen auf, wobei die besten klinischen Erfahrungen mit der Behandlung von Gentamicin, Doxycyclin, Erythromycin und Dritt-Generations-Cephalosporinen vorliegen. Bei Kindern wird meist eine orale Therapie mit Erythromycin empfohlen.

Wichtig

Bei der zervikalen Lymphadenitis finden sich häufig altersspezifische Erreger. Hinweise auf Zoonosen als Ursache für die zervikale Lymphadenitis lassen sich häufig durch eine gezielte Anamnese erfragen.

Literatur

American Public Health Association (2000) Tularemia. In: Chin J (ed) Control of Communicable Diseases Manual. American Public Health Association, Washington, DC, pp 532-535

Anderson B, Neuman MA (1997) Bartonella spp. as emerging human pathogen. Clin Microbiol Rev 10:203-219

Bass JW, Vincent JM, Person DA (1997) The expanding spectrum of Bartonella infections. Pediatr Infect Dis 16:2-10

Darville T, Jacobs RF (2002) Lymphadenopathy, lymphadenitis, and lymphangitis. In: Jenson HB, Baltimor RS (eds) Pediatric infetious diseases: Principles and practice. WB Saunders, Philadelphia, pp 610-629

Larsson LO, Bentzon MW, Berg K, Mellander L, Skoogh BE Stranegard IL (1994). Palpable lymph nodes of the neck in Swedish schollchildren. Acta Paediatrica 83:1092-1094

Leung AKC, Robson WLM (2004) Childhood cervical lymphadenopathy. J Pediatr Health Care 18:3-7

Mehr als nur eine Bagatellverletzung

Claudia Brandt, Silke Besier, Hansjörg Waibel, Felix Walcher, Volker Brade

Klinische Präsentation

Nach einer fraglichen Bagatellverletzung im Bereich der Großzehe bei der Gartenarbeit kommt es bei einem 58-jährigen Patienten innerhalb von 24 Stunden zu einer ausgeprägten Schmerzsymptomatik im linken Unterschenkel sowie plötzlichem Fieber mit Schüttelfrost. Bei Aufnahme in der chirurgischen Klinik zeigten sich eine etwa doppelt handtellergroße livide Hautverfärbung mit tastbarem Hautemphysem des Unterschenkels bis zum distalen Drittel des Oberschenkels sowie ein Kompartmentsyndrom des Unterschenkels (Abb. 27.1). Innerhalb von einer Stunde nach Aufnahme verstärkt sich die Symptomatik mit ausgeprägter Blasenbildung am ventralen Unterschenkel (Abb. 27.2). Klinisch fallen eine Tachykardie und eine diskrete Schweißneigung auf. Anamnestisch sind bei dem Patienten außer einer Tachyarrhythmia absoluta und einem Insulin-pflichtigen Diabetes mellitus Typ 2 keine weiteren Vorerkrankungen bekannt.

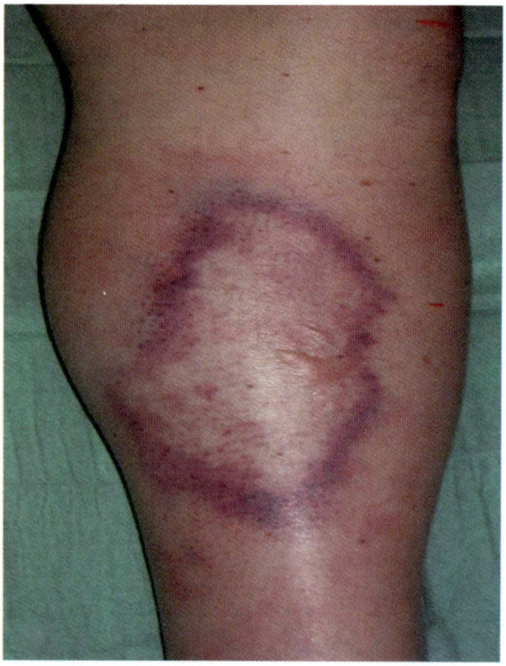

Abb. 27.1. Livide Hautveränderung bei Aufnahme. (Nach Mischke et al. 2005)

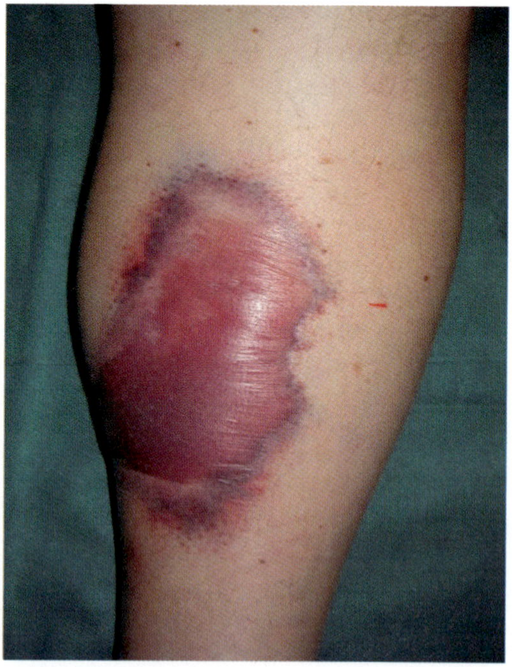

Abb. 27.2. Hautveränderung mit Blasenbildung. (Nach Mischke et al. 2005)

Fragen

1. **Welches technisch-diagnostische Verfahren ist dringlich zur ätiologischen Abklärung indiziert?**
2. **Welche Erreger kommen für die geschilderte Symptomatik in Betracht?**
3. **Wie bewerten Sie die angegebene Eintrittspforte des Erregers?**
4. **Welche Faktoren sind mit der Genese der vorliegenden Erkrankung assoziiert, und welche speziellen diagnostischen Maßnahmen würden Sie einleiten?**

Weiterer klinischer Verlauf

In Übersichtsröntgenbildern des Unterschenkels lassen sich eine ausgeprägte Fiederung im Bereich des Musculus soleus und Lufteinschlüsse in der Muskulatur erkennen (Abb. 27.3). Es wird die sofortige Operationsindikation zur Durchführung eines radikalen Wunddebridements mit Faszienspaltung gestellt. Intraoperativ entleert sich reichlich klares schaumiges Sekret. Die Muskulatur zeigt das typische gräuliche Bild von sog. »gekochtem Rindfleisch« ohne jegliche Blutungsneigung der Muskulatur und des betroffenen Gewebes. Es erfolgt kein Wundverschluss. Unmittelbar im Anschluss wird noch während der Nacht eine hyperbare Sauerstofftherapie unter Beatmung in einer mobilen Überdruckkammer der Berufsfeuerwehr Frankfurt/Main durchgeführt. Der Patient bleibt zunächst katecholaminpflichtig und erhält eine empirische intravenöse antimikrobielle Kombinationstherapie, bestehend aus Imipenem, Penicillin und Clindamycin. In den folgenden Tagen werden noch mehrfache Wunddebridements in Verbindung mit der Fortführung der hyperbaren Sauerstofftherapie mit einem Druck entsprechend einer Tauchtiefe von 15 m durchgeführt (Abb. 27.4). Nach Beherrschung der lokalen Wundverhältnisse und Stabilisierung der Kreislaufsituation kann eine abschließende Deckung der verbliebenen Hautdefekte durch Meshgrafts erzielt werden. Der weitere Verlauf ist unauffällig. Das Bein kann hinsichtlich der Beweglichkeit und Funktion vollständig wiederhergestellt werden. Es verbleibt bis auf eine Hypästhesie im Narbenbereich kein sensomotorisches Defizit.

In den intraoperativ gewonnenen Gewebeproben lassen sich mikroskopisch grampositive Stächenbakterien nachweisen (Abb. 27.5), die sich nur unter strikt anaeroben Bedingungen anzüchten lassen. Sowohl biochemisch als auch durch Sequenzierung des Gens der 16S rRNA kann der Erreger als *Clostridium septicum* identifiziert werden. Aufgrund des

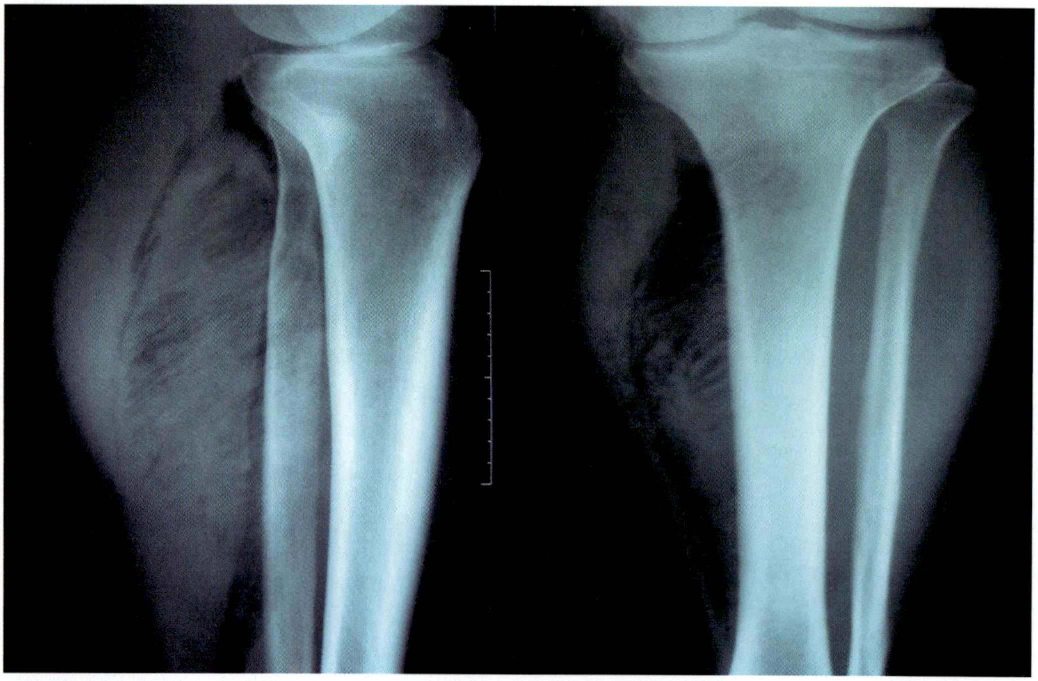

Abb. 27.3. Röntgenbild des Unterschenkels mit Fiederung der Muskulatur. (Nach Mischke et al. 2005)

mikrobiologischen Befundes wird die antimikrobielle Therapie auf die Kombination von Penicillin und Clindamycin reduziert. Darüber hinaus werden klinisch-chemische Screeninguntersuchungen durchgeführt, und es fallen deutlich erhöhte Werte für die Tumormarker CEA (101,2 ng/ml; Norm <3 ng/ml) und CA19-9 (51 U/ml; Norm <37 U/ml) auf. Der Patient jedoch lehnt eine endoskopische Untersuchung des Magen-Darmtrakts ab.
Mehrere Wochen nach Abschluss der Anschlussheilbehandlung fallent eine ausgeprägte hypochrome mikrozytäre Anämie (Hb 6,3 g%) und ein weiterer Anstieg der Tumormarker auf. Der Patient unterzieht sich einer computertomographischen Untersuchung, bei der eine Raumforderung im Bereich des Rektums mit hochgradigem Verdacht auf ein Kolonkarzinom mit Lebermetastasen gefunden wird. Zur weiteren Abklärung der Raumforderung wird eine Koloskopie durchgeführt und histologisch die Diagnose eines Adenokarzinoms gesichert. Nach einer ausgedehnten Adhäsiolyse wird eine radikale rechtsseitige Hemikolektomie mit partieller Resektion der Nierenfettkapsel und einer Leberbiopsie vorgenommen und der Patient einer Chemotherapie nach dem Ardalan-Schema zugeführt.

Diagnose
Spontaner Gasbrand durch *Clostridium septicum* bei fortgeschrittenem Kolonkarzinom

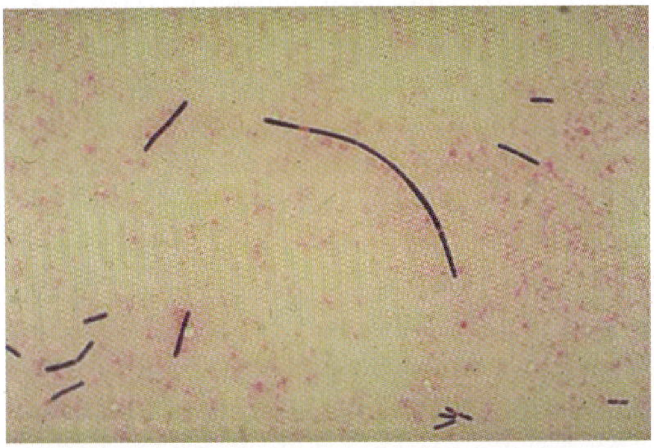

Abb. 27.4. Grampräparat mit grampositiven Stäbchen

Diskussion

Nekrotisierende und gasbildende Weichteilinfektionen können durch eine Vielzahl unterschiedlicher aerober und anaerober Bakterienarten hervorgerufen werden. Die häufigsten in Frage kommenden Erreger sind *Bacteroides* spp., hämolysierende Streptokokken, Staphylokokken, Enterokokken, Clostridien, *Escherichia coli* und andere gramnegative Stäbchenbakterien; oft handelt es sich auch um polymikrobielle Infektionen. Nach ausgedehnten Weichteiltraumen, intraabdominellen Wunden oder auch intramuskulären Injektionen von Epinephrin mit Unterbrechung der arteriellen Blutzufuhr ist *Clostridium perfringens* unter den Clostridienarten der häufigste Erreger von exogenen und endogenen Wundinfektionen, Gasödemen und Myonekrosen. Seltener können auch andere Clostridienarten wie *Clostridium septicum, Clostridium novyi* oder *Clostridium histolyticum* diese Erkrankungen hervorrufen. In den vergangenen Jahren wurden darüber hinaus gehäuft spontane Gasbrandinfektionen ohne erkennbares Trauma beschrieben, die überwiegend von *Clostridium septicum* verursacht werden. Diese Infektionen treten fast ausschließlich bei Patienten mit bestimmten Grunderkrankungen wie Kolonkarzinom, akuter Leukämie, Diabetes mellitus, peripheren Gefäßerkrankungen sowie bei zyklischer Neutropenie auf und sind daher als opportunistische Infektionen anzusehen. Offenbar sind sie jedoch nicht mit einem spezifischen Defekt der zellulären oder humoralen Immunität assoziiert, da Patienten mit einer Beeinträchtigung der Lymphozytenfunktion oder Lymphopenie, wie beispielsweise transplantierte Patienten, AIDS-Patienten oder Patienten mit Steroidtherapie, offenbar für Infektionen mit *Clostridium septicum* nicht prädisponiert sind. Behandlung mit Chemotherapeutika wie Anthrazykline, Phosphate und Cytarabin, in deren Folge es zu sekundären Einblutungen und Nekrosen im Magendarmtrakt kommen kann, können als iatrogene Ursachen für atraumatische Infektionen mit *Clostridium septicum* eine bedeutende Rolle spielen.

Clostridium septicum ist ein grampositives, sporenbildendes, bewegliches, obligat anaerobes, spindelförmiges Stäbchenbakterium. Im Vergleich zu *Clostridium perfringens* ist *Clostridium septicum* deutlich aerotoleranter und weist weder Lipase- noch Lecithinaseaktivität auf. Sowohl seine Beweglichkeit als auch die Produktion von zwei Hämolysinen (Alphatoxin und Deltatoxin), Hyaluronidase, Desoxyribonuklease und anderen sekretorischen Substanzen wie der Neuraminidase verleihen dem Erreger die Fähigkeit, sich im menschlichen Wirt auszubreiten und Gewebe zu zerstören.

Obwohl eine Vielzahl anderer Clostridienarten in der physiologischen Darmflora der Normalbevölkerung gefunden werden können, lässt sich *Clostridium septicum* nur selten in Stuhlkulturen von Gesunden nachweisen. Bei neutropenischen Patienten oder Patienten mit Läsionen im Bereich des Kolons hingegen kann *Clostridium septicum* ähnlich wie *Streptococcus bovis* gehäuft aus Stuhlproben isoliert werden. Nekrotisierende Enterocolitiden, beispielsweise im Rahmen von neutropenischen Zyklen bei Leukämie, sowie nekrotisierende Kolonkarzinome begünstigen offensichtlich die Kolonisation der Darmmukosa mit *Clostridium septicum.* Darüber hinaus ermöglichen diese Grunderkrankungen die Vermehrung und Translokation des Keims und somit die Infektion entfernter Gewebe. Die besondere Affinität von *Clostridium septicum* für nekrotisches Gewebe ist jedoch nicht für malignes Gewebe spezifisch, sondern beruht wahrscheinlich auf dem für das Auskeimen der Clostridiensporen günstigen sauren und hypoxischen Milieu durch anaerobe Glykolyse innerhalb des nekrotischen Tumorgewebes. Die unterschiedlichen klinischen Voraussetzungen, die zu *Clostridium-perfringens-* versus *Clostridium-septicum*-Gasbrandinfektionen führen, reflektieren wahrscheinlich einen elementaren mikrobiologischen Unterschied zwischen diesen beiden Bakterienarten: *Clostridium septicum* ist wesentlich aerotoleranter als *Clostridium perfringens* und kann im Vergleich zu *Clostridum perfringens* mit einer deutlich geringeren Bakterieneinsaat Gewebsnekrosen in vitalem Gewebe hervorrufen.

Die frühen Symptome von *Clostridium septicum*-Infektionen beginnen abrupt und sind oft uncharakteristisch. Die Invasion des Mikroorganismus in das Gewebe verläuft rasch progredient und ist oft von Fieber, Übelkeit und extremen lokalen Schmerzen in den Extremitäten oder dem Abdomen begleitet. Klinisch fallen neben einer massiven Schwellung des Gewebes Blasen auf, die mit klarer, trüber, blutiger oder eitriger Flüssigkeit gefüllt sein können. Die umgebende Haut erscheint livide, das infizierte Muskelgewebe blass, dunkel und ohne Blutungsneigung. Diese charakteristischen Erscheinungen von Bindegewebe und Muskulatur sind Folge der Gas- und Toxinproduktion von *Clostridium septicum.* Besonders auffallend ist die Beobachtung, dass in der Blasenflüssigkeit und im Gewebe Zellen der Immunabwehr nur spärlich vorhanden sind. In-vitro-Untersuchungen konnten zeigen, dass der Blaseninhalt zu einer starken Beeinträchtigung der Vitalität, Morphologie und Funktion von neutrophilen Granulozyten führt. Diese leukozytentoxische Aktivität der Blasenflüssigkeit könnte somit z.T. für die geringe Anzahl von neutrophilen Granulozyten am Infektionsort und die rapide Progression der Erkrankung verantwortlich sein.

Die Sterblichkeit bei spontanen Gasbrandinfektionen durch *Clostridium septicum* ist extrem hoch und schwankt zwischen 67% und 100%. Für die Therapie einer Gasbrandinfektion durch *Clostridium septicum* werden neben dem chirurgischen Debridement eine effektive Antibiotikatherapie und ggf. eine hyperbare Sauerstofftherapie empfohlen. Im Gegensatz zu *Clostridium perfringens* zeigen In-vitro-Daten für *Clostridium septicum* eine generelle Empfindlichkeit für Penicillin, Clindamycin, Erythromycin, Tetrazyklin, Chloramphenicol und Metronidazol an. Somit stehen für die Auswahl der Antibiotikatherapie verschiedene Optionen zur Verfügung. Inwiefern eine Kombinationstherapie aus einer zellwandaktiven Substanz mit einem Proteinsynthesehemmer zur Unterdrückung der Toxinproduktion bei *Clostridium-septicum*-Infektionen effektiver als eine Monotherapie ist, bleibt ungeklärt. Obwohl *Clostridium septicum* aufgrund seiner vergleichsweise großen Aerotoleranz in vitro relativ unempfindlich gegenüber hyperbarem Sauerstoff ist, wurde der Nutzen einer hyperbaren Sauerstofftherapie bei *Clostridium-septicum-*Infektionen bisher nicht in prospektiven Studien untersucht. Die Rechtfertigung dieser Maßnahme leitet sich von Ergebnissen ab, die bei *Clostridium-perfringens*-Infektionen gewonnen wurden. Sie beruht auf der Vorstellung, dass einerseits hyperbarer Sauerstoff die antibakterielle Aktivität von neutrophilen Granulozyten erhöht, indem durch das erhöhte Sauerstoffangebot vermehrt freie Radikale gebildet werden können, und andererseits die Produktion von Clostridientoxinen verhindert werden kann. Darüber hinaus soll das den Infektionsherd umgebende gesunde Gewebe durch die Sauerstofftherapie vor einer progressiven Nekrose geschützt werden. Es liegen allerdings keine kontrollierten Studien zur Effektivität dieser Therapieform vor, so dass keine allgemeingültige Empfehlung hierzu existiert.

Der hier geschilderte Fall zeigt beispielhaft die enge Verknüpfung von schweren Infektionen mit *Clostridium septicum* und dem Vorhandensein von (unerkannten) malignen Grunderkrankungen, die dem Erreger als Eintrittspforte dienen. In einer retrospektiven Analyse konnte gezeigt werden, dass – wie im vorliegenden Fall – diabetische Patienten mit einer *Clostridium-septicum*-Infektion ein deutlich höheres Risiko haben, gleichzeitig an einem okkulten Malignom zu leiden, als nicht-diabetische Patienten mit einer *Clostridium-septicum*-Infektion. Daher sollte insbesondere bei diabetischen Patienten mit einer *Clostridium-septicum*-Infektion bis zum Beweis des Gegenteils der Verdacht auf ein Malignom des Magen-Darm-Trakts geäußert werden. Da das frühzeitige Erkennen und die aggressive Behandlung für das Überleben des Patienten essentiell sind, sollte darüber hinaus bei allen Patienten mit bekannten Malignomen des Kolons oder zyklischen Neutropenien, die Zeichen der Sepsis und Schmerzen im Abdomen oder in einer Extremität entwickeln, an eine Clostrideninfektion gedacht werden.

Wichtig

Spontane gasbildende Infektionen oder Myonekrosen stellen eine akut lebensbedrohliche Erkrankung dar und bedürfen einer sofortigen chirurgischen Intervention. Darüber hinaus ist bei schweren *Clostridium-septicum*-Infektionen – ebenso wie bei invasiven Infektionen durch *Streptococcus bovis* – immer das Vorliegen einer unerkannten malignen Erkrankung des Darmtraktes abzuklären.

Literatur

Chew SSB, Lubowski DZ (2001) *Clostridium septicum* and malignancy. ANZ J Surg 71:647-649

Kornbluth AA, Danzig JB, Bernstein LH(1989) *Clostridium septicum* infection and associated malignancy. Report of 2 cases and review of the literature. Medicine 68:30-37

Mischke A, Besier S, Walcher F, Waibel H, Brade V, Brandt C (2005) »Spontaner« Gasbrand mit Kompartmentsyndrom bei einem diabetischen Patienten (Case Report). Chirurg 10:983-986

Pelletier JPR, Plumbley JA, Rouse EA, Cina SJ (2000) The role of *Clostridium septicum* in paraneoplastic sepsis. Arch Pathol Lab Med 2000; 124:353-356

Stevens DL, Musher DM, Watson DA, Eddy H, Hamill RJ, Gyorkey F, Rosen H, Mader J (1990) Spontaneous, nontraumatic gangrene due to *Clostridium septicum*. Rev Infect Dis 12:286-296

Mehrere Infektionen?

Johannes R. Bogner, C. Becker-Gaab

Vorgeschichte und klinische Präsentation

Ein 59-jähriger Metzgermeister erlebt am 14.06.2006 plötzlich stärkste Schmerzen im Brustbein mit Ausstrahlung in beide Schultern und Arme. Tage zuvor sei es zu rezidivierenden Fieberschüben bis zu 39,5°C gekommen. Das Allgemeinbefinden und die Leistungsfähigkeit werden als stark reduziert angegeben. In letzter Zeit hat keine Gewichtsänderung stattgefunden. Es bestehen außerdem Schluckbeschwerden, Husten mit weißlichem Auswurf und Belastungsdyspnoe. Der Husten tritt auch in Attacken auf und ist dabei sehr schmerzhaft. In der Vorgeschichte ist eine obstruktive Schlafapnoe bekannt, die sonst verwendete CPAP-Maske wurde jedoch wegen der neuen Symptomatik in letzter Zeit nicht mehr toleriert. Beim Bewegen der Arme treten zusätzlich Schulterschmerzen auf. Diese Schmerzen sind eher in der Muskulatur als in den Gelenken lokalisiert.

In der etwas weiter zurückgehenden Anamnese gibt der Patient an, dass er seit Monaten unter Müdigkeit und Schwäche leide. Er sei nach seiner Bypass-Operation 01/05 nicht wieder richtig auf die Beine gekommen und mehrfach im Krankenhaus gewesen. Gründe dafür sind ein Wundinfekt des Sternums mit MRSA, der eine operative Revision erforderlich gemacht hatte, eine Pneumonie und Gelenkbeschwerden.

An Vordiagnosen sind bekannt: seronegative rheumatoide Arthritis, Erstdiagnose 07/05; Tiefe Beinvenenthrombose, rechter Unterschenkel März 2006; obstruktive Schlafapnoe, Diabetes mellitus, arterielle Hypertonie, Hypercholesterinämie, koronare Herzerkrankung mit Z.n. Bypass-Operation im Januar 2005.

An Vormedikation wird angegeben: Valsartan/Hydrochlorothiazid 80 mg, Metoprolol 95 mg, Aspirin 100 mg, Atovarstatin 40 mg, Omega-3-Fettsäure, Lefluvonid 10 mg, Methotrexat 10 mg 1×/Woche, Phenprocoumon.

Die körperliche Untersuchung am Aufnahmetag ergibt: Größe 169 cm, Gewicht 102 kg, Blutdruck 140/80 mmHg, Herzfrequenz 84/min, Atemfrequenz 16/min, Körpertemperatur 37,3°C.

Der Patient wirkt akut krank. Die Mundschleimhaut ist trocken, Lymphknoten sind nicht vergrößert tastbar. Die Auskultation von Herz und Lunge erbringt keine pathologischen Geräusche. Die Leber ist auf 17 cm in der MCL vergrößert. Die Wirbelsäule ist nicht klopfschmerzhaft. Am rechten Unterschenkel bestehen postthrombotische Hautveränderungen.

Wegweisende Laboruntersuchungen am Aufnahmetag sind die Leukozyten von 12.900/µl mit einem Anteil von Neutrophilen von 82%, eine CRP-Erhöhung auf 23,2 mg/dl (Norm <0,50), ein Serum-Kreatinin von 1,6 mg/dl (Norm <1,2) und eine LDH von 282 U/l (Norm <240). Der Blutzucker ist mit 268 mg/dl deutlich schlechter als sonst bei einem Diabetes, der nur diätetisch eingestellt ist.

Differenzialdiagnostik am Aufnahmetag

Mit den Leitsymptomen Schwäche, Fieber und schmerzhafter Husten gilt es nun zunächst, eine Hypothese zur Infektlokalisation bei einem multimorbiden, immunsupprimierten Patienten zu generieren, um eine kalkulierte Therapie einleiten zu können.

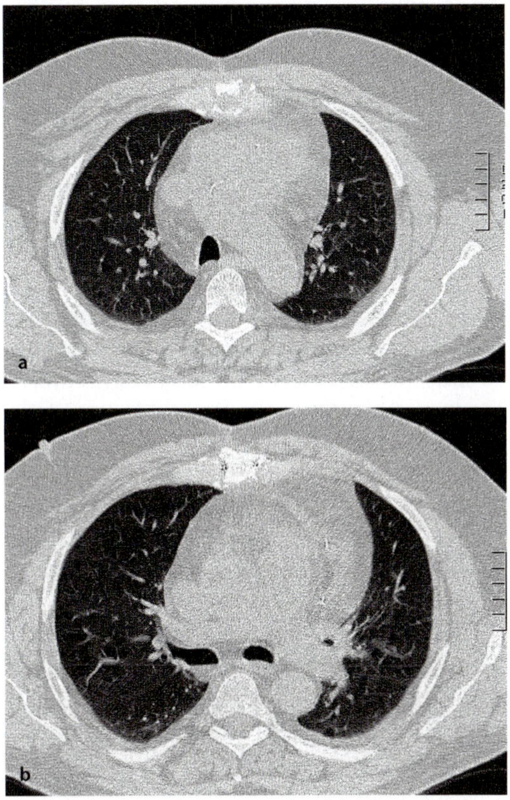

Abb. 28.1a,b. Low-dose-CT der Lunge: kein Nachweis eines pneumonischen Infiltrats. Gegenüber der Voruntersuchung vom 23.02.06 kompletter Rückgang der damals beschriebenen milchglasartigen, interstitiellen Verschattung

An unmittelbaren weiteren Untersuchungen am Aufnahmetag wurden 2 Blutkulturen (aerob und anaerob) gewonnen und ein Low-dose-CT der Lunge angefertigt (Abb. 28.1a,b).

Fragen

1. **Welche Hypothese zur Infektionslokalisation legen Sie zum jetzigen Zeitpunkt zugrunde?**
2. **Würden Sie nach Abnahme der Kulturen unmittelbar eine kalkulierte Therapie beginnen?**
3. **Wenn ja, welche Antibiotika wählen Sie aus?**

Weiterer klinischer Verlauf

Im transösophagealen Echokardiogramm (TEE) vom 23.06.2006 zeigt sich die Mitralklappe altersentsprechend und ohne Hinweis auf Vegetationen oder Insuffizienz. Die Aortenklappe ist altersentsprechend, ebenfalls ohne Hinweis auf Vegetationen. In der Aorta ascendens werden geringe atheromatöse Veränderungen beschrieben. Am gleichen Tag, d.h. 2 Tage nach Abnahme, treffen die ersten Ergebnisse der Blutkulturen ein: in 3 von 4 Flaschen wurden Methicillin-resistente *S. aureus* (MRSA) nachgewiesen, die eine Sensitivität gegen Vancomycin, Fosfomycin, Cotrimoxazol, Mupirocin, Rifampicin, Linezolid, Fusidinsäure und Quinopristin/Dalfopristin aufwiesen.

Trotz einer Therapie mit Vancomycin und Rifampicin, die sofort begonnen worden war, kommt es zu einer vorübergehenden Zunahme von Leukozyten und CRP (Abb. 28.2 und Abb. 28.3).

Zur weiteren Lokalisationsdiagnostik der Infektion wird im Hinblick auf die Vorgeschichte einer Bypass-Operation mit Re-Sternotomie wegen MRSA-Infektion eine Skelettszintigraphie und eine Positronen-Emissions-Tomographie (PET) durchgeführt.

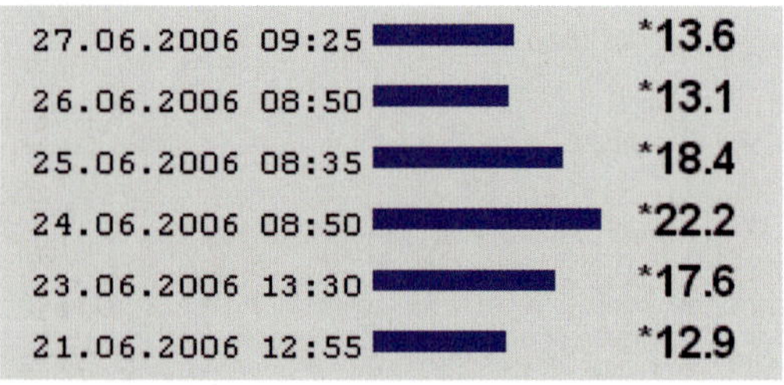

Abb. 28.2. Verlauf der Leukozytenzahl in den ersten Tagen nach Aufnahme

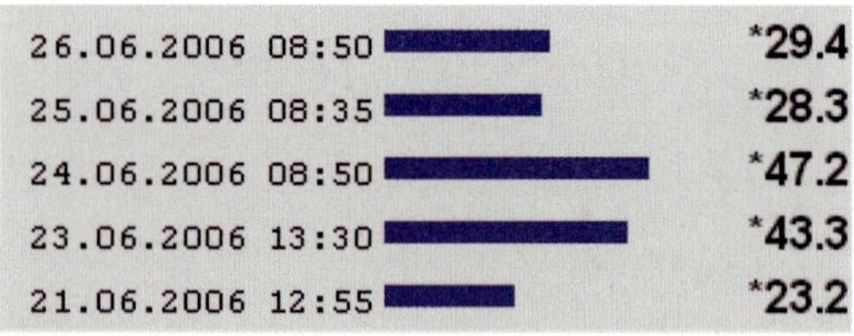

Abb. 28.3. Verlauf des CRP in den ersten Tagen nach Aufnahme

In der Szintigraphie (Abb. 28.4) findet man frühstatisch asymmetrisch etwas vermehrte, länglich konfigurierte Weichteilspeicherung rechts zervikal. Geringe früh- und deutliche spätstatische Anreicherung in Projektion auf das Manubrium sterni. In der Beurteilung entspricht die frühstatische Weichteilspeicherung rechts zervikal am ehesten physiologischer Aktivität in einem dilatierten Gefäß (differenzialdiagnostisch: hyperperfundierter Schilddrüsenlappen), zum sicheren Ausschluss eines Weichteilinfekts wird eine sonographische Überprüfung empfohlen.

Die PET am 28.06. zeigt den Nachweis einer Glukoseutilisationserhöhung im oberen Mediastinum, möglicherweise abgekapselter entzündlicher (DD: aufgrund der Konfiguration aneurysmatischer) Prozess, untypisch für Malignität.

Schließlich wird trotz der deutlichen Einschränkung der Nierenfunktion ein Kontrastmittel-CT des Thorax durchgeführt (Abb. 28.5), das den weiterhin wegweisenden Befund erbringt: im vorderen oberen Mediastinum Nachweis eines großen Aneurysma spurium mit schlankem Hals in direkter Verbindung zum Aortenbogen (*Pfeil*) in unmittelbarer Nachbarschaft eines OP-Clips (Z.n. Sternotomie mit Cerclagen). Zentral isodense Darstellung wie die durchströmte Aorta, kräftiger, eher hypodenser Randsaum. Das daraufhin retrospektiv nochmals beurteilte Low-dose-CT vom 21.06. zeigt die Veränderung ebenfalls. Gegenüber der Voruntersuchung ist es zu einer Größenzunahme gekommen.

Weitere Fragen

1. **Welchen Prozess halten Sie zu diesem Zeitpunkt für den Infektionsherd?**
2. **Welche therapeutischen Maßnahmen ergreifen Sie als nächstes?**
3. **Von den Angehörigen wird die Frage nach der Prognose in diesem Zustand gestellt. Wie würden Sie antworten?**

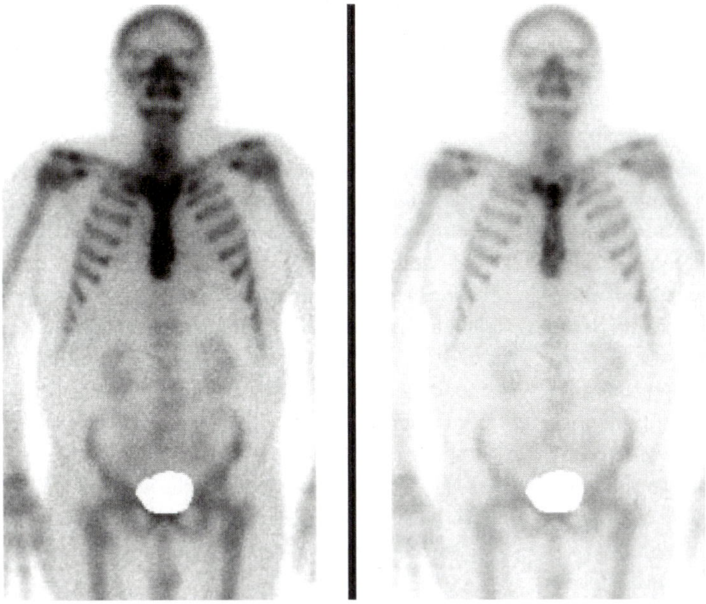

Abb. 28.4. In der Szintigraphie findet man frühstatisch (*rechtes* Bild) asymmetrisch etwas vermehrte, länglich konfigurierte Weichteilspeicherung rechts zervikal. Geringe früh- und deutliche spätstatische Anreicherung in Projektion auf das Manubrium sterni

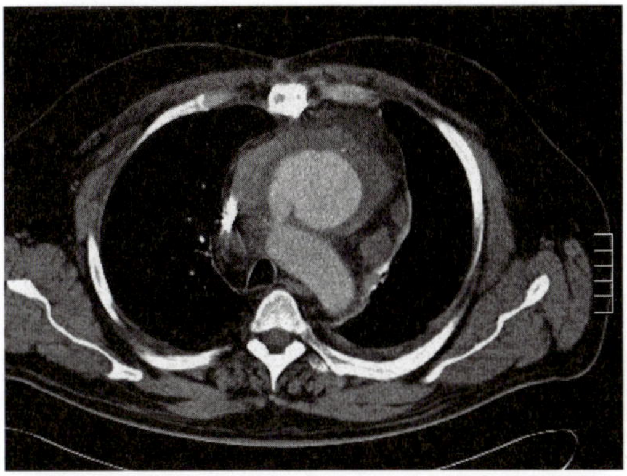

Abb. 28.5. Thorax-CT mit Nachweis eines Aneurysmas des Aortenbogens (*Pfeil*) und eines hypodensen Randsaumes um den Aortenbogen in unmittelbarer Nachbarschaft des Sternums

Weiterer klinischer Verlauf

Der Patient wird unverzüglich in die Chirurgie verlegt. Es erfolgt eine Operation mit hohem Risiko: bei infiziertem Aneurysma und gedeckter Perforation an der Kanülierungsstelle am Aortenbogen wird am 30.06.2006 eine Notfall-OP mit Patch-Plastik der Aorta ascendens durchgeführt. Dabei wird auch ein Bypass auf die rechte Koronararterie (RCA) angelegt. Der Patient hat postoperativ weitere MRSA-Nachweise in einer Blutkultur und in der Operationswunde. Bei Pneumonie mit Nachweis von *E. coli* und *Enterobacter* spp. ist der Patient postoperativ prolongiert beatmungspflichtig. Ab dem 01.07. kommt es außerdem zu einem akuten Nierenversagen mit Hämodialysepflicht. Die antibiotische Therapie wird auf Vancomycin und Fosfomycin umgestellt, da zwischenzeitlich eine Rifampicin-Resistenz des MRSA-Isolates entstanden ist. Gegen die gramnegativen Keime in der endotrachealen Absaugung wird wegen gleichzeitig bestehendem respiratorischen Versagen und massiver pulmonaler Infiltration Meropenem begonnen. Am 19.07. kann der Patient von der chirurgischen auf die internistische Station übernommen werden. Wegen unzureichenden klinischen Ansprechens mit gleichzeitiger unveränderter Erhöhung der Entzündungsparameter wird die Antibiotikatherapie auf Daptomycin (Cubicin) in einer nierenadaptierten Dosierung von 4 mg/kg alle 48 h umgestellt (▣ Abb. 28.6). Eine mögliche Therapie mit Linezolid wurde aufgrund des Auftretens einer Thrombopenie im Rahmen einer vorherigen Behandlung mit dieser Substanz verworfen. Unter der Therapie mit Daptomyicn sind die Entzündungsparameter rasch rückläufig, und es kommt auch zur deutlichen klinischen Besserung. Am 24.07. kann die Sedierung reduziert und schließlich der Patient extubiert werden. Bei zunehmender Wachheit zeigt sich eine ausgeprägte schlaffe Tetraparese, wohl auf dem Boden einer Critical-illness-Neuropathie. Außerdem ist ein ausgeprägtes Durchgangssyndrom vorhanden. Bei Übernahme auf die Normalstation am 09.08. ist der Patient wach und voll orientiert. Nach einem Auslassversuch der antibiotischen Therapie kommt es jedoch wieder zu einem Anstieg der Entzündungszeichen. Im PET zeigt sich eine suspekte Struktur im Bereich des ehemaligen infizierten Aneurysmas, die in ihrer Konfiguration dem Aneurysma sehr ähnlich, aber insgesamt

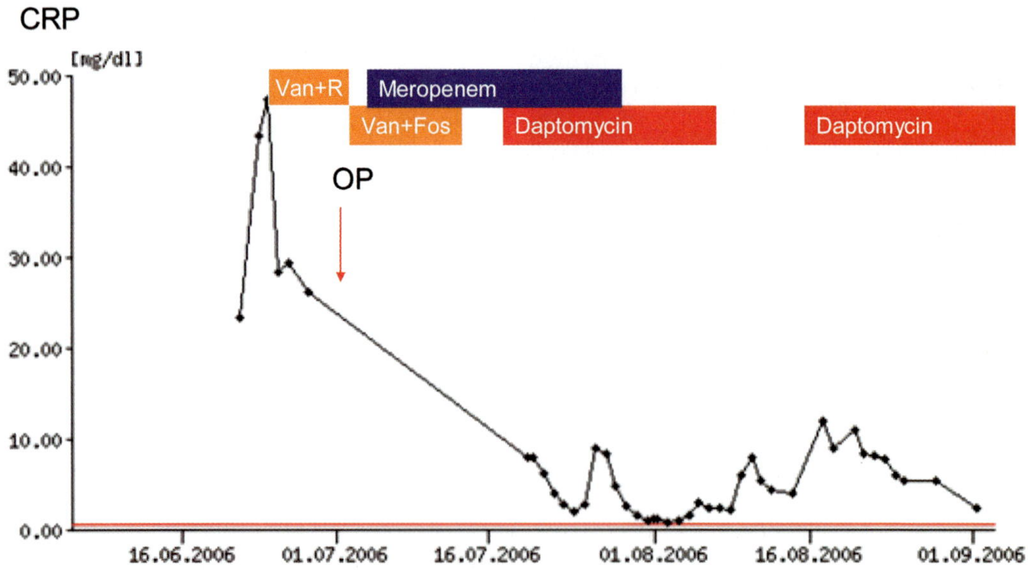

▣ **Abb. 28.6.** Verlauf der Entzündungsparameter in der Zeitachse mit Angabe von Antibiotika (*Van+R* Vancomycin plus Rifampicin; *Van+Fos* Vancomycin plus Fosfomycin)

deutlich kleiner ist. Es wird diskutiert, inwieweit es sich hierbei entweder um ein infiziertes Residuum des ehemaligen Aneurysmas oder um einen postoperativen Abszess mit randständig erhöhtem Glukosemetabolismus handeln könnte. Deshalb wird die antibiotische Behandlung mit Daptomycin wieder aufgenommen, jedoch aufgrund der Gesamtsituation keine Indikation zur erneuten operativen Revision gestellt. Unter Daptomycin kommt es schließlich zu einem deutlichen Rückgang der Infektionsparameter. Nach stationärer Entlassung am 06.09. wird die Therapie um weitere 4 Wochen unter Rehabilitationsbedingungen fortgesetzt. Danach kam es nicht zu einem Wiederauftreten der Infektionszeichen (Abb. 28.6).

Diagnosen

1. **MRSA-Sepsis**
2. **Mykotisches Aneurysma des Aortenbogens**
3. **Z.n. MRSA-Wundinfektion nach Sternotomie**
4. **Nosokomiale (Beatmungs-)Pneumonie**
5. **Z.n. interstitieller Pneumonie 2/06 bei Immunsuppression wegen rheumatoider Arthritis**
6. **Z.n. akutem Nierenversagen mit kompletter Restitution**

Diskussion

Dieser Fall bestätigt in eindrucksvoller Weise die auch in der Literatur immer wieder hervorgehobene klinische Bedeutung von MRSA und die Probleme bei der Behandlung dieses Erregers. Ausgehend von mehreren rezidivierenden Wundinfektionen nach Bypass-Operation kam es zu einer fortgeleiteten Infektion eines Aortenaneurysmas, die sich primär unter dem Bild einer Pneumonie präsentierte. Erst eine ausgedehnte Fokussuche mit bildgebenden Verfahren führte zur Diagnose. Man erkennt aber auch die Schwierigkeit einer adäquaten Antibiotikatherapie bei tief liegenden MRSA-Infektionen. Die lange Jahre als Standardantibiotika angesehenen Glykopeptide weisen doch erhebliche Schwächen in Bezug auf die Gewebepenetration und die klinischen Wirksamkeit auf. Gerade bei schweren systemischen Infektionen wird deshalb dringend eine Kombination mit gut gewebegängigen Substanzen, wie beispielsweise Rifampicin und Fosfomycin, empfohlen. Auch wenn mit der Einführung der Oxazolidinone sicherlich eine verbesserte Therapieoption verfügbar ist, stellt das Nebenwirkungsspektrum bei Langzeitanwendung von Linezolid mit dem Risiko einer Thrombopenie – wie im vorliegenden Fall – und neurologischen Störungen eine nicht zu vernachlässigende Limitation dar.

Aus diesem Grunde bestand für die Neueinführung von Daptomycin – die Zulassung erfolgte in den USA bereits 2003, in Deutschland im April 2006 – tatsächlich ein erheblicher klinischer Bedarf. Bei Daptomycin handelt es sich um ein so zyklisches Lipopeptid, bestehend aus 13 ringförmig angeordneten Aminosäuren und einer lipophilen Seitenkette. Der Wirkmechanismus an der bakteriellen Zellmembran beinhaltet die Oligomerisierung und Integration mehrerer Daptomycin-Moleküle. Daraus entsteht ein Kanal, der zum Ausstrom hauptsächlich von Kalium, in geringem Umfang auch anderer Ionen führt, die Bakterienzelle elektrisch destabilisiert und dadurch eine bakterizid wirkende Störung der Proteinsynthese bewirkt, ohne dass es jedoch zu einer signifikanten Zell-Lyse kommt. Das Wirkspektrum umfasst grampositive Erreger, und zwar auch Isolate mit Resistenzen gegen alle gängigen Antibiotika (z.B. MRSA, Vancomycin- oder Linezolid-resistente Staphylokokken). Weiterhin besteht eine Wirkung gegen eine Reihe von Anaerobiern, während alle gramnegativen Bakterien natürlicherweise resistent sind (Tally 2000).

In klinischen Studien wurde bei Patienten mit schweren Haut- und Weichgewebsinfektionen, als auch bei Sepsis und Endokarditis, eine Wirkungsäquivalenz von Daptomycin mit den Vergleichssubstanzen Vancomycin bzw. Linezolid festgestellt (Arbeit et al. 2004; Fowler et al. 2006; Garau 2006; Lipsky u. Stoutenburgh 2005). Hervorzuheben ist der in vitro wie auch klinisch festgestellte deutlich schnellere Wirkungseintritt im Vergleich zu Vancomycin, was sich auch in der deutlich kürzeren Behandlungsdauer bis zur klinischen Wirkung in den Zulassungsstudien zeigte. Ein ähnliches Phänomen konnte im vorliegenden Fall beobachtet werden (Abb. 28.6), wobei der nach einem Auslassversuch erneute Anstieg der Entzündungsparameter unterstreicht, dass schwere Infektionen mit *Staphylococcus aureus* – unabhängig von ihrer Antibiotikaresistenz – auf jeden Fall einer Therapiedauer von 4–6 Wochen bedürfen.

Wichtig

Eine nosokomiale postoperative MRSA-Infektion, z.B. nach Sternotomie, kann zu einer rezidivierenden Bakteriämie und zu erheblicher infektionsbedingter Morbidität führen. Die Therapie bedarf einer Kombination aus operativer Sanierung und einer dem Infektionsort und der Schwere der Infektion angepassten Antibiotikatherapie, wobei neu eingeführte Substanzen, wie z.B. das Daptomycin, zukünftig von besonderer Bedeutung sind.

Literatur

Arbeit RD, Maki D, Tally FP, Campanaro E, Eisenstein BI (2004) The safety and efficacy of daptomycin for the treatment of complicated skin and skin-structure infections. Clin Infect Dis 38:1673-1681

Fowler VG Jr., Boucher HW, Corey GR et al. (2006) Daptomycin versus standard therapy for bacteremia and endocarditis caused by Staphylococcus aureus. N Engl J Med 355:653-665

Garau J (2006) Management of cSSTIs: the role of daptomycin. Curr Med Res Opin 22:2079-2087

Lipsky BA, Stoutenburgh U (2005) Daptomycin for treating infected diabetic foot ulcers: evidence from a randomized, controlled trial comparing daptomycin with vancomycin or semi-synthetic penicillins for complicated skin and skin-structure infections. J Antimicrob Chemother 55:240-245

Tally FP, DeBruin MF. Development of daptomycin for gram-positive infections. J Antimicrob Chemother 2000; 46:523-526

Mikrobencocktail aus Pakistan

R. Enzensberger, S. Besier, N. Baumgärtner, V. Brade

Klinische Präsentation

Ein 4-jähriges Kind wird am 11.08.2003 mit massiven Durchfällen, Erbrechen und Somnolenz vom Rhein-Main-Flughafen in die Frankfurter Uniklinik eingewiesen. Der Junge war mit seiner Familie auf dem Rückflug von einem Besuch bei Verwandten in Pakistan in die USA, dem derzeitigen Wohnort. Bei Aufnahme zeigt sich das Kind in deutlich reduziertem Allgemeinzustand, mit geblähtem Abdomen, halonierten Augen, und trotz hohen Fiebers bis 40°C hat er trockene und kalte Extremitäten. Es besteht ein prärenales Nierenversagen mit metabolischer Azidose und Elektrolytentgleisung bei ausgeprägter Exsikkose. Die maximale Stuhlfrequenz beträgt 20/Tag, die Stuhlentleerungen sind nicht blutig und von grünlich-schleimiger Konsistenz. Übelkeit und Erbrechen sind nur gering ausgeprägt. Anamnestisch war das Kind bis zum 10.08.03 völlig gesund, die mitreisenden Verwandten (Mutter, Tante und 10-jähriger Bruder) sind klinisch unauffällig. Von den laborchemischen Untersuchungen liegen CRP, BSG und Leukozytenzahl im Normbereich. Umgehend werden Blutkulturen und Stuhlproben zur mikrobiologischen Untersuchung eingesandt, und bereits einen Tag später sind die Stuhlkulturen positiv.

Fragen

1. **Welche Erreger kommen differenzialdiagnostisch in Frage?**
2. **Sind besondere Nachweismethoden in diesem Fall erforderlich?**
3. **Welche therapeutischen Maßnahmen müssen primär ergriffen werden?**

Weiterer klinischer Verlauf

Das Kind wurde sofort auf die pädiatrische Intensivstation aufgenommen, um den Säure-Basen-Haushalt und die Diurese zu überwachen. Im Vordergrund stand der enorme Verlust an Flüssigkeit, Kalium und Bicarbonat über den Stuhl, der auch unter erheblicher Substitution mit Ringerlösung, Glukose 5% und Pufferung mit TRIS persistierte. Bei einem Körpergewicht von 13 kg werden ca. 2500 ml Stuhl/die ausgeschieden. Unter Antipyrese und Rehydratation besserte sich der Allgemeinzustand des Kindes langsam, und das Fieber sank. Bei der bakteriologischen Stuhluntersuchung fiel am 12.08.03 ein Laktose-negativer, Oxidase-positiver Keim auf, der auf allen Medien in reichlicher Menge wuchs und eine deutliche β-Hämolyse auf Blutagar verursachte. Im mikroskopischen Direktpräparat stellten sich die Bakterien als kommaförmige Stäbchen mit lebhafter Bewegung dar. Bei der unmittelbar durchgeführten Serotypisierung zeigte sich eine deutliche Agglutination sowohl mit polyvalentem Cholera-01-Antiserum als auch mit dem Antiserum gegen Serovar »Inaba«. Dagegen war die Reaktion bei dem Serotyp »Ogawa« negativ.

Nach Rücksprache mit den behandelnden Pädiatern erfolgte daraufhin umgehend die Meldung eines Choleraverdachtes an das Gesundheitsamt Frankfurt, der sich im weiteren Verlauf durch die biochemische Differenzierung erhärtete. Der Nachweis von *Vibrio cholerae* gelang aus 2 separaten Stuhlproben desselben Tages. Im Antibiogramm zeigte sich eine Resistenz gegen Cotrimoxazol.

Zur Kontrolle wurde der Stamm an das Nationale Referenzzentrum für Salmonellen und andere Enteritiserreger nach Hamburg geschickt (Prof. Dr. med. J. Bockemühl). Die dort durchgeführten Untersuchungen bestätigten die Diagnose *Vibrio cholerae* O1, Biovar El Tor, Serovar Inaba und zeigten mittels PCR auch das Vorhandensein des Cholera-Toxingens (CTX). Bemerkenswert bei der weiteren kulturellen Untersuchung der Stuhlproben in den folgenden Tagen war die zusätzliche Anzüchtung weiterer pathogener Erreger: *Salmonella enterica*, subsp. *enterica*, Serovar Paratyphi A, sowie später auch *Campylobacter coli* (Ciprofloxacin-resistent). Die mikroskopische Stuhluntersuchung auf Parasiten war negativ, jedoch konnte *Giardia-lamblia*-Antigen mittels ELISA nachgewiesen werden. Darüber hinaus wurde mit Hilfe der PCR spezifische RNA des Hepatitis A-Virus im Stuhl gefunden – bei negativer Serologie für spezifische IgG und IgM-Antikörper (als Hinweis für eine frische Hepatitis A-Infektion).

Basierend auf diesen Ergebnissen wurde eine Antibiotikatherapie mit Ciprofloxacin (10 Tage), später ergänzt durch Metronidazol (7 Tage) und Azithromycin (3 Tage) begonnen. Unter der Volumensubstitution (bis max. 4000 ml/Tag) sowie der Antibiose besserte sich der Zustand des Jungen zunehmend, so dass nach einigen Tagen eine Verlegung auf Normalstation möglich war. Die Nierenretentionswerte normalisierten sich, die Durchfälle sistierten, zuletzt setzte der Junge regelrecht geformten Stuhl ab. Nach insgesamt 19 Tagen in der Kinderklinik und 3-malig negativen Stuhlproben auf sämtliche darmpathogenen Keime konnte das Kind in gutem Allgemeinzustand entlassen werden.

Diagnose

Gastrointestinale Mischinfektion mit

- ***Vibrio cholerae***
- ***Salmonella paratyphi A***
- ***Campylobacter coli***
- ***Giardia lamblia***
- ***Hepatitis A-Virus***

Diskussion

Die Cholera ist auch heute noch eine der bedeutendsten Infektionskrankheiten weltweit, die klassischerweise immer wieder in Schüben pandemisch auftritt. In der offiziellen Zählung, die seit 1817 gültig ist, herrscht seit 1992 die 8. Pandemie. Im Jahr 2002 wurden der WHO 124.000 Krankheitsfälle gemeldet, wovon die meisten in Afrika auftraten (Abb. 29.1). In Europa wurden nur 5 importierte Fälle registriert, davon ein einziger Fall in Deutschland. Die offiziellen Daten dürften jedoch nur die Spitze eines viel größeren Problems in Endemiegebieten wie Indien, Pakistan und Bangladesh sein, wobei für die beiden letztgenannten Länder keine Erkrankungszahlen bei der WHO vorliegen.

Im Gegensatz zur früheren Lehrmeinung sind Choleravibrionen wahre Überlebenskünstler. In ihrer natürlichen aquatischen Umgebung leben sie gebunden an Kleinkrebse sowie an v.a. im Meer vorkommende Muscheln und Schnecken. *V. cholerae* wird auf den Menschen durch Kontamination von Trinkwasser aus den Lagunen und Fluss-

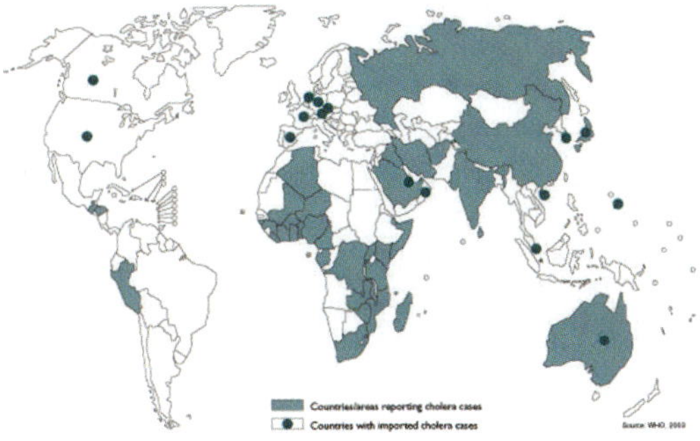

Abb. 29.1. Vorkommen der Cholera im Jahr 2002 (Quelle: WHO)

mündungen übertragen, wenn das »Zooplankton blüht« und hohe Zahlen von Bakterien erreicht werden (>10^5 KBE/ml), so z.B. bei Überschwemmungen während der Regenzeit. Weitere Übertragungswege sind Nahrungsmittel wie roher Fisch, Krabben oder Austern. Die Übertragung von Mensch zu Mensch ist wegen der hohen nötigen Infektionsdosis (>10^5 KBE/ml) selten.

In unserem Fall ist die Kontaminationsquelle ungeklärt. Nach Angaben der Mutter hat der Junge zu Hause nur abgekochtes Wasser und gegarte Speisen bekommen. Allerdings habe er viel mit den Nachbarkindern gespielt, so dass er sich in ihren Familien oder beim gemeinsamen Plantschen in verunreinigten Pfützen infiziert haben könnte.

Das klinische Bild dieser Infektion wurde dominiert von der Exsikkose und der schweren metabolischen Azidose als Folge der massiven Durchfälle. Kein anderes Krankheitsbild als Cholera führt zu einer derart extremen Dehydrierung innerhalb weniger Stunden. Während Fieber und Erbrechen schnell in den Griff zu bekommen waren, persistierten die zahlreichen Stuhlentleerungen trotz adäquater Therapie über mehrere Tage. Andererseits ist zu bemerken, dass die Stuhlproben nicht wie im Lehrbuch »reiswasserartig«, sondern schleimig-grünlich waren, was sich möglicherweise durch die vorhandene Keimmixtur erklären läßt. *Campylobacter coli* dürfte nur eine untergeordnete Rolle gespielt haben. Dafür sprechen die unauffälligen Infektionsparameter. Ob *Salmonella. paratyphi A* nur ausgeschieden wurde oder akut beteiligt war, ist unsicher. Wir vermuten aber, dass die Infektion mit einem Cocktail aus mehreren darmpathogenen Keimen das untypische klinische Bild der Cholera bewirkt hat. Für die optimale Isolierung von *V. cholerae* müssen Spezialmedien wie Thiosulfate citrate-bile salts-Agar (TCBS) und alkalisches Peptonwasser verwendet werden, die den Erreger aus Keimgemischen selektionieren bzw. anreichern und die im Labor immer verfügbar sein sollten. Auf den üblichen Nährmedien (Blutagar, McConkey Agar) wächst *V. cholerae* zwar gut, aber man kann ihn leicht mit einem harmlosen Laktose-negativen *Escherichia coli* verwechseln.

Neben der obligaten Volumen- und Elektrolytsubstitution sind bei Cholera auch Antibiotika indiziert, um die Dauer der Diarrhö und die Infektiosität abzukürzen. Als Mittel der Wahl gilt bei Kindern Cotrimoxazol. Aufgrund der Antibiotikaresistenz des *V. cholerae*-Isolates wurde bei diesem Patienten trotz seines jungen Alters Ciprofloxacin eingesetzt. Wird der Flüssigkeitsverlust rechtzeitig kompensiert, so liegt die Letalität der Erkrankung unter 1%. Auch in unserem Fall konnte durch die enge Zusammenarbeit zwischen Labor und Klinik die Verdachtsdiagnose Cholera sehr schnell gestellt und das Kind zuletzt geheilt entlassen werden.

Wichtig

Bei in den Tropen erworbenen Durchfallerkrankungen kann eine Vielzahl von Verursachern in Frage kommen, und entsprechend muss die mikrobiologische Diagnostik ein breites diagnostisches Spektrum berücksichtigen.

Der Beitrag wurde ähnlich bereits 2005 publiziert im Scand J Infect Dis (s. Enzensberger et al. 2005)

Literatur

Centers for Disease Control: Summary of notifiable diseases – United States, 2001. MMWR 2003, 50

Enzensberger R, Besier S, Baumgärtner N, Brade V (2005) Mixed diarrhoel infection caused by Vibrio cholerae and several other enteric pathogens in a 4-years-old child returning to Germany from Pakistan. Scand J Infect Dis 37:73-75; www.informaworld.com

Kaper JB, Morris JG, Levine MM (1995) Cholera. Clin Microbiol Rev 8: 48-86

Robert Koch-Institut: Reiseassoziierte Infektionskrankheiten im Jahr 2002. Epidemiol Bull 49:407

World Health Organisation: http://www.who.int/emc/diseases/cholera/choltbld2002.html

Pauschalreise – all inclusive

Andreas Schultz

Klinische Präsentation

Die 10-jährige Julia und ihre Eltern sind eine Woche vor Aufnahme von Julia in die Kinderklinik von einer 4-wöchigen Pauschalreise in die Dominikanische Republik zurückgekommen. Gebucht war ein Urlaub in der strandnahen Hotelanlage mit Vollpension, Reisen durch das Landesinnere wurden nicht unternommen, gebadet wurde ausschließlich im Meer oder im hoteleigenen Pool, eine Malariaprophylaxe wurde nicht durchgeführt, die üblichen Schutzmaßnahmen gegen Mückenstiche wurden beachtet, und das Essen wurde ausschließlich im Hotel eingenommen. Der Urlaub war völlig unkompliziert verlaufen, lediglich seit der Rückkehr geht es der bislang immer gesunden Julia schlecht, alle übrigen Familienmitglieder sind bislang gesund.

Julia ist das 4. Kind ihrer Eltern, Impfschutz liegt vor gegen DPaT, Polio, MMR, Hepatitis A und B, Hib und *Salmonella typhi*. Als Kind hat Julia Windpocken durchgemacht. Die Familienanamnese ist unauffällig.

Die Eltern stellen Julia nun vor, da sie inzwischen täglich bis zu 3-mal Fieberschübe bis über 40°C mit Schüttelfrost hat. Heute – 1 Woche nach der Rückkehr- – hat das Kind außerdem 2-mal erbrochen und klagt über Kopfschmerzen. Auf Nachfrage berichtet Julia, dass sie schon seit Tagen keinen Appetit habe, teilweise auch Bauschmerzen, sich sehr schlapp fühle und an Gewicht verloren habe.

Der Hausarzt hatte das Kind bereits einmal gesehen und einen fieberhaften Infekt der oberen Luftwege diagnostiziert, einen Rachenabstrich entnommen, der jedoch unauffällig war; der daraufhin konsultierte Pädiater weist das Kind schließlich mit Verdacht auf Sepsis in die Kinderklinik ein.

Das insgesamt zarte Mädchen mit einem Gewicht von 26 kg wirkt deutlich krank, blass, müde und befindet sich in schlechtem Allgemeinzustand. Die Körpertemperatur beträgt 39,6°C, der Hautturgor ist ausreichend, die Schleimhäute sind jedoch trocken. Ein Exanthem oder Enanthem ist nicht erkennbar. Die Vitalparameter sind stabil, das Sensorium ist klar. Das Kind ist zeitlich und örtlich orientiert, zeigt adäquate Reaktionen und ist grob neurologisch unauffällig. Die Augen sind haloniert, der Rachen leicht gerötet, Tonsillen jedoch ohne Beläge. Es finden sich Lymphknotenschwellungen zervikal und inguinal, Herz und Lunge sind ohne pathologischen Befund, das ist Abdomen weich, ohne pathologische Resistenz oder Druckschmerz, die Darmgeräusche sind regelrecht. Die Leber lässt sich 3 cm unter dem Rippenbogen tasten, die Milz dagegen erscheint nicht vergrößert.

Die initiale Laboruntersuchung ergibt folgende Werte:

	Aktueller Wert	Normwert
Hämoglobin	14,2 g/dl	12,8–14,8 g/dl
Thrombozyten	39/nl	247–436/nl
Leukozyten	4,2/nl	4,5–13,0/nl
LDH	531 U/l	124–288 U/l
ASAT	90 U/l	14–58 U/l
CRP	0,4 mg/dl	<0,5 mg/dl
D-Dimere	382 µg/l	50–192 µg/l

Die Gerinnungsparameter sind normal, auffällig sind jedoch der Nachweis von Urobilinogen im Urin sowie freies Hämoglobin im Plasma mit 32 mg/dl (Normwert 0–10 mg/dl).

Fragen

1. **An welche Erkrankungen sollte Sie vor dem Hintergrund der Anamnese in erster Linie denken?**
2. **Welche Erreger sind differenzialdiagnostisch unbedingt auszuschließen?**
3. **Wie sollten Sie diagnostisch vorgehen?**
4. **Ist die Patientin in Gefahr und wenn ja, wodurch?**

Weiterer klinischer Verlauf

Aufgrund des Bildes einer akuten Hämolyse wurde das Kind auf die pädiatrische Intensivstation aufgenommen. Klinisch standen der schlechte Allgemeinzustand mit deutlicher Schwäche und eine auch sonografisch auffallende Hepatomegalie im Vordergrund. Des Weiteren traten intermittierend Bradykardien auf, die jedoch spontan sistierten.
Eine Malaria konnte mittels dickem Tropfen, Blutausstrich und Immunfluoreszenztest ausgeschlossen werden, die wiederholten Blutkulturen blieben steril, ein Mononukleose-Latextest war negativ.
Erst ein Schnelltest und die spezifische Serologie für ein virales hämorrhagisches Fieber waren der Schlüssel zur Diagnose: Dengue-spezifische IgM-Antikörper-ELISA: 17 U, Dengue-spezifische IgG-Antikörper-ELISA: 51 U. Später konnte das Virus mittels Immunfluoreszenz im Serum nachgewiesen werden.
Nach symptomatischer Therapie mit Glucose-Elektrolytlösungen und engmaschiger Kontrolle der Vitalparameter besserte sich der Zustand des Mädchens rasch, eine Hämolyse – wie auch die Thrombozytopenie – war noch über 4 Tage nachweisbar. Nach einer Woche konnte Julia mit deutlich besseren Laborwerten in gutem Allgemeinzustand sowie einer noch dezenten Hepatomegalie in die Obhut der Eltern entlassen werden.
Mögliche Blutungskomplikationen wie Petechien oder Menorrhagien traten nicht auf, eine ZNS-Beteiligung und auch eine manifeste Schocksymptomatik konnte nicht nachgewiesen werden.
Nach Angaben der Mutter stellte sich heraus, dass inzwischen mehrere Mitglieder der Reisegruppe an Dengue-Fieber und/oder Dengue hämorrhagischem Fieber bzw. Dengue–Schocksyndrom erkrankt waren!

Diagnose
Dengue-Fieber (DF)

Diskussion

Fieber nach Tropenaufenthalt als Leitsymptom tritt bei ca. 20% aller erkrankten Rückkehrer auf. In einer retrospektiven Studie der Universitätsklinik München hatten knapp 15% dieser Patienten eine tropentypische Erkrankung und hiervon wieder rund ein 1/3 eine Malaria. Das Gros bildeten jedoch nicht-tropenspezifische Erkrankungen, hier vor allem Infektionen der Atem- und Harnwege und Durchfallerkrankungen; mitunter in schwerer Ausprägung, jedoch nicht zwangsläufig mit eindeutig erkennbaren Leitsymptomen. Bei Kindern unter 6 Jahren dominieren mit gut 2/3 Infektionen als Fieberursache, in der Altersgruppe bis 14 Jahre machen diese jedoch nur noch etwa 1/3 aller möglichen Ursachen aus. In praxi steht v.a. die Malaria als Ausschlussdiagnose bei fieberhaftem Ereignis nach Tropenaufenthalt oft an erster Stelle.

Danach ist ein differenziertes Vorgehen anhand anamnestischer und klinischer Daten, der Schwere des Krankheitsbildes und weiterer Hauptsymptome die Grundlage für die weitere Diagnostik. Die detaillierte Reiseanamnese, der zeitliche Ablauf der Symptomatik, ggf. ähnliche Symptome bei Mitreisenden, ein besonderes Expositionsrisiko, der Impfstatus und die durchgeführte Prophylaxe geben wichtige Hinweise.

Kurze Inkubationszeiten von weniger als 10 Tagen, wie bei Dengue-Fieber, lassen auch andere Viruserkrankungen, insbesondere die Gelbfiebererkrankung als weitere wichtige Differenzialdiagnose zu.

Dem Patienten schlecht erinnerlich, aber anamnestisch von großer Bedeutung sind z.B. auch Expositionsrisiken wie Süßwasserkontakte und Insektenstiche ohne prominente Lokalreaktionen, wie sie für Arbovirosen, aber auch eine ganze Reihe anderer Erkrankungen typisch sind (z.B. Malaria, Leishmaniose, Filariose, Rickettsiose, Tularämie oder Babesiose).

Gelegentlich lassen sich Hinweise aus dem Fieberverlauf und dem Fiebertyp entnehmen. Das für Dengue typischerweise beschriebene biphasische Fieber ist jedoch nicht obligat und kann auch bei anderen Erkrankungen, insbesondere bei Gelbfieber oder Frühsommermeningoenzephalitis auftreten.

Dengue-Fieber ist also vor allem eine klinische Diagnose und der körperlichen Untersuchung sollte größte Sorgfalt beigemessen werden. Der extrem schlechte Allgemeinzustand der Patienten kann oft in diese Richtung weisen. Weiterhin wichtig ist der Nachweis einer Hepato- und/oder Splenomegalie, wobei diese sicher nicht spezifisch für Dengue sind, sie können ebenso z.B. bei der Malaria, Leishmaniose, bei Trypanosomiasis oder Leptospirosen auftreten.

Enttäuschenderweise können die als makulopapulös imponierenden exanthematischen **Hautveränderungen** bei Dengue-Infektionen auch für eine ganze Reihe anderer Erkrankungen viraler und bakterieller Genese charakteristisch sein; hierunter fallen in erster Linie Infektionen durch Epstein-Barr-Virus, Cytomegalie-Virus und HIV, aber natürlich auch andere virale hämorrhagische Fieber.

Auch generalisierte **Lymphknotenschwellungen** sind keinesfalls spezifisch für Dengue und nur im Zusammenhang mit anderen typischen klinischen Zeichen zu verwerten. So ist bei entsprechendem Alter und Expositionsmöglichkeit nach Tropenaufenthalt immer auch an eine HIV-Infektion zu denken.

Auch die für Viruserkrankungen typische **Leukopenie** kann weiterhin auch bei Salmonellosen, Malaria, Leishmaniose und Mycobakteriosen auftreten, und auch eine begleitende Thrombopenie schränkt das Spektrum der möglichen Erreger nicht wesentlich ein.

Zwar kommt es bei Dengue zu einer Apoptose der Hepatozyten mit entsprechendem Anstieg der leberspezifischen Enzyme, es tritt jedoch kein Ikterus auf, was sich als differenzialdiagnostisch wertvoll bei der Abgrenzung zu einer Gelbfieberinfektion erweisen kann.

Der Erreger

Dengue gehört wie Gelbfieber zur Gruppe der viralen hämorrhagisches Fieber (VHF). Beide Erreger gehören zum Genus der Flaviviren (Familie der Togaviridae, Stamm: Arboviridae), die eine Reihe von durch Zecken, Nagetiere oder Moskitos übertragene humanpathogener Arten umfasst. Von besonderer Bedeutung sind in den gemäßigten Klimazonen die *Frühsommerenzephalitis-Viren* sowie die in den letzten Jahren zunehmend häufiger beschriebenen Infektionen durch das *West-Nil-Virus*, das *Japanische Enzephalitis-Virus* und – in den Endemiegebieten – das *Gelbfieber-Virus*. Da bei diesen Infektionen eine Mensch-zu-Mensch-Übertragung eine absolute Rarität darstellt, besteht – im Gegensatz zu dem durch Filoviren (z.B. Ebola- oder Marburg-Virus) bedingten hämorrhagischen Fieber – keine Notwendigkeit der Isolierung der betroffenen Patienten.

Dengue-Viren bilden eine eigene Untergruppe mit 4 verschiedenen Serotypen (DEN 1-4), von denen DEN 2 die höchste Virulenz besitzt. *Dengue-Viren* sind umhüllte RNA-Viren mit ca. 10.200 Nukleotiden, die für 3 Struktur- und 7 Nichtstruktur-Proteine kodieren. Das Hüllprotein (E) induziert eine kurzzeitige protektive und zunächst gruppenspezifische Immunantwort, die langfristig aber nur noch typspezifisch wirkt. Eine Zweitinfektion mit einem anderen Dengue-Serotyp ist der wichtigste Risikofaktor für das Auftreten eines Dengue hämorraghischen Fiebers bzw. Dengue-Schocksyndrom (DHF/DSS). In Gegenwart von zirkulierenden nicht-neutralisierenden, kreuzreaktiven Antikörpern führt eine Neuinfektion zur Bildung von Immunkomplexen, die im Sinne eines sogenannten Immunenhancement durch Bindung an Fc-Rezeptoren einen verstärkten Befall der primären Zielzellen (Monozyten und Makrophagen) bedingt. Durch die vermehrte Freisetzung von Zytokinen, intrazellulärer Enzyme und Aktivatoren kommt es zum klassischen Bild des hämorrhagischen Schocks. Bislang ist die Pathophysiologie noch nicht richtig verstanden, ebenso wenig, warum Kinder, Frauen, chronisch Kranke mit Asthma oder Diabetes oder auch die weiße Rasse ein erhöhtes Risiko für das Auftreten eines DHF/DSS haben. Schließlich scheint auch das Risiko einer schweren Verlaufsform höher zu sein, je länger der Zeitabstand zwischen Erst- und Zweitinfektion ist.

Das typische DF/DHF ist also fast immer eine Zweitinfektion bei meist älteren immunkompetenten Kindern, am häufigsten bei Mädchen im Alter zwischen 7 und 12 Jahren, die sich in hyperendemischen Zonen längere Zeit aufhalten, wie auch in unserem Fall.

Dengue ist endemisch in mehr als 100 Ländern im tropischen und subtropischen Asien, in Australien, Ozeanien, Zentral- und Südamerika, in der Karibik und auch in Afrika (▣ Abb. 30.1). Nach Schätzungen der WHO gibt es circa 50–100 Millionen Infizierte pro Jahr und rund ½ Million Fälle von DHF weltweit mit einer Sterblichkeitsrate von rund 5%. Etwa 95% der Erkrankten sind Kinder. Vektoren sind weibliche Moskitos der tagaktiven Gattung Aedes aegypti und Aedes albopictus (sog. Tigermoskitos). Die extrinsische Inkubationszeit nach einer Blutmahlzeit beträgt im Moskito 8–11 Tage, die intrinsische Inkubationszeit nach Moskitostich 3–12 Tage, die Virämie im Moskito und sukzessive im Menschen beträgt bis zu 1 Woche. Eine Virusübertragung ist transovariell möglich.

Die Erkrankung

Die Symptomatik der Infektion reicht in Abhängigkeit vom Serotyp bzw. der Virulenz des Erregers und Alter, Immunitätslage, Ernährungszustand, Geschlecht und wohl auch der genetischen Disposition des Patienten von der asymptomatischen Infektion über einen grippeähnlichen Verlauf (DF) bis hin zum schweren Dengue hämorrhagischen Fieber (DHF), das zum Dengue-Schocksyndrom (DSS) führen kann.

Die (möglicherweise inapparente) Primärinfektion erfolgt meist innerhalb des 1. Lebensjahres. Zwischen dem 3. und 7. Lebensjahr oder als junger Erwachsener kommt es dann zur Sekundärinfektion, die schwerste Verläufe bieten kann.

Durch die Dengue-Infektion können alle Altersgruppen und – wie in unserem Fall – auch alle sozialen Schichten betroffen sein, wobei Touristen jedoch im Allgemeinen ein geringeres Erkrankungsrisiko haben. Das Spektrum der Erkrankung reicht von milden Infektionen bis hin zu ernsten, teilweise hochfieberhaften Verläufen mit Befall mehrerer Organsysteme und hämorrhagischer Diathese. Kennzeichnend für hämorrhagische Fieber ist die Trias aus Myalgie und Cephalgie, Exanthem und Fieber. Im schlimmsten Fall endet die hämodynamische Instabilität mit Schock und Kapillarschaden im akuten Nierenversagen und einer disseminierten intravasalen Gerinnung und führt zum Tode.

Kinder bis 4 Jahre erkranken oft mit uncharakteristischem 1–5 Tage dauerndem hohem Fieber mit Atemwegssymptomen. Wenn die Kinder älter sind, verläuft das Fieber oft biphasisch (engl. saddleback fever). Die typischen Symptome wie frontale und retroorbitale Kopfschmerzen, Bauch-, Kopf- und Gliederschmerzen und extreme Rückenschmerzen (engl. breakbone fever), die oft symptomführend sind, sowie ein makulopapulöses Exanthem sind nicht obligat oder werden übersehen und können bei nicht immunen Reisenden oft ganz fehlen. Im franko-romanen Sprachraum bedeutet »dengue« geziert, manieriert und deutet diagnostisch auf den schmerzhaft erschwerten, wie Getue wirkenden Gang der Erkrankten hin.

In den ersten Wochen klagen die Patienten auch über Übelkeit, generalisierte Lymphknotenschwellungen und Dysästhesien, wie in unserem Fall. Die dann auftretende Permeabilitäts- und Gerinnungsstörung führt zu Hypovolämie

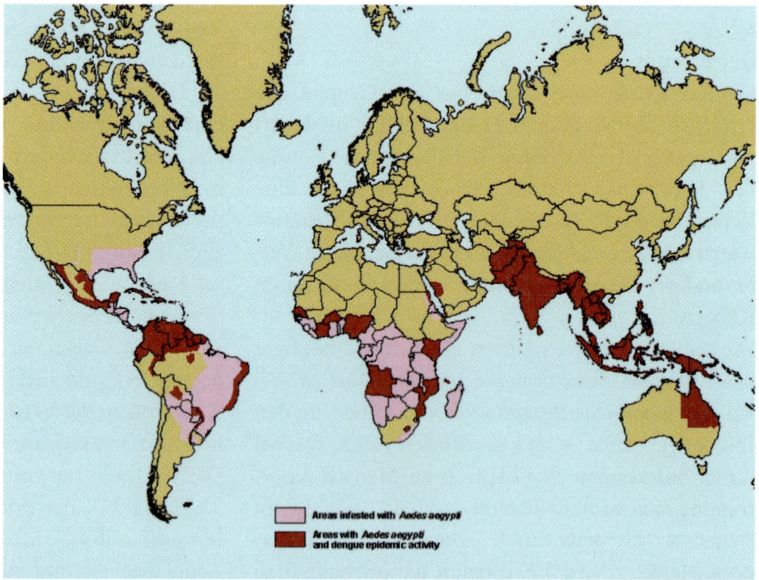

Abb. 30.1

und Schock. Nasen-, Haut- und Schleimhautblutungen werden hierbei beobachtet. Das gefürchtete DSS entwickelt sich um den 4. Krankheitstag herum und ist gekennzeichnet durch diese Hämorrhagien, Schock und konsekutive Koagulopathie.

Die Falldefinition der WHO (1997) des DHF umfasst folgende 4 Kriterien:

1. Akutes oder rezentes Fieber
2. Zeichen einer Hämolyse
3. Thrombozytopenie
4. Zeichen eines Kapillarlecks

Im vorgestellten Fall der 10-jährigen Julia fehlten zur Klassifikation als DHF lediglich die Zeichen eines Kapillarlecks (z.B. ein hoher Hämatokrit, niedriges Albumin oder Anzeichen eines Peritoneal- oder Pleuraergusses), so dass hier tatsächlich nur ein Dengue-Fieber (DF) vorlag.

Die **Labor-Diagnostik** umfasst die Virusisolierung, Antigen- und Antikörpernachweis und molekularbiologische Verfahren (PCR). Aufgrund der relativ kurzen Virämiedauer spielt die Virusisolierung mittlerweile eine untergeordnete Rolle. Zum Nachweis virusspezifischer Antikörper werden verschiedene Verfahren eingesetzt; insbesondere ELISA-Verfahren zum Nachweis virusspezifischer IgM-Antikörper, die eine typenspezifische Diagnose erlauben, sind am meisten verbreitet. 6–10 Tage nach Krankheitsbeginn können in 93–99% IgM-Antikörper nachgewiesen werden, die für ca. 3 Monate persistieren. Der Nachweis von viralem NS1-Antigen ebenfalls mittels ELISA ist Frühmarker einer Infektion und gilt als Hinweis für eine Virämie. Für weitergehende, auch entomologische und molekularepidemiologische Untersuchungen ist eine Reihe von PCR-Protokollen bekannt, ihre Anwendung für die primäre Diagnose erfolgt aber nicht routinemäßig.

Die **Therapie** der Dengue-Infektion bleibt symptomatisch (Volumen- und Eiweißgabe, strenge Bettruhe, Monitoring). Acetylsalicylsäure-haltige Präparate sollten bei der Schmerzbekämpfung vermieden werden, um das Risiko einer akuten Blutung nicht zu verstärken. Innerhalb von 14 Tagen kommt es meist zur Restitutio ad integrum. Der akut hämorrhagische Verlauf (DSS) hat allerdings eine Letalität von 30%.

Nach §6 Infektionsschutzgesetz (IfSG) sind der Krankheitsverdacht, die Erkrankung sowie der Tod an virusbedingtem hämorrhagischem Fieber namentlich zu melden.

Bei der **Prophylaxe** steht die Vektorkontrolle eindeutig im Vordergrund. In den USA und in Lateinamerika führten in den 1950er und 1960er Jahren mehrere Kampagnen zu einer weitgehenden Ausrottung der Überträgermücken und ihrer Brutstätten, sodass Dengue hier bis auf wenige Inselgebiete tatsächlich verschwand. Ein Ende der Programme in den 1970er Jahren machte diesen Erfolg jedoch zunichte; seitdem haben die Mücken und das Virus Lateinamerika, große Teile von Südamerika und die Karibik zurückerobert. In verschiedenen Ländern, wie z.B. Brasilien werden mittlerweile wieder groß angelegte Kampagnen zur Bekämpfung der Ausbreitung der Moskitos durchgeführt (Abb. 30.2 und Abb. 30.3).

Aktuelle Methoden der chemischen Vektorkontrolle konzentrieren sich auf den Einsatz von Larviziden für aquatische Moskito-Stadien. Denn die Mikrovernebelung von Insektiziden ist bei adulten Moskitos ohne Wirkung, häufig bestehen bereits Resistenzen gegenüber kommerziellen Aerosolen. Die biologische Vektorkontrolle (z.B. durch den Einsatz bestimmter Moskito-verzehrender Fischarten) ist noch weitgehend im Versuchsstadium; man konzentriert sich daher hier auf die Elimination der Brutstätten wie Wasserpfützen, Müllberge und unzureichende Drainagesysteme.

Die Individualprophylaxe für Reisende umfasst primär den Schutz vor Insektenstichen und den

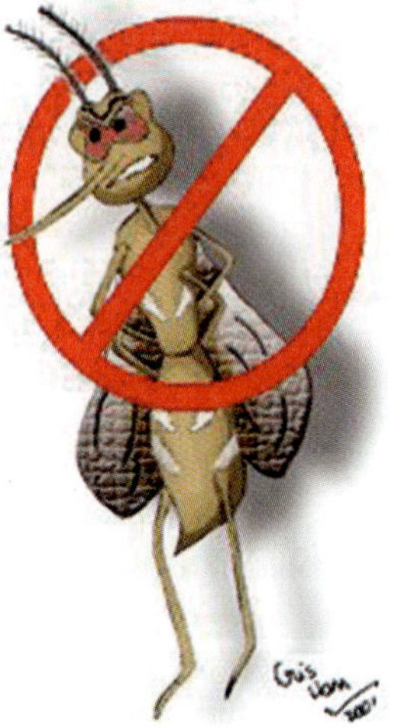

Abb. 30.2.

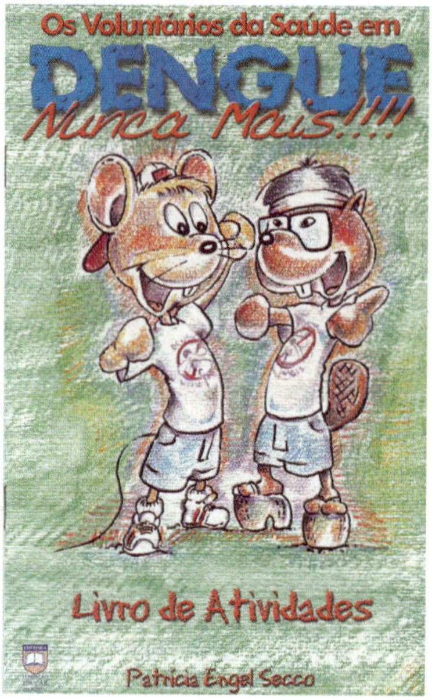

Abb. 30.3.

Gebrauch von Repellentien. Es gibt erste Versuche (Thailand), eine attenuierte tetravalente Vakzine als Impfstoff zu verwenden, auch an der Entwicklung eines rekombinanten Impfstoffes (USA) wird gearbeitet, ein marktreifes Produkt ist jedoch noch nicht in Sicht. Es ist hierbei wichtig zu wissen, dass eine durchgemachte Infektion oder Impfung zwar zu einer langanhaltenden typenspezifischen Immunität führt, jedoch keinen Schutz vor der Infektion mit den anderen Dengue-Subtypen bietet, sondern in Gegenteil, bei niedrigen Antikörpertitern gegen eine der 4 Subtypen, einen foudroyanten Krankheitsverlauf bei Infektion mit einem anderen Subtyp hervorruft.

1999 war das Dengue-Fieber die häufigste durch Mücken übertragene Viruskrankheit überhaupt. Etwa 2,5 Milliarden Menschen leben in Risikogebieten, wo Dengue auch heute noch ausgedehnte Epidemien verursacht. Mangelnde Vektorkontrolle, defekte Wasserversorgungssysteme und Rohrleitungen, steigende Mengen von Müll und Festabfällen, Bevölkerungsverdichtung und unkontrollierte Verstädterung, aber auch der rege Flugreiseverkehr sind die Probleme der Zeit. In Südostasien verzwanzigfachte sich die Inzidenz von DHF über die zurückliegenden 30 Jahre, dieselbe Entwicklung sehen wir auch für Amerika mit ca. 10-facher Häufung der Fallzahlen bis heute. Die Anzahl von berichteten Dengue-Infektionen in nichttropischen Ländern wächst bedrohlich. Nichtsdestotrotz bleibt Dengue oft asymptomatisch oder imponiert als unspezifischer fieberhafter Infekt und ist in vielen Ländern der Erde nicht meldepflichtig. Man muss also davon ausgehen, dass die tatsächlichen Infektions- und Erkrankungszahlen weit höher liegen als vermutet.

Wichtig

Der Anamnese »Fieber nach Tropenaufenthalt« sollte in allen Altersklassen stets besondere Aufmerksamkeit zugeteilt werden. Neben Malaria als einem der gefährlichsten »Reisemitbringsel« muss aufgrund der zunehmenden weltweiten Ausbreitung der Vektoren immer auch an das Vorliegen einer Dengue-Virusinfektion gedacht werden. Bei Unsicherheit bezüglich der Diagnose ist ein tropenmedizinisches Konsil dringend anzuraten.

Literatur

Bitzan M, Schmitz H (2003) Hämorrhagische Fieber. In: Deutsche Gesellschaft für pädiatrische Infektiologie e.V. (Hrsg) DGPI Handbuch »Infektionen bei Kindern und Jugendlichen«, 3. Aufl. Futuramed, München, S 295-303

Gubler DJ (1998) Dengue and dengue haemorrhagic fever. Clin Microbiol Rev 11:480-496

Guzman MG, Kouri G (2004) Dengue diagnosis, advances and challenges. Int J Infect Dis 8:69-80

Kurane I, Takasaki T (2001) Dengue fever and Dengue haemorrhagic fever: challenges of controlling an enemy still at large. Rev Med Virol 11:301-311 Rigau-Perez JG (1999) Case definition for dengue hemorrhagic fever. Ped Inf Dis 18:80

Schwartz E et al. (1996) Dengue fever among travellers. Am J Med 101:516-520

Robert KochInstitut: Steckbriefe seltener und »importierter« Virusinfektionen (Apr 2004)

Centres for Disease Control and Prevention: Dengue Fever Home Page (accessed 03 Feb 2004)

World Health Organization (WHO) (1997) Dengue haemorrhagic fever: diagnosis, treatment, prevention and control, 2nd edn. Geneva

Pferdepflege im Winterstall

Dieter Hassler

Klinische Präsentation

Eine zuvor völlig gesunde, sehr sportliche 28-jährige Patientin stellt sich kurz vor der Faschingszeit in der Allgemeinarztpraxis vor. Sie klagt über trockenen Husten und Fieber bis 38,5°C. Es bestehen keine sonstigen Symptome, kein Schnupfen, keine Pharyngitis, keine Kopf- oder Gliederschmerzen.

Die weitere Anamnese ist im Wesentlichen unauffällig: keine Auslandsaufenthalte in letzter Zeit, keine Medikamenteneinnahme. Sie gibt an, regelmäßig Sport zu treiben (Jogging). Während des Winters habe sie häufig in einem Pferdestall ausgeholfen, wo sie die Tiere regelmäßig gestriegelt habe.

Körperliche Untersuchung

Normalgewichtige, klinisch völlig unauffällige Patientin. Neurologisch unauffällig, HNO-Befunde und Auskultationsbefund über Herz und Lunge völlig normal, keine klinischen Hinweise auf Thrombose oder Embolie.

Weiterer Verlauf

Zunächst wird unter dem Verdacht auf eine banale Virusinfektion auf eine spezifische Therapie verzichtet.

Vier Tage später präsentiert sich die Patientin erneut in der Sprechstunde und gibt an, zunehmend unter Atemnot zu leiden. Die Temperatur liegt bei 38,9°C, auskultatorisch besteht der Verdacht auf eine Pneumonie rechts. Ein Röntgenbild der Thoraxorgane wird angefertigt (Abb. 31.1).

Die Laboruntersuchung für die wichtigsten Infektionsparameter ergab folgende Werte:

	Wert	Normbereich
BKS	25 mm/h	<30 mm/h
CRP	8,8 mg/l	<0,5 mg/l
Leukozyten	11,6 /nl	4,4–11,3/nl
Differenzialblutbild		
Lymphozyten	54%	30±10%
γ-GT	21 U/l	3–18 U/l
LDH	121 U/l	135–215 U/l
GOT/AST	18 U/l	10–35 U/l
Kreatinin	0,8 mg/dl	0,47-0,9 mg/dl

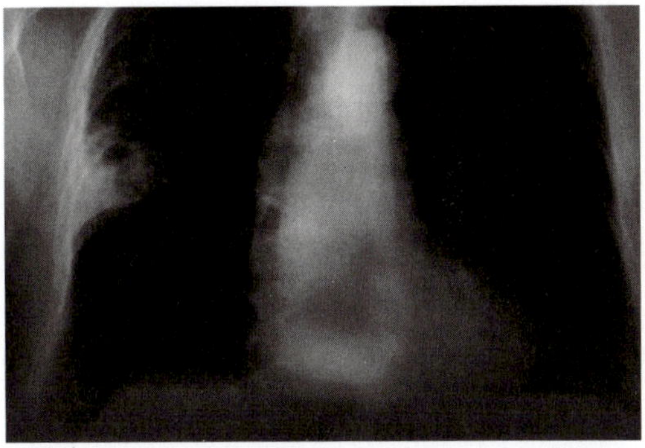

Abb. 31.1. Thoraxorgane im Röntgenbild

Fragen

1. **Welche Erreger sind differenzialdiagnostisch in Erwägung zu ziehen?**
2. **Welche antibiotische Therapie ist primär indiziert?**

Weiterer klinischer Verlauf

Die atypische Pneumonie wird mit Telithromycin 800 mg/Tag über 10 Tage behandelt, darunter entfiebert die Patientin prompt. Sie bleibt im weiteren Verlauf beschwerdefrei.

Mikrobiologie:

Sputumbakteriologie: normale Standortflora
Legionellenantigen im Urin: negativ
Antikörper gegen *Chlamydia pneumoniae*: negativ
Antikörper gegen Mykoplasmen: negativ
Antikörper gegen *Coxiella burnetii* (Q-Fieber): Phase II-IgM 1:64 positiv, Phase II-IgG 1:128 positiv, Phase I-Antikörper IgM und IgG negativ

Diagnose
Atypische Pneumonie bei Q-Fieber

Diskussion

Zahlreiche Erreger kommen als Verursacher einer »atypischen« Pneumonie in Betracht. Der Begriff »atypisch« stammt ursprünglich aus der Radiologie. Man grenzte die »typische«, also die streng an anatomischen Grenzen orientierte Lobärpneumonie, die überwiegend von *Streptococcus pneumoniae*, verursacht wird, von »atypischen«, also nicht an anatomischen Grenzen orientierten Infiltraten ab. Der Begriff wurde in den letzten Jahren aber immer mehr zu einem Synonym für eine Gruppe von Erregern, die bei konventionellen mikrobiologischen Verfahren kulturell nicht nachweisbar sind.

Eigentlich ist diese Einteilung aber falsch, da auch »klassische« Erreger wie etwa *Haemophilus influenzae* oder *Streptococcus pneumoniae* für atypische Infiltrate verantwortlich sein können.

Im vorliegenden Fall war es aufgrund des radiologischen Bildes nicht möglich, den verantwortlichen Erreger zu identifizieren. Daher wurde über eine Sputumbakteriologie ein klassischer Erreger ausgeschlossen. Da Chlamydien, Mykoplasmen, Legionellen und Coxiella nur mit speziellen, relativ aufwendigen Nachweisverfahren anzuzüchten sind, wählt man in der Regel serologische Verfahren zum Nachweis.

Erreger

1937 wurde das Q-Fieber von Derrick erstmals in Australien als klinische Entität beschrieben. In der Folge wurden Q-Fieber-Fälle aus fast allen Ländern der Welt mit Ausnahme von Neuseeland

Tab. 31.1. Differenzialdiagnose bei atypischen Pneumonien

Keim	Nachweis	Bemerkungen
Streptococcus pneumoniae	Kulturell	Lobärpneumonien, bakterielle Bronchitis
Haemophilus influenzae	Kulturell	Bakterielle Bronchitis, atypische Infiltrate
Moraxella catarrhalis	Kulturell	Bakterielle Bronchitis, atypische Infiltrate
Chlamydia pneumoniae	Serologisch, PCR	Atypische Infiltrate, schleichender Beginn
Mykoplasma pneumoniae	Serologisch, PCR	Influenzaartiges Krankheitsbild, hohes Fieber, meist Kinder und Jugendliche
Legionella pneumophila	Antigennachweis im Urin, serologisch	Meist hohes Fieber, atypische Infiltrate
Coxiella burnetii	Serologisch	Atypische Infiltrate, Myoperikarditis, Endokarditis, granulomatöse Hepatitis
Influenza-Virus	Schnelltest, Viruskultur	Grippepneumonie immer mit sehr schwerem Verlauf!
Respir. Syncytial-Virus	Antigennachweis	Bronchiolitis bei Kleinkindern

bekannt. Größere Epidemien wurden in Bulgarien in den 90er Jahren beobachtet, nachdem vermehrt Ziegen gehalten wurden. Dieser Zusammenhang mit der Haltung bzw. Verarbeitung von Schafen oder Ziegen besteht praktisch immer.

Da pathognomonische Symptome weitgehend fehlen, kommt es immer wieder zu Verzögerungen bei der Diagnosestellung.

Aktuelle Situation

Q-Fieber kommt auch in Deutschland häufiger vor als früher angenommen. Das Landesgesundheitsamt Stuttgart hat in den letzten Jahren mehr als 600 Fälle registriert. Hierzu gehören neben typischen Kleinepidemien auch viele sporadische Fälle. In den Jahren 1998 und 1999 sind in Baden-Württemberg mehrere größere Ausbrüche von Q-Fieber aufgetreten. Dies begann im Sommer 1998, in dem mehr als 100 Erkrankungen in Freiburg beobachtet wurden. Als Zentrum der Epidemie konnte das Gelände des alten Flugplatzes eingegrenzt werden, das gelegentlich zur Schafbeweidung genutzt wird (Kimmig u. Zöllner 1999).

Im August und September 1999 kam es zu mehreren Ausbrüchen im Gebiet von Rottweil und der schwäbischen Alb. Auch für diese konnten Schafkontakte als Ursache wahrscheinlich gemacht werden. In Rottweil hatten Schafe ihre Kälber auf Weiden geboren, durch die Wanderwege führen, in Stetten gab es eine Festveranstaltung mit Schafschur. Möglicherweise war die lang anhaltende Trockenheit ein wesentlicher Faktor, da es so zu einer verstärkten Aerosolbildung bzw. Staubentwicklung kam.

Erreger, Vektoren und Reservoire

Coxiella burnetii ist ein obligat intrazellulär lebender Erreger, der zu den Rickettsien gehört, wegen einiger grundsätzlich anderer Eigenschaften aber in eine eigene Gattung gestellt wurde. Eine auffallende Besonderheit von Coxiella ist die sehr hohe Resistenz gegen Austrocknung und Lichtexposition, weshalb noch nach Monaten Sekundärinfektionen, vor allem durch Aerosole möglich sind.

Primäre Überträger des Q-Fiebers sind in Europa Zecken der Gattung *Dermacentor*, die den langfristigen Infektionszyklus unterhalten. Nach Infektion von Ziegen oder Schafen gibt es mehrere Wege der Weiterverbreitung: infektiöser Zeckenkot kann in der Schafwolle zurückbleiben und per Aerosol weitere Infektionen verursachen, oder die Infektion kann über die Milch erkrankter Tiere weitergegeben werden. In der Praxis wohl am häufigsten ist der 3. Weg: Die Infektion führt beim trächtigen Muttertier zu einer Placentitis mit sehr hohen Keimzahlen im plazentaren Gewebe. Bleibt die Nachgeburt im Gelände liegen, kann nach Austrocknung ein hochinfektiöses Aerosol entstehen. Das Aufwirbeln des Staubs reicht dann oft schon aus, um den Erreger zu übertragen. *Coxiella* ist hochinfektiös, einige wenige Erreger genügen bereits.

In unserem Fall konnten wir die Infektionsquelle recht eindeutig zuordnen. Im Pferdestall, in dem unsere Patientin mitgearbeitet hatte, wurden auch Schafe im Winterstall gehalten. *Dermacentor*-Zecken gehen mit den Schafen in die Winterställe und befallen dort, wenn sich die Gelegenheit bietet, auch Kühe und Pferde. Wenn dann beim Striegeln der Pferde der trockene Zeckenkot aufgewirbelt wird, kann die Übertragung per Aerosol erfolgen.

Klinik

Zwei klinische Varianten sind bekannt: Die akute und die chronische Form des Q-Fiebers. Bei der akuten Form kommt es nach Aerosolübertragung (sehr selten nach Zeckenstich oder Genuss infizierter Milch) mit einer Inkubationszeit von ca. 20 Tagen in vielen Fällen nur zu einem milden, mehr oder weniger fieberhaften Infekt, in manchen Fällen aber auch zu einem hochfieberhaften Krankheitsbild mit Kopf- und Gliederschmerzen, häufig begleitet von einer atypischen Pneumonie.

Komplikationen sind nicht selten; neben einer granulomatösen Hepatitis können Myoperikarditiden und Meningitiden auftreten.

Die chronische Form führt häufig zu Endokarditiden, die nach einer Latenz von 3–20 Jahren beobachtet wurden.

Diagnostik

Da pathognomonische Symptome fehlen und die radiologische Diagnose einer atypischen Pneumonie viele Differenzialdiagnosen beinhaltet, kann die endgültige Diagnose meist nur serologisch gestellt werden. Hierfür finden 2 Antigene Verwendung: Bei der frischen Infektion werden zunächst Antikörper gegen das Phase II-Antigen gebildet, dann folgen im weiteren Krankheitsverlauf (in der KBR nach etwa 10 Wochen) Antikörper gegen das Phase I-Antigen. Beide können mit KBR oder Immunfluoreszenztest nachgewiesen werden.

Therapie

Das Q-Fieber wurde bisher in der Regel mit Tetracyclinderivaten, meist Doxycyclin (200 mg/20 Tage) behandelt. Heute stehen als Alternative Telithromycin (800 mg/d/14–20d) oder Fluorochinolone zur Verfügung, kontrollierte Studien zu diesen Präparaten existieren aber noch nicht. Bei der chronischen Form muss über mehrere Monate bis Jahre behandelt werden.

Wichtig

Für die »atypische Pneumonie« gibt es differenzialdiagnostisch zahlreiche in Frage kommende Erreger. Das Röntgenbild ermöglicht keine ätiologische Zuordnung!

Literatur

Kimmig P, Zöllner I (1999) Q-Fieber-Epidemie in Freiburg. Jahresbericht 1998 des Landesgesundheitsamtes Baden-Württemberg, Stuttgart, S 51-53

Maurin M, Raoult D (1999) Q-Fever. Microbiol Rev 12:518-553

Serbezov V, Kazar J, Novkirishki V, Gatcheva N, Kovacova E, Voynova V (1999) Q-Fever in Bulgaria and Slovakia. Emerg Infect Dis 5:388-394

Pneumonie

Hermann Zöllner-Kojnov, Dieter Teichmann

Klinische Präsentation

Frau F., eine 52-jährige in einer Gärtnerei Beschäftigte, erkrankt am 28. Mai während eines Urlaubs akut mit Schüttelfrost und Fieber (39°C). In der Folge stellen sich grippale Symptome und unproduktiver Husten ein. Sie verbrachte Ende Mai mit ihrem Mann und dem Enkelkind einen kurzen Urlaub an der Ostsee (Rostock) mit einer Schiffsreise und zwei Hotelaufenthalten. Am 29. Mai kehrt sie an ihren Heimatort zurück. Auf Anraten des Hausarztes erfolgt zunächst eine symptomatische Therapie mit 3×500 mg Paracetamol.

An Vorerkrankungen bestanden eine arterielle Hypertonie (Einnahme von Betablocker und ACE-Inhibitor), eine Varikosis (Z.n. Varizen-OP 2002) und eine rezidivierende Tonsillitis (Tonsillektomie 1990). Bekannt war eine Cotrimoxazol-Allergie. Berufsbedingt liegen ein häufiger Kontakt zu Insektiziden/Pestiziden sowie ein regelmäßiger Umgang mit Erde, Humus, Kompost etc. vor. Die Patientin ist Nichtraucherin und gibt einen nur gelegentlichen Alkoholgenuss (Wein) an.

Am 30. und 31. Mai tritt eine Verschlechterung des Zustands auf, das Fieber steigt über 39°C. Es dominieren Schwäche, Dyspnoe, Tachykardien und Cephalgien. Als sich die fieberhafte Patientin am 2. Juni in der allgemeinärztlichen Praxis vorstellt, registriert der Hausarzt neben Husten und Pleurodynie eine Sinustachykardie von 160/min sowie eine deutliche Extrasystolie bei gleichzeitiger Hypotonie (RR 110/65 mmHg). Unter dem Verdacht einer parainfektiösen Myokarditis bei viraler respiratorischer Infektion erfolgt durch den alarmierten Rettungsdienst die notfallmäßige Einweisung in das nahe städtische Klinikum.

Die Röntgenaufnahme des Thorax in der Klinik (Abb. 32.1) zeigt am Aufnahmetag (2. Juni) eine deutliche Transparenzminderung im Bereich des rechten Mittel- und Oberfeldes der Lunge. Im EKG ist eine supraventrikuläre Extrasystolie bei Sinustachykardie (130/min) auffällig, welche gut auf kleine Betablockerdosen anspricht. Echokardiografisch zeigt sich eine unbedeutsame Mitralinsuffizienz I.°, EF 59%. Ein Perikarderguss und Zeichen einer rechtskardialen Belastung finden sich nicht (PAP normal). Klinisch zeigen sich jetzt neben Schwindel und weiter bestehender Dyspnoe in Ruhe ein zunehmender produktiver Husten, auskultatorisch Nachweis rechtsbetonter pneumonischer RG. Eine antibiotische Therapie mit Clarithromycin (2×500 mg täglich i.v.) wird nach Anlage von peripher-venösen Blutkulturen bei Temperaturen bis 40°C sofort begonnen. Die

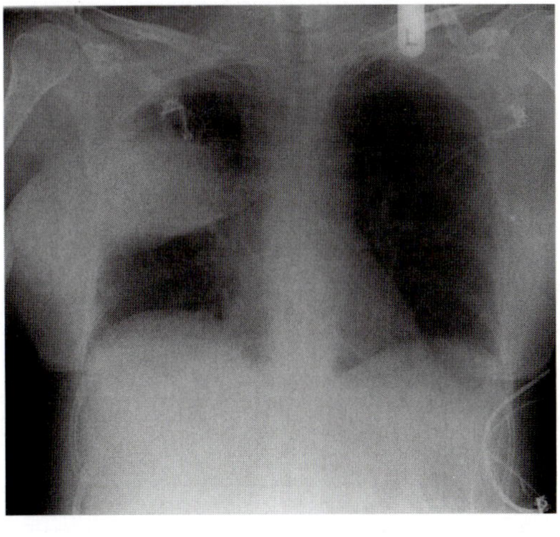

Abb. 32.1. Röntgen-Thorax bei Klinikaufnahme (Lobärpneumonie rechts)

Patientin muss wegen Oxygenierungsproblemen noch am Aufnahmetag auf die Intensivstation verlegt werden.

Bei den Laborparametern sind folgende Werte am 2. und 4. Juni auffällig:

	2.06.	4.06.	Normwert
Parameter			
Natrium	130 mmol/l	133 mmol/l	135–145 mmol/l
CRP	143 mg/	167 mg/	<10 mg/l
Leukozyten	17,6/nl	14/nl	4,0–10,0/nl
IL_6 im Serum	84,6 ng/	570 ng/	<5,4 ng/l
Procalcitonin	10,3 µg/l	14 µg/l	<0,8 µg/l
Albumin%	48%	52%	55–70%
$Alpha_2$-Fr. %	18,5%	20,1%	8–12%
SaO_2%	85%	90%	93–99%

Im Differenzialblutbild vom 2. Juni werden 82% Segmentkernige (Norm 56±10%), 5% Stabkernige (5±3%), 7% Lymphozyten (30±10%), 6% Monozyten (6±4%), keine Eosinophilen (3±2%) gesehen. Die BSG liegt bei 45 mm/h (Norm <30 mm/h). Im Normbereich befinden sich alle sonstigen Serum-Elektrolyte, Kreatinin, Harnstoff, CK, CK-MB, Troponin, Myoglobin, ASAT, ALAT, Lipase, Amylase und Bilirubin.

Folgende mikrobiologische Untersuchungsbefunde wurden erhoben:

Legionellen-AG-Test (im Urin)	Negativ
Influenza-PCR (Rachenabstrich)	Negativ
Influenza A/B-Serologie	Ohne richtungsweisenden Befund
Chlamydien-Mikro-IFT	Ohne richtungsweisenden Befund
Mykoplasmen-IgM EIA	Negativ

Der Zustand der Patientin ist weiter als kritisch zu bezeichnen. Die Sauerstoffsättigung liegt unter Sauerstoffapplikation über eine Maske (Flow 5 l/min) zwischen 89 und 91%. Es kommt zunehmend zur Expektoration von jetzt rötlich-braun gefärbtem Sputum. Ein am 5. Juni angefertigtes kontrastmittelverstärktes Thorax-CT zeigt rechtsseitig eine Pleuraergussbildung (Abb. 32.2) sowie eine ausgedehnte rechtsseitige karnifizierende Pneumonie mit nachweisbarem positivem Luftbronchogramm (Abb. 32.3).

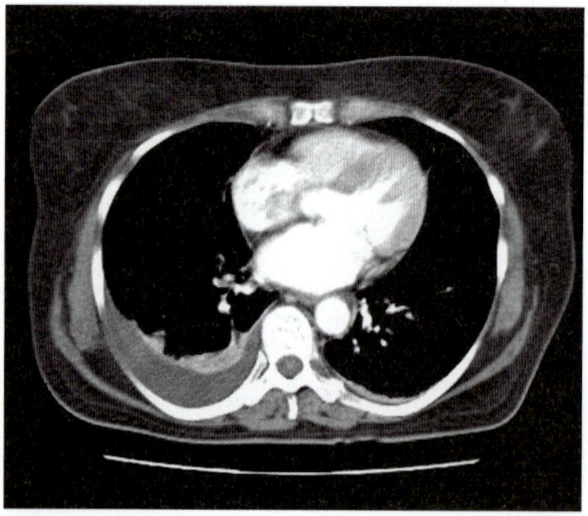

Abb. 32.2. Thorax-CT Bild mit Pleuraergussbildung rechts und Pleuritis

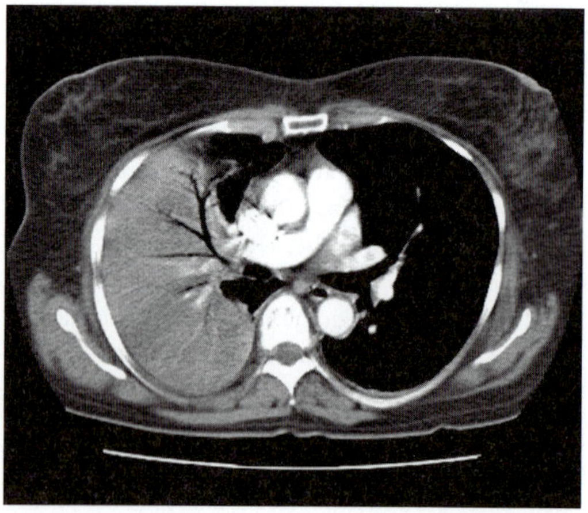

Abb. 32.3. Thorax-CT Bild mit karnifizierender Pneumonie rechts, Hepatisationsstadium mit dargestelltem positiven Aerobronchogramm

Fragen

1. **Welchen Befund erwarten Sie aus der Blutkultur?**
2. **Gibt es aus der Anamnese Hinweise auf eine Verdachtsdiagnose?**

Weiterer klinischer Verlauf

Das Ergebnis der angelegten Blutkulturen zeigt in 3 von 4 Flaschen das Wachstum von *Streptococcus pneumoniae*. Anhand der Empfindlichkeitstestung (Resistenzen bestehen gegen Gentamicin, Erythromycin und Cotrimoxazol, eine nur intermediäre Empfindlichkeit gegen Ciprofloxazin) wird die antibiotische Therapie am 5. Juni auf Ceftriaxon (2×2 g i.v.) umgestellt. Bereits am gleichen Tag kommt es zur klinischen Besserung der Gesamtsituation der Patientin, eine Stabilisierung der Oxygenierung tritt ein. Auch die übrigen paraklinischen Befunde zeigen eine deutliche Regredienz (CRP 100 mg/l, Leukozyten 8,0 /nl). Die Patientin kann am Folgetag, den 6. Juni, auf eine Normalstation verlegt werden. Der pulmonale Auskultationsbefund bessert sich signifikant. Die antibiotische Therapie sowie die üblichen supportiven Maßnahmen (physikalische Therapie, Atemtraining, Mukolyse etc.) werden insgesamt für 14 Tage (bis 19. Juni) fortgesetzt. In einer Röntgenverlaufskontrolle (Abb. 32.4) wird der weitere Rückgang der Lobärpneumonie festgestellt. Die 52-jährige Patientin kann am 20. Juni aus der Klinik entlassen werden und tritt eine 3-wöchige Rehabilitationsmaßnahme an. Für den weiteren Verlauf wird der Patientin über den Hausarzt eine Pneumokokken-Schutzimpfung zu einem späteren Zeitpunkt empfohlen.

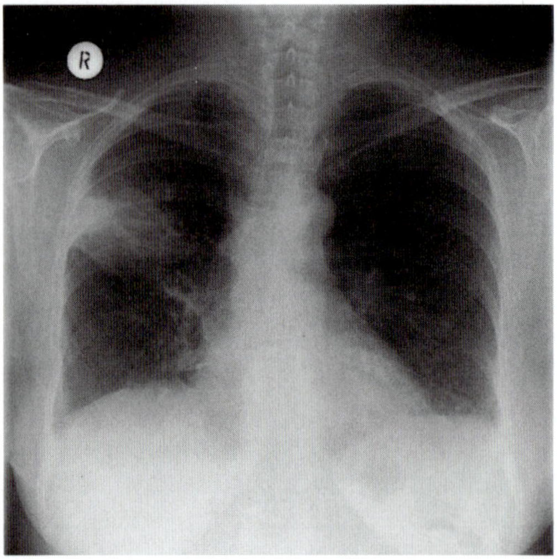

Abb. 32.4. Röntgen-Thorax im Verlauf (abklingende Pneumonie)

Diagnose

Schwere Pneumokokken-Lobärpneumonie durch einen makrolidresistenten Stamm von *Streptococcus pneumoniae* mit sekundärer Durchbruchsbakteriämie

Diskussion

Mikrobiologie des Erregers

Streptococcus pneumoniae wurde bereits 1880 als häufigster Erreger von Pneumonien erkannt. Es handelt sich um grampositive, katalasenegative Diplokokken. Zurzeit sind etwas mehr als 90 Serotypen identifiziert, wobei jedem Serotyp eine eigene Struktur der Polysaccharidkapsel eigen ist. Kapsellose Mutanten gelten als wenig virulent. Aufgrund der Bekapselung entgehen Pneumokokken der Phagozytose. Pneumolysin, ein Toxin, hat v.a. Wirkungen auf zilientragende Zellen des Respirationstraktes und auf Granulozyten. Die klinischen Symptome einer Pneumokokkenerkrankung entstehen überwiegend durch die Aktivierung des Komplementsystems und der Zytokinproduktion durch bestimmte zelluläre Bestandteile der Pneumokokken (Peptidoglykan, C-Substanz, Teichonsäure). Etwa 10–20% der gesunden Erwachsenen sind Träger des Erregers, bei bis zu 40% der Kleinkinder kann der Erreger in den oberen Luftwegen nachgewiesen werden. Eine Übertragung ist durch engen Kontakt möglich und spielt z.B. in Kindergärten oder Pflegeheimen eine bedeutende Rolle. Kindergärten gelten allgemein als Herd der Transmission resistenter Stämme.

S. pneumoniae ist einer der bedeutendsten bakteriellen Infektionserreger im Bereich der Pädiatrie sowohl in quantitativer, als auch in qualitativer Hinsicht, verursacht er doch eine große Anzahl ernsthafter Infektionskrankheiten, wie z.B. Sepsis, Pneumonie und purulente Meningitis. Die Pneumokokkenmeningitis pflegt oft als Komplikation einer zunächst im HNO-Gebiet lokalisierten Infektion (Otitis media, Mastoiditis, Sinusitis) aufzutreten und ist statistisch gesehen bei Kindern nach *Neisseria meningitidis* der zweithäufigste Meningitiserreger (Letalität bis 20%). Manifestationen in Form eines LungenaAbszesses, eines Pleuraempyems oder einer Endokarditis sind häufig. Seltenere pneumokokkenassoziierte Erkrankungen sind z.B. die Gonarthritis oder die Pneumokokkenkonjunktivitis (mit möglicher Komplikation durch ein Ulcus serpens corneae und Endophthalmitis). Neben Kindern sind v.a. Personen in der Altersgruppe ab 55 Jahre, insbesondere durch ambulant erworbene Pneumokokkenpneumonien, gefährdet.

Die Pneumokokkenpneumonie ist die häufigste Todesursache unter den prinzipiell durch eine Impfung vermeidbaren Infektionserkrankungen. Die Chancen der Prophylaxe werden leider zu wenig genutzt, nur 5–8% der Zielgruppe der Pneumokokkenimpfung (z.B. Patienten mit anatomischer bzw. funktioneller Asplenie, Patienten mit kardiovaskulären Erkrankungen, Diabetiker, Dialysepatienten, Alkoholiker, Patienten mit Immunsuppression, Personen ab dem 60. Lebensjahr u.a.) sind immunisiert. Weltweit nimmt die Penicillin- und Makrolidresistenz der Pneumokokken zu. In verschiedenen Ländern (USA, Hongkong, Spanien, Frankreich, Ungarn, Polen u.a.) sind Penicillinresistenzraten bis 45% beschrieben. Während in Deutschland die Resistenz gegen Pneumokokken noch immer unter 1% liegt (◘ Abb. 32.5), ist in den letzten 10 Jahren eine deutliche Zunahme der Resistenz gegen Makrolide zu verzeichnen, wobei es große lokale Unterschiede gibt. Es besteht ein eindeutiger Zusammenhang zwischen dem unkritischen Einsatz von Makroliden und der Resistenzentwicklung. Nach Mitteilung des Nationalen Referenzzentrums (NRZ) für Streptokokken (Reinert 2002) zeigen bei respiratorischen Infektionen ca. 10% der Erreger eine Makrolid-Resistenz, während die Zahl bei schwereren und invasiven Infektionen durch *S. pneumoniae* bei Erwachsenen und bei Kindern mit 17% bzw. 28% deutlich höher liegt.

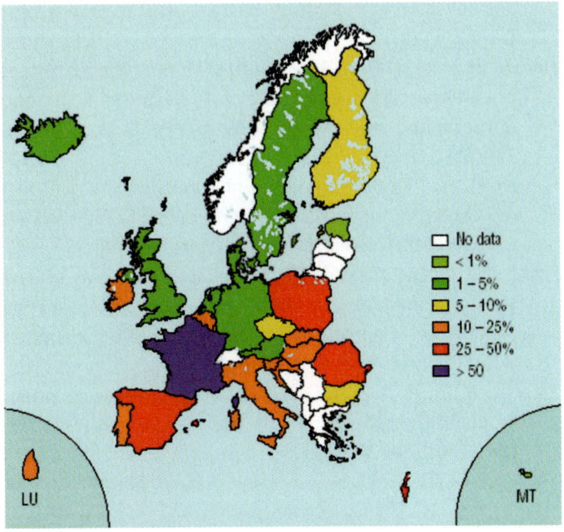

◘ Abb. 32.5. Häufigkeit Penicillin-nichtempfindlicher *S. pneumoniae* in Europa 2002 (Quelle: EARSS 2003)

Klinische Bewertung

Retrospektiv betrachtet war die initiale antibiotische Monotherapie der an einer schweren Pneumonie Erkrankten 52-jährigen Patientin mit einem Makrolid nicht der Schwere des Krankheitsbildes angemessen. Eine Kombinationsbehandlung mit z.B. einem durch Betalaktamase-Hemmer verstärktem Aminopenicillin oder einem Cephalosporin wäre indiziert gewesen. Die Patientin hatte sich in Norddeutschland aufgehalten, einem Gebiet, in dem überdurchschnittlich häufig makrolidresistente Pneumokokken auftreten. Der Übertragungsmodus ist wahrscheinlich in dem engen Kontakt zum mitreisenden Enkelkind zu sehen, das aus Rostock stammt und eine Kindertagesstätte besucht, in der es im April und Mai zu einer Häufung respiratorischer Infektionen gekommen war. Klassische Risikofaktoren für den Erwerb einer invasiven Pneumokokkeninfektion (wie z.B. Alkoholismus, Zigarettenrauchen, chronische pulmonale Erkrankungen, Unterernährung, Leberzirrhose, HIV-Infektion, Niereninsuffizienz, Diabetes mellitus) lagen bei der Betroffenen nicht vor. Inwieweit die chronische berufliche Exposition mit Insektiziden/Pestiziden zu einer lokalen Störung der mukoziliaren Clearance bei der Patientin beigetragen und möglicherweise die invasive Infektion mit verursacht hat, sei dahingestellt.

Bei Pneumokokkeninfektionen sollten folgende Punkte unbedingt beachtet werden:

- Die lokale Resistenzsituation ist bei der Therapiewahl auch mit zu berücksichtigen, allein die Makrolidresistenz ist in Deutschland regional unterschiedlich häufig (z.B. Rostock 23%, Stuttgart 43%, Dresden 0,5%).
- In den betreffenden Fällen (z.B. Spanienrückkehrer) ist die Reiseanamnese genau zu erheben, da verschiedene Länder mit einem hohen Vorkommen penicillin- und makrolidresistenter Pneumokokken assoziiert sind.

- Häufig ist bei der klassischen Lobärpneumonie durch Pneumokokken ein rasches Auftreten des Fiebers ohne wesentliche Prodromi nach einem initialen, heftigen Schüttelfrost zu beobachten.
- Besonders ältere Patienten können jedoch afebril reagieren und weisen aufgrund altersbezogener Störungen des Immunsystems sowie zusätzlicher chronischer Begleiterkrankungen ein hohes Risiko für schwere Verläufe auf.
- Prädiktoren für einen schweren Verlauf und eine ungünstige Prognose sind: Bettlägerigkeit, Fehlen von Schüttelfrost, erhöhtes Kreatinin, Hypotonie.
- Ein positives Aerobronchogramm im Röntgenbild ist überdurchschnittlich häufig mit bakteriämischen Verläufen assoziiert.
- Zwingend und unabdingbar ist die Anlage von Blutkulturen, da oftmals innerhalb der ersten 48 Stunden bei schweren Erkrankungen der Erregernachweis im Blut möglich ist. Die positive Blutkultur ist diagnosebeweisend und grenzt eine Pneumokokkenpneumonie gegen den saprophytären Nachweis von *S. pneumoniae* in Abstrichen aus dem oberen Respirationstrakt ab.
- Ältere Patienten mit Begleiterkrankungen können z.B. mit Ceftriaxon behandelt werden, bei Sepsis wird oft die Gabe eines Aminoglykosids zusätzlich zum Drittgenerationscephalosporin geraten. Bei HNO-Infektionen ist der Einsatz eines mittels Betalaktamase-Inhibitor geschützten Aminopenicillins ratsam. Bei einer Penicillinunverträglichkeit wird primär Ceftriaxon oder Cefotaxim verordnet. Bei Meningitis gelten spezielle Empfehlungen (s. Hinweise der Paul-Ehrlich-Gesellschaft für Chemotherapie).
- Nach Empfehlungen des NRZ für Streptokokken (Aachen) sollten Makrolide und auch Cotrimoxazol nur nach durchgeführter Sensibilitätstestung eingesetzt werden, da oft Parallelresistenzen vorliegen. Bei hochgradig penicillinresistenten *S. pneumoniae* ist der Einsatz von Glykopeptid-Antibiotika möglich. Ebenfalls selten sind Resistenzen gegen Amoxicillin-Clavulansäure.
- Einen raschen Hinweis auf die Diagnose liefert der Pneumokokken-Antigentest im Urin, der aber auch bei Pleurapunktaten oder Liquor (bei Meningitis) angewendet werden kann. Er ersetzt allerdings nicht die Kultur bzw. den mikroskopischen Erregernachweis.
- Die klassischen Stadien der Anschoppung, roten und grauen Hepatisation sowie der Lysis sind unter einer antibiotischen Therapie verwischt.

Wichtig

Die Pneumokokkenpneumonie ist weiterhin die häufigste Form der ambulant erworbenen Pneumonien (60–80% aller Fälle), ein radiologischer Befund einer Lobärpneumonie sollte unbedingt an Pneumokokken denken lassen.

Literatur

Balmer P, North J, Borrow R et al. (2003) Measurement and interpretation of pneumococcal IgG levels for clinical management. Clin Exp Immunol 133(3):364-369

EARSS (European Antimicrobial Resistance Surveillance System) http://www.earss.rivm.nl/ EARSS Annual Report 2002

Höffken G et al. (2005) S3-Leitlinie zu ambulant erworbener Pneumonie und tiefen Atemwegsinfektionen. Pneumologie 59:612-664

Hryniewicz W (2003) Alexander Project – 5 years in Poland. Pol Merkuriusz Lek 14(79):5-8

Lode H et al. (2005) Pneumonie – Therapiehandbuch für Kliniker. Zett-Verlag Steinen

Marimon JM, Larruskain J et al. (2003) Fluoroquinolone and makrolide treatment failure in pneumococcal pneumonia and selection of multidrug-resistent isolates. Emerg Infec Dis 9(9):1159-1162

Nuorti JP et al. (1998) An outbreak of multidrug-resistant pneumococcal pneumonia and bacteremia among unvaccinated nursing home residents. N Engl J Med 338:1861-1868

Reinert RR et al. (2002) Emergence of makrolide and penicillin resistance among invasive pneumococcal isolates in Germany. J Antimicrobial Chemotherapy 49:61-68

Smith MD, Cartwright K et al. (2003) Rapid diagnosis of bacteremic pneumococcal infections in adults by using the Binax Now Streptococcus pneumoniae urinary antigen test. J Clin Microbiol 41(7):2810-2813

Zalacain R, Torres A et al. (2003) Community-acquired pneumonia in the elderly: Spanish multicentre study. Eur Respir J 21(2):294-302

Schwere Geburt

Peter Eiring, Ralf Brangenberg

Klinische Präsentation

Eine 28-jährige Schwangere (2. Gravida, 2. Para) wird Ende Januar mit heftigen unstillbaren Wehen in der 34. Woche stationär aufgenommen. Der bisherige Schwangerschaftsverlauf war unauffällig, alle Vorsorgeuntersuchungen wurden wahrgenommen. Ebenso war die 1. Schwangerschaft komplikationslos verlaufen. Die Patientin berichtet lediglich von einem schweren grippalen Infekt, der 3 Wochen zuvor aufgetreten und ohne antibiotische Behandlung nach ca. 10–14 Tagen wieder abgeklungen war.

Die körperliche Untersuchung der Schwangeren ergibt keine Auffälligkeiten, die Körpertemperatur beträgt 37,0°C. Umgehend wird eine tokolytische Behandlung eingeleitet. Nachdem das CRP mit 137 mg/l (Normwert: <5 mg/l) und die Leukozytenzahl mit 25 /nl (Normwert 4,0–10,4 / nl) bestimmt sind, im CTG eine fetale Tachykardie nachweisbar ist und die Wehentätigkeit trotz medikamentöser Tokolyse nicht zum Stillstand kommt, wird eine Sectio caesarea durchgeführt.

Dabei wird aus grünem Fruchtwasser ein Mädchen geboren, das spontan atmet, jedoch kurzzeitig – v.a. beim Absaugen – immer wieder Bradykardien zeigt. Der APGAR-Index beträgt 1,5 und 10 min. nach vollendeter Geburt: 6,8 und 8 (Bewertung der Punktzahlen zur Vitalitätsbeurteilung: 0–3 schlecht, 4–6 mittelmäßig, 7–10 normal), das Geburtsgewicht 2010 g. Die körperliche Untersuchung ergibt als auffällige Befunde exspiratorisches Stöhnen, interkostale Einziehungen und vereinzelt feuchte Rasselgeräusche über den Lungen. Fehlbildungen sind nicht zu erkennen.

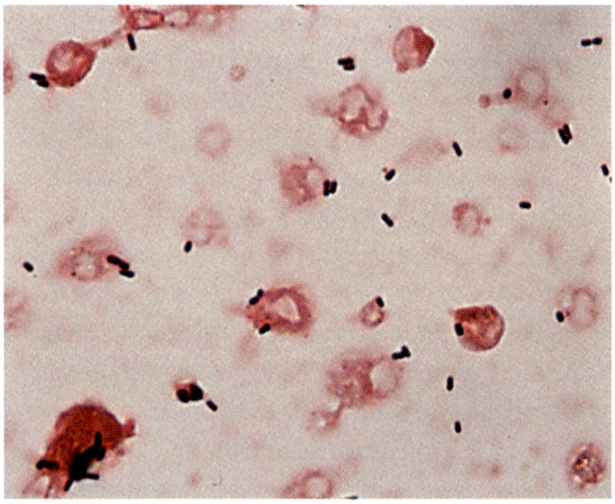

Abb. 33.1. Grampräparat aus der Blutkultur

Die Körpertemperatur beträgt 37,1°C, das CRP ist mit 126 mg/l deutlich erhöht. Umgehend werden beim Frühgeborenen Blutkulturen sowie Gehörgangs- und Leistenabstriche für die mikrobiologische Untersuchung entnommen.

Bereits am gleichen Tag werden die Blutkulturen positiv gemeldet; im angefertigten Grampräparat sind kurze pleomorphe grampositive Stäbchen bzw. grampositive Kokken zu erkennen (Abb. 33.1).

Fragen

1. **Welche Erreger sind differenzialdiagnostisch in Erwägung zu ziehen?**
2. **Welche antibiotische Therapie ist primär indiziert?**
3. **Auf welche Organsysteme des Frühgeborenen sollte besonderes Augenmerk gerichtet werden?**

Weiterer klinischer Verlauf

Unmittelbar nach der Geburt wird das Mädchen auf die pädiatrische Intensivstation aufgenommen. Neben dem mit 126 mg/l deutlich erhöhtem CRP fallen in den weiteren Untersuchungen ein erhöhter Interleukinwert (semiquantitativ 100–300 pg/ml), eine Leukozytopenie mit 5,5/nl (58% segmentkernige und 15% stabkernige Granulozyten) und eine Thrombozytopenie mit 99/nl auf.

Klinisch imponiert eine Pneumonie mit einem Infiltrat links apikal im Röntgen-Thorax. Initial benötigt das spontan atmende Kind 30% Sauerstoff in der Inkubatorluft. Bei Verdacht auf eine bakterielle Infektion wird umgehend eine Behandlung mit Ampicillin und Cefotaxim begonnen.

Nachdem die in der Blutkultur nachgewiesenen pleomorphen grampositiven Stäbchenbakterien als *Listeria monocytogenes* identifiziert wurden, wird die Behandlung mit Ampicillin und Gentamicin, die sich bei der In-vitro-Testung als wirksam erwiesen hatten, fortgesetzt. Aus den am Tag der Geburt entnommenen Gehörgangs- und Leistenabstrichen werden in sehr hoher Keimzahl ebenfalls *Listeria monocytogenes* isoliert.

Bei der pathologisch-anatomischen Untersuchung der zeitgerecht entwickelten Plazenta zeigen sich umschriebene Abszedierungen mit Zottendestruktionen sowie eine eitrige Chorioamnionitis (■ Abb. 33.2).

Die im weiteren Verlauf durchgeführte Lumbalpunktion zeigt lediglich 29 Zellen/µl. Weder kulturell noch mittels PCR werden im Liquor *Listeria monocytogenes* oder andere Bakterien nachgewiesen. Durch eine augenärztliche Untersuchung kann eine Chorioretinitis ausgeschlossen werden, die Schädelsonographie ist unauffällig. Klinisch bessert sich der Zustand des Kindes rasch, es bestehen keine Symptome eines septischen Schocks. Ab dem 5. Lebenstag wird keine zusätzliche Sauerstoffgabe mehr benötigt, die antibiotische Therapie wird nach insgesamt 14-tägiger Dauer beendet. Bis auf eine initiale Berührungsempfindlichkeit entwickelt das Frühgeborene keine neurologischen Auffälligkeiten. Das Elektroenzephalogramm und die otoakustischen Emissionen sind zum Zeitpunkt der Entlassung unauffällig.

Um eine Übertragung der Listerien auf andere Kinder zu verhindern, wird das frühgeborene Mädchen auf der pädiatrischen Intensivstation isoliert und strikte Hygienemaßnahmen eingehalten. Am 4. Lebenstag werden im Stuhl *Listeria monocytogenes* nachgewiesen.

Nach schneller Genesung des Kindes, insgesamt 14-tägiger antibiotischer Behandlung und negativem Stuhlbefund am 18. Lebenstag wird die Isolierung schließlich aufgehoben, wobei Maßnahmen der strikten Händehygiene und für das Kind reservierte Pflegeutensilien weiter beibehalten werden.

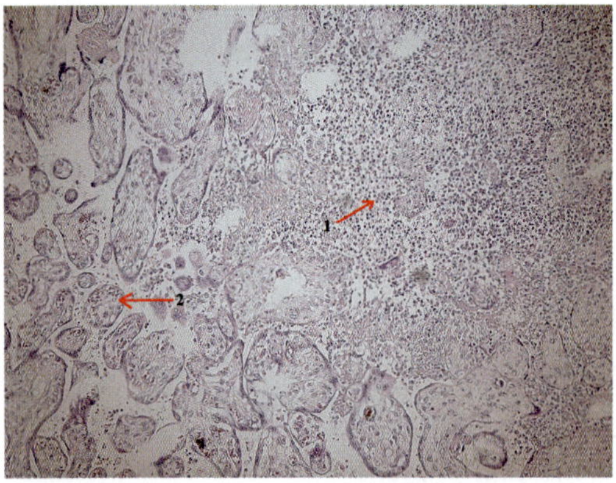

■ **Abb. 33.2.** Umschriebener Plazentaabszess (*Pfeil 1*) mit Granulozytenanhäufung (blau) und umgebender erhaltener Zottenstruktur (*Pfeil 2*) bei Listeriose (HE-Färbung)

Diagnose

Intrauterine Infektion mit *Listeria monocytogenes*

Diskussion

Die Häufigkeit generalisierter bakterieller Infektionen wird mit 1,1–2,7% der Lebendgeborenen angegeben (Roos 2003), wobei bei Frühgeborenen die Inzidenz höher als bei Reifgeborenen liegt. Bei der Early-onset-Sepsis sind B-Streptokokken die häufigsten Erreger, gefolgt von *Escherichia coli*, *Staphylococcus aureus*, *Klebsiella spp.*, Enterokokken, ß-hämolysierende Streptokokken der Gruppen A und C und *Listeria monocytogenes* in abnehmender Häufigkeit. Bei noch unbekanntem Erreger wird eine Initialtherapie mit Ampicillin plus Cefotaxim bzw. Cefotiam oder Ampicillin plus Aminoglykosid empfohlen.

In unserem Fall waren im mikroskopischen Präparat aus der Blutkulturflasche kurze pleomorphe grampositive Stäbchenbakterien zu erkennen. Dies könnte primär den Verdacht auf Listerien lenken, doch ist – v.a. in Präparaten aus klinischem Untersuchungsmaterial – die mikroskopisch-morphologische Abgrenzung gegenüber B-Streptokokken und Enterokokken als häufigere Erreger intrauteriner bzw. neonataler Infektionen nur selten sicher möglich, da sich hier alle 3 Bakteriengruppen heterogen und damit sehr ähnlich darstellen können.

Welcher Mikroorganismus im Einzelfall für eine Infektion verantwortlich ist, hängt sowohl von den speziellen Erregereigenschaften, als auch von mütterlichen und kindlichen Faktoren – u.a. allgemeine und erregerspezifische Immunitätslage, Schwangerschaftsalter, Integrität der Fruchthöhle – ab. In den Fällen, in denen die Erreger nicht per Aszension aus dem Vaginaltrakt die Fruchthöhle infizieren, erreichen sie das Kind über die Plazenta, wohin sie mit dem mütterlichen Blut gelangen. Dort können sie in der Folge – falls sie nicht eliminiert werden – lokalisierte Infektionen verursachen. Dies lag wohl auch in dem hier beschriebenen Fall vor, wo die histologische Untersuchung mehrere granulozytäre Infiltrate mit Zottendestruktionen und eine eitrige Chorioamnionitis nachwies. Von diesen Infektionsherden der Plazenta ausgehend verursachen die Mikroorganismen über die Nabelschnurgefäße eine primär systemische, septische Infektion beim Kind. Deshalb können beim Kind grundsätzlich alle Organe von der Infektion betroffen sein, häufig Leber, Milz und ZNS. Bei Kontamination des Fruchtwassers mit den Erregern lassen sich diese häufig in den Lungen der Neugeborenen nachweisen. Je nach Art, Menge und Virulenz der Infektionserreger auf der einen Seite und der – intrauterin ohnehin nur eingeschränkt funktionierenden – immunologischen Abwehrmechanismen des Kindes auf der anderen Seite kommt es zum intrauterinen Fruchttod, zu Defektheilungen oder zur Geburt eines klinisch gesunden Kindes (wobei allerdings, z.B. bei der Toxoplasmose, Organschäden auch erst Jahre später erkennbar werden). Klinisch hinweisend auf eine Infektion des Ungeborenen können Fieber bzw. erhöhte laborchemische Entzündungsparameter bei der Mutter, vorzeitige Wehentätigkeit, vorzeitiger Blasensprung, grünes Fruchtwasser und CTG-Veränderungen, wie eine fetale Tachykardie, sein.

Bei dem von uns betreuten Frühgeborenen lag eine intrauterine Infektion mit *Listeria monocytogenes* vor. Dieses Bakterium kommt ubiquitär in der Umwelt, auf Pflanzen und bei Tieren vor. Die Aufnahme in den Menschen erfolgt in der Regel mit der Nahrung, v.a. mit rohem Gemüse, unpasteurisierter Milch und daraus hergestellten Produkten, Käse (in erster Linie Weichkäse) sowie nicht ausreichend gegartem Fleisch. Da Listerien sich auch bei niedrigen Temperaturen (4°C) vermehren, können bei längerer Lagerung im Kühlschrank primär nur gering kontaminierte Lebensmittel nach einiger Zeit sehr hohe Keimzahlen enthalten und so leicht zu einer Infektionsquelle werden. Menschen, die ein erhöhtes Risiko haben, an einer Listeriose zu erkranken, – u.a. Schwangere – sollten Nahrungsmittel mit einer potentiell hohen Listerienkontamination, z.B. Weichkäse, meiden oder nur nach gründlichem Waschen (Gemüse) bzw. ausreichender Erhitzung (Fleisch) zu sich nehmen. Eine Impfung gegen *Listeria monocytogenes* ist derzeit nicht verfügbar.

Das grampositive, katalasepositive Stäbchenbakterium *Listeria monocytogenes* wird zu den fakultativ intrazellulären Mikrorganismen gerechnet, da es sich nicht nur im Extrazellularraum des infizierten Organismus, sondern v.a. innerhalb von Makrophagen, Epithelzellen und anderen Zellen vermehrt. Hier ist es vor Antikörpern, Komplement und weiteren extrazellulären Abwehrmechanismen geschützt. Da die immunologische Kontrolle einer *Listeria-monocytogenes*-Infektion somit letztendlich nur durch das T-lymphozytäre System möglich ist, treten systemische Infektionen in erster Linie bei einer Minderfunktion der zellulären Immunität auf, z.B.: bei AIDS, bei Lymphomen, bei iatrogener Immunsuppression (u.a. organtransplantierte Patienten), bei schwangeren Frauen, bei Embryonen und Feten, bei Neugeborenen, aber auch bei Menschen mit einem Lebensalter über 60 Jahre (Lorber 2005).

Durch das ubiquitäre Vorkommen wird *Listeria monocytogenes* zwangsläufig immer wieder mit der Nahrung aufgenommen. Bei immunkompetenten Menschen wird dieses Bakterium schnell eliminiert. Nur selten treten Symptome auf, gelegentlich Fieber und Gliederschmerzen, aber auch Gastroenteritiden. Eine systemische Infektion bei empfänglichen Personen äußert sich meist als Sepsis und/oder Meningitis bzw. Enzephalitis mit hoher Letalität; andere Organe sind kaum betroffen. In der Schwangerschaft können Listerieninfektionen asymptomatisch verlaufen oder mit hohem Fieber, Kopfschmerzen, Gliederschmerzen, Gelenkschmerzen und Abgeschlagenheit (Begleitsymptomatik der Bakteriämie) einhergehen, ohne dass das Vollbild einer Sepsis oder eine ZNS-Beteiligung vorhanden ist. Diese Infektionen sind im Allgemeinen selbstlimitierend. In dem hier vorliegenden Fall berichtet die Mutter über einen ca. 3 Wochen vor Wehenbeginn durchgemachten schweren »grippalen Infekt« (im Januar nicht ungewöhnlich), der nicht antibiotisch behandelt wurde. Retrospektiv kann diese grippale Infektsymptomatik auch als Listerieninfektion gedeutet werden.

Fieber und Infektionen in der Schwangerschaft sind nicht zuletzt wegen der potentiellen Gefahren für das Ungeborene immer ernst zu nehmen. Besonders im 3. Trimenon, in dem die Listeriose am häufigsten auftritt, sollte sie differenzialdiagnostisch in Erwägung gezogen werden; der Erregernachweis gelingt üblicherweise aus Blutkulturen, gelegentlich aus Stuhlproben und Vaginalabstrich. Bei frühzeitiger Diagnose und Therapie kann nicht nur die Infektion der Mutter, sondern auch die des Kindes geheilt bzw. die Infektion des Kindes sogar verhindert werden. Im Falle einer abgelaufenen Listeriose sind in der nächsten Schwangerschaft keine besonderen Maßnahmen erforderlich – außer den üblichen diätetischen Hinweisen an die Schwangere; insbesondere ist keine antibiotische Prophylaxe im Rahmen der nächsten Geburt nötig (Lorber 2005).

Die intrauterine Listeriose ist eine seltene Erkrankung (jährlich werden etwa 30–40 Fälle von Neugeborenenlisteriose gemeldet (Robert Koch-Institut 2007)), die unterschiedlich schwere Verläufe nehmen kann. Neben Kindern, die gesund geboren werden, und Neugeborenen mit mehr oder weniger ausgeprägten Infektzeichen sieht man nicht selten Kinder, die intrauterin oder kurz nach der Geburt versterben – gelegentlich unter dem Bild der Granulomatosis infantiseptica mit dissemierten listerienhaltigen Granulomen und Mikroabszessen. Bei erkrankten Neugeborenen werden 2 Verlaufsformen unterschieden: Eine Early-onset-Sepsis, v.a. bei Frühgeborenen nach erfolgter intrauteriner Infektion und eine Late-onset-Meningitis, wohl nach intrapartaler Infektion im mütterlichen Vaginaltrakt bzw. nach nosokomialer Übertragung. Die Letalität der neonatalen Listeriose liegt bei ca. 30% (Handrick u. Hof 2003). Die Diagnose wird durch Erregernachweis in Haut-, Nasen-, Rachen-, Gehörgangsabstrich, Mekonium, Blut, Liquor und ggf. in Fruchtwasser und Plazenta gestellt.

Zur antibiotischen Therapie der Listeriose wird Ampicillin als Mittel der Wahl verwendet (Handrick u. Hof 2003; Lorber 2005), wobei auf Grund von Hinweisen auf synergistische Effekte die Kombination mit Gentamicin empfohlen wird. Im Falle einer Ampicillinunverträglichkeit kann Cotrimoxazol eingesetzt werden. Imipenem und Meropenem sind schwächer wirksam, Vancomycin wirkt nur unzuverlässig, Cephalosporine zeigen keinen klinischen Erfolg. Bei der Behandlung einer Listeriose in der Schwangerschaft sind zusätzlich die Einschränkungen der Indikationen einzelner Antibiotika zu berücksichtigen.

Obwohl *Listeria monocytogenes* üblicherweise mit der Nahrung aufgenommen und nicht direkt von Mensch zu Mensch übertragen wird, gibt es dennoch Berichte über Kreuzinfektionen auf Neugeborenenstationen (Pejaver et al. 1993) und in der Geburtshilfe, die eine Isolierung der erkrankten Kinder (und der erkrankten Mütter) sowie ein striktes Hygienemanagement erforderlich machen. In diese Maßnahmen müssen neben dem Personal und den Eltern auch die Besucher miteinbezogen werden, die nicht nur temporär als Keimüberträger fungieren können, sondern im Falle von immunkompromittierten Personen – und schwangeren Frauen – auch selbst gefährdet sind.

Gemäß § 7 des Infektionsschutzgesetzes ist der direkte Nachweis von *Listeria monocytogenes* aus Blut, Liquor und anderen normalerweise sterilen Substraten und bei Neugeborenen aus allen Untersuchungsproben meldepflichtig (Meldung erfolgt durch das Labor).

Wichtig

Bei schweren grippalen Infektionen in der Schwangerschaft ist immer auch an die Listeriose zu denken und ggf. eine entsprechende Diagnostik einzuleiten.

Literatur

Handrick W, Hof H (2003) Listeriose. In: Deutsche Gesellschaft für pädiatrische Infektiologie e.V. (Hrsg) DGPI Handbuch »Infektionen bei Kindern und Jugendlichen«, 4. Aufl. Futuramed, München, S 465-469

Lorber B (2005) *Listeria monocytogenes*. In: Mandell GL, Bennet JE, Dolin R (eds) Principles and practice of infectious diseases, 6th edn. Elsevier Churchill Livingstone, Philadelphia, S 2478-2484

Pejaver RK, Watson AH, Mucklow ES (1993) Neonatal cross-infection with Listeria monocytogenes. J Infect 26:301-303

Robert Koch-Institut (2007). Listeriose. In: Infektionsepidemiologisches Jahrbuch für 2006. Berlin,S 124-128

Roos R (2003) Neonatale bakterielle Infektionen. In: Deutsche Gesellschaft für pädiatrische Infektiologie e.V. (Hrsg.) DGPI Handbuch »Infektionen bei Kindern und Jugendlichen«, 4. Aufl. Futuramed, München, S 893-895.

Sepsis

Heinrich K. Geiss, Rita Feldhues, Oliver Nolte, Ralf Rieker

Klinische Präsentation

Herr H.S., ein 69-jähriger Rentner, wird Anfang Januar 2000 von seinem Hausarzt zum Ausschluss einer Neoplasie bei seit Oktober einsetzendem Gewichtsverlust von nunmehr insgesamt 20 kg mit zunehmender Müdigkeit und Appetitlosigkeit in ein naheliegendes Kreiskrankenhaus eingewiesen. Neben einer arteriellen Hypertonie und einer Prostatahypertrophie waren keine weiteren gravierenden Erkrankungen in der Anamnese bekannt. Der Patient verneint Fieber, Nachtschweiß, Husten oder Auswurf.

Während des 14-tägigen stationären Aufenthaltes werden zahlreiche laborchemische und physikalische Untersuchungen durchgeführt, die keinen direkten Anhalt auf das Vorliegen eines Tumors ergaben. Herz und Lunge sind auskultatorisch unauffällig. Die Röntgenaufnahme des Thorax zeigt eine kleinfleckige Zeichnungsvermehrung über allen Lungenabschnitten im Sinne einer interstitiellen Lungenerkrankung, die Lungenfunktionsprüfung ergibt eine geringgradige restriktive Ventilationsstörung, was zur Diagnose Staublunge bei langjähriger beruflicher Staubexposition als Maurer führt. Laborchemisch fällt eine ausgeprägte Thrombopenie von 15/nl (Normwert 150–440/nl), ein erhöhter LDH-Wert von 274 U/l (120–240 U/l), eine beschleunigte BSG von 114 mm/h bei normalem CRP-Wert auf.

Zur Abklärung der unklaren Thrombopenie wird der Patient in der hämatologischen Ambulanz der Universitätsklinik untersucht. Dabei zeigt die Knochenmarkszytologie einen unauffälligen Befund, eine sonografische Untersuchung des Abdomens ergibt neben einer Splenomegalie den Verdacht auf ein Lymphom der Leberpforte. Die nachfolgende Dreiphasen-Spiral-CT-Untersuchung zeigt einen 5×5 cm großen Tumor der rechten Nebenniere mit zahlreichen kleinen Nekrosen und paraaortalen Lymphomen.

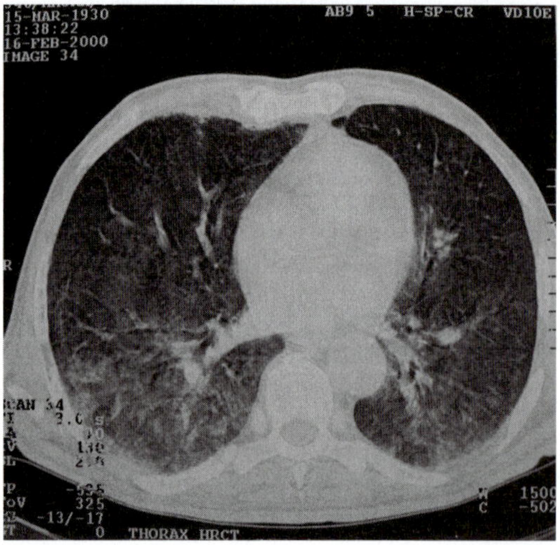

Abb. 34.1. High-resolution-CT (HRCT) des Thorax mit kleinfleckiger Zeichnungsvermehrung und fibrotischen Veränderungen

Zur weiteren Abklärung der Raumforderung und zur Behandlungsplanung wird der Patient wiederum stationär aufgenommen. Dabei zeigt die computertomografische Untersuchung der Lunge (Abb. 34.1) entsprechend dem Röntgenbild einen hochgradigen fibrotischen Umbau beider Lungen, wobei ein Malignom der Lunge nicht sicher auszuschließen ist.

Bei den Laborparametern sind folgende Werte auffällig:

Parameter	Aktueller Wert	Normalwerte
Hämoglobin	17,6 g/dl	12–15 g/dl
Erythrozyten	6,8/pl	4,0–5,2/pl
Hämatokrit	52%	36–47%
Thrombozyten	16/nl	150–440/nl
Leukozyten	7,14/nl	4,0–10,0/nl
Prothrombinzeit	86%	>100%
Harnstoff	90 mg/dl	<45 mg/dl
Natrium	133 mmol/l	135–145 mmol/l
Eisen	5 µmol/l	14–32 µmol/l
Natrium (24 h-Urin)	61 ml	120–260 ml
Kreatinin-Clearance	49 ml	90–120 ml
LDH	283 U/l	120–240 U/l
GOT	37 U/l	<18 U/l
ALP	400 U/l	40–170 U/l
Amylase	161 U/l	<110 U/ml
Tumormarker:		
– CA 19-9	124 U/ml	<37 U/ml
– β-2-Mikroglobulin	11,7 U/ml	<2,5 U/ml
– sCD25	5480 U/ml	<900 U/ml
Proteinelektrophorese:		
– Albumin	44%	55–70%
– Gamma-Globulin	36,1%	12–20%

Im Normbereich sind alle übrigen Elektrolytwerte, Kreatinin, CK, GPT, GGT, Lipase, Bilirubin, BSG und CRP.

Am 22.02.2000 wird der Patient zur Adrenalektomie bei V.a. Nebennierenkarzinom in die Chirurgische Klinik überwiesen. Bei der Laparotomie finden die Chirurgen in der Peritonealhöhle multiple kleine Knötchen, die als hochgradiger Verdacht auf eine Peritonealkarzinose interpretiert werden. Eines dieser Knötchen wird reseziert und zur Schnellschnittuntersuchung in die Pathologie gebracht.

Fragen

1. **Welchen pathologischen Befund erwarten Sie?**
2. **Gibt es aus der Vorgeschichte Hinweise auf Ihre Verdachtsdiagnose?**

Weiterer klinischer Verlauf

Das Ergebnis des intraoperativen Peritonealbiopsat zeigt ausgedehnte, teils granulomatöse Entzündung mit Riesenzellen ohne zentrale Verkäsung, kein Anhalt für Malignität (◘ Abb. 34.2a,b). Es wurde noch intraoperativ mit einer 4-fach tuberkulostatischen Therapie (Rifampicin, Streptomycin, Ethambutol und Isoniazid) begonnen und der Patient wurde beatmet auf die Intensivstation verlegt. Bereits in den ersten postoperativen Stunden kam es zur Kreislaufinstabilität mit hohem Volumenbedarf und Katecholaminpflichtigkeit. Bereits zu diesem Zeitpunkt war ein invasives Beatmungsregime mit FiO_2-Werten zwischen 0,75 und 1,0 mit hohem Beatmungsdrücken notwendig, um eine ausreichende Oxygenierung zu gewährleisten. Bei anhaltend septischen Temperaturen wurden mehrfach Blutkulturen gewonnen und zusätzlich eine maximale Sepsistherapie mit Meropenem plus Netilmicin sowie Hydrocortison eingeleitet. Die Situation war für die nächsten Tage auf niedrigem Niveau stabil, verschlechterte sich aber nach 5 Tagen und der Patient verstarb am 1.3. im Multiorganversagen.

Die Obduktion ergab folgende Befunde:

In keinem Lungenabschnitt liessen sich mikroskopisch Schwielen, silikotische Granulome oder Veränderungen im Sinne einer interstitiellen Fibrose nachweisen. Es fanden sich neben anthrakotischem Pigment zahlreiche, zentral verkäsende miliare Herde, z.T. begleitet von einzelnen Epitheloidzellen und Riesenzellen vom Langhans-Typ (◘ Abb. 34.3). Die gleichen Veränderungen fanden sich in Leber, Knochenmark der Wirbelsäule sowie Nebennieren. In der Milz (◘ Abb. 34.4) fanden sich dagegen zahlreiche Nekrosen, ohne dass im Randbereich Epitheloid- bzw. Riesenzellen nachzuweisen waren. Hiluslymphknoten, Schilddrüsen, Herz, Magen, Darm, Mesenterium, Hoden, Prostata und Nieren waren frei von tuberkulösen Granulomen.

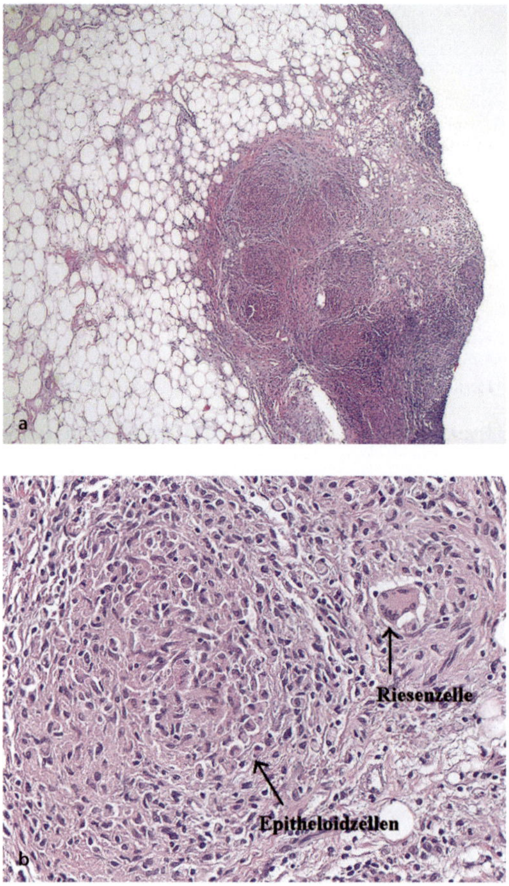

◘ **Abb. 34.2a,b.** Histologisches Bild des intraoperativen Knotens mit Nachweis von granulomatösen Reaktionen mit Epitheloid- und Riesenzellen

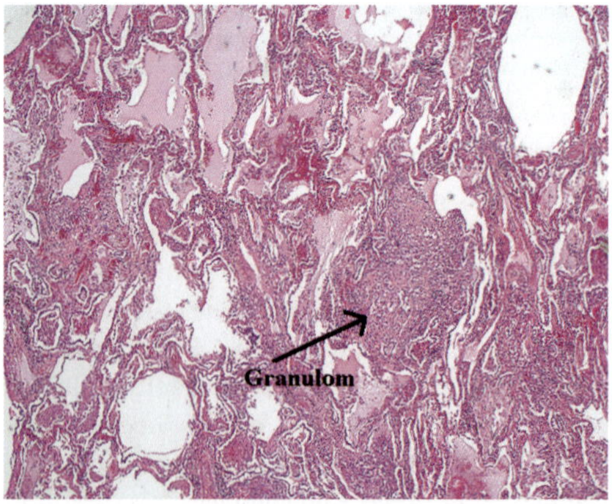

◘ **Abb. 34.3.** Histologisches Bild der Lunge mit Granulombildung

Mikrobiologische Untersuchungen

Ein intraoperativ gewonnenes Trachealsekret war mikroskopisch negativ, das intraoperative Peritonealbiopsat ergab dagegen den massenhaften Nachweis von säurefesten Stäbchen. Am darauffolgenden Tag untersuchtes Trachealsekret wies spär-

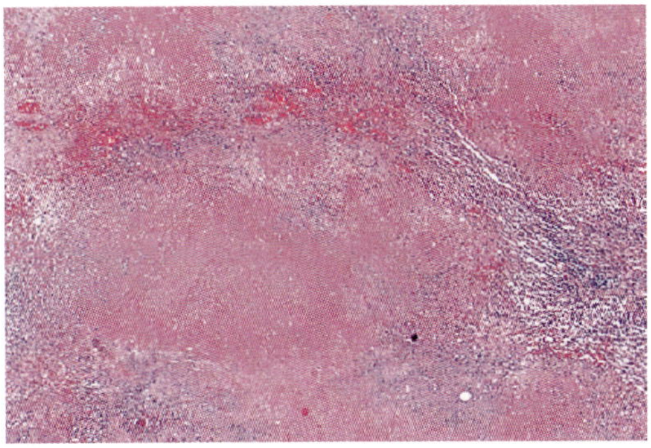

Abb. 34.4. Histologisches Bild der Milz mit zahlreichen Nekrosen ohne Ausbildung einer epitheloidzelligen/granulomatösen Reaktion

lich säurefeste Stäbchen auf. Bei den beiden letztgenannten Proben waren die PCR-Untersuchungen positiv für *Mycobacterium-tuberculosis-Komplex*. Der kulturelle Erregernachweis gelang lediglich aus dem 1. postoperativen Trachealsekret (das intraoperativ gewonnene Material war Formalin-fixiert und damit für die Kultur nicht mehr verwendbar) nach insgesamt 8-wöchiger Bebrütung in einer Flüssigkultur (BACTEC 460TB, BD Biosciences, Heidelberg). Die Speziesidentifizierung war mit klassisch en biochemischen Verfahren nicht möglich und wurde mit Hilfe des Spoligotypings am Nationalen Referenzzentrum für Mykobakterien (Leiterin: Dr. Rüsch-Geerdes) durchgeführt und ergab *Mycobacterium microti*.

Diagnose
Landouzy-Sepsis durch *Mycobacterium microti* (»vole Type«) bei Miliartuberkulose

Diskussion

Mikrobiologie des Erregers

M. microti gehört zum *Mycobacterium-tuberculosis*-Komplex. Das primäre Reservoir von *M. microti* sind Wühlmäuse. Ursprünglich als variatio muris von *M. tuberculosis* beschrieben, gilt *M. microti* heute als eigenständige Unterart innerhalb des Komplexes. Kennzeichnend sind das vergleichsweise langsame Wachstum und spezifische Muster in molekularbiologischen Untersuchungsverfahren, dem sog. Spoligotyping, einem Verfahren zur Analyse repetitiver DNA-Sequenzen. Mit konventionellen biochemischen Tests lässt sich *M. microti* nicht sicher ansprechen. Zwei Typen sind bekannt, der sog. »*vole*«-Typ aus der Wühlmaus und der »*llama*«-Typ, der ursprünglich aus einem Llama isoliert worden war.

Infektionen des Menschen mit *M. microti* werden in der Literatur ausgesprochen selten beschrieben. Bislang sind weniger als ein Dutzend Fälle berichtet worden. Dies muss nicht notwendigerweise an einer relativen Seltenheit des Erregers liegen. Ursächlich kann neben der Fehlidentifikation auch das sehr langsame Wachstum sein, welches zu kulturell falsch-negativen Befunden führt.

Als Mitglied des *M.-tuberculosis*-Komplex wird *M. microti* allerdings in den konventionellen PCR-Verfahren mit erfasst (z.B. Nachweis des *M. tuberculosis*-Komplex-spezifischen Insertionselements IS6110).

Klinische Bewertung

Eine Reihe von Symptomen und Befunden hätte bei kritischer Wertung bereits frühzeitig differenzialdiagnostisch an eine Tuberkulose denken lassen müssen:

- Starker Gewichtsverlust innerhalb einer kurzen Zeit bei HIV-negativen Patienten ist sicherlich zum einen malignom- oder lymphomverdächtig, die zweithäufigste Ursache ist aber immer noch die disseminierte Tuberkulose.
- Bei der Miliartuberkulose sind charakteristisch eine ausgeprägte Thrombopenie, manchmal auch eine Monozytose; bei Leberbeteiligung kommt es zur mäßigen Transaminasenerhöhung, zur deutlich erhöhten alkalischen Phosphatase bei meist fehlenden Cholestasezeichen. Hyponatriämie ist ein häufiges Zeichen bei Nebennierenbefall und ebenso bei der tuberkulösen Meningitis.
- Die Sensitivität von Tumormarkern zum Nachweis von Tumoren ist generell als nicht sehr hoch einzuschätzen. Insbesondere die im vorliegenden Fall deutlich erhöhten löslichen Interleukin-2-Rezeptoren (sCD 25 bzw. sIL-2R) geben lediglich einen Hinweis auf die Anwesenheit aktivierter T-Lymphozyten. Hier-

bei sind pathologisch erhöhte Werte für eine Reihe von Erkrankungen, neben verschiedenen Formen der Leukämie oder Lymphomen, auch für verschiedene Infektionskrankheiten, u.a. Mykobakteriosen beschrieben.

- Lungenerkrankungen wie Staublunge oder Silikose koinzidieren in hohem Maße mit einer Lungentuberkulose (Silikotuberkulose).

Durch die frühzeitige und mehr oder weniger alleinige Festlegung auf ein Nebennierenkarzinom wurde die Durchführung einer Tuberkulin-Hauttestes schlichtweg vergessen, so dass tatsächlich erst das intraoperative Schnellschnittpräparat zur richtigen Diagnose führte. Durch den operativen Eingriff und der damit verbundenen iatrogenen Immunsuppression kam es zur massiven Erregereinschwemmung in den Kreislauf und zur Auslösung eines septischen Schocks im Sinne einer klassischen Landouzy-Sepsis (*Sepsis tuberculosa acutissima*), die letztendlich auch mit allen zur Verfügung stehen intensivmedizinischen Therapiemöglichkeiten nicht mehr zu beherrschen war.

Wichtig

Bei Patienten mit unklarem Gewichtsverlust muss differenzialdiagnostisch immer eine Tuberkulose in Betracht gezogen werden.

Literatur

Angoulvant D, Mohammedi I, Duperret S, Bouletreau P (1999) Septic shock caused by Mycobacterium tuberculosis in a non-HIV patient. Intens Care Med 25:238

Michel P, Barbier C, Loubière Y, Hayon J-H, Ricôme J-L (2002) Three cases of septic shock due to tuberculosis without HIV pathology. Intens Care Med 28:1827-1828

Niemann S, Richter E, Dalügge-Tamm H, Schlesinger H, Graupner D, Königstein B, Gurath G, Greinert U, Rüsch-Gerdes S (2000) Two cases of Mycobacterium microti-derived tuberculosis in HIV-negative immunocompetent patients. Emerg Infect Dis 6:539-542

Van Soolingen D, van der Zanden AG, de Haas PE, Noordhoek GT, Kiers A, Foudraine NA et al. (1998) Diagnosis of Mycobacterium microti infections among humans by using novel genetic markers. J Clin Microbiol 36: 1840-1845

Über die Leber gelaufen oder Ein seltsamer Tumor

Andreas Sing, Anja C. Wienert, Johannes R. Bogner

Klinische Präsentation

Eine 43-jährige in Deutschland lebende Türkin stellt sich in der Klinikambulanz wegen kürzlich aufgetretener Schmerzen im rechten Oberbauch und Übelkeitsepisoden vor, die 1- bis 3-mal täglich auftreten und bis zu mehreren Stunden anhalten. Fieber, Durchfall oder Erbrechen sind dabei nicht vorhanden. Bis zum Auftreten der Beschwerden sei die Patientin vollkommen gesund gewesen.

Bei der Erhebung der Sozial-, Reise- und Umgebungsanamnese berichtet die Patientin, als Reinigungsfrau in einer deutschen Klinik zu arbeiten und während der letzten Jahre lediglich in Deutschland bzw. der Türkei gewesen zu sein. Der letzte mehrwöchige Türkeiaufenthalt, bei dem sich die Patientin ausschließlich in ihrer Heimatstadt Antalya (600.000 Einwohner, Provinzhauptstadt) aufgehalten hat, liegt 2 Monate zurück. Keine Person in ihrer beruflichen oder privaten Umgebung leide an ähnlichen Symptomen.

Bei der körperlichen Untersuchung fällt lediglich Adipositas auf, die erhobenen Routinelaborparameter sind mit Ausnahme einer leichten Eosinophilie unauffällig, wiederholte parasitologische Stuhluntersuchungen auf Wurmeier und Protozoen sind negativ, eine Ultraschalluntersuchung des Oberbauchs zeigt eine geringgradige Lebervergrösserung.

Aufgrund des unspezifischen Krankheitsbildes ohne weitere pathologische Befunde wird die Patientin aus der Ambulanz mit der Maßgabe entlassen, sich bei Wiederauftreten der Symptome nochmals vorzustellen.

Zwei Monate später kommt die Patientin mit heftigen, auch in den Rücken ausstrahlenden Oberbauchschmerzen, Übelkeit, Erbrechen und Fieber in die Notaufnahme unserer Klinik. Bei der körperlichen Untersuchung findet sich eine Körpertemperatur von 38,8°C, Herz- und Atemfrequenz liegen bei 88/min. bzw. 20/min., der Blutdruck bei 170/100 mmHg. Der rechte Oberbauch ist druckschmerzhaft und die Leber deutlich vergrössert tastbar (ca. 4 cm unterhalb des Rippenbogens). Insgesamt erscheint die Patientin krank, Ikterus oder Schüttelfrost liegen nicht vor. Zur weiteren Abklärung wird die Patientin stationär aufgenommen.

Bei den Laborparametern sind folgende Werte auffällig:

Parameter	Aktueller Wert	Normalwerte
Leukozyten	10,8/nl	4–10/nl
C-reaktives Protein	4,4 mg/dl	<0,5 mg/dl
BSG	16 mm/h	<10 mm/h
Bilirubin	2,0 mg/dl	<1,3 mg/dl
Alkalische Phosphatase	215 U/l	55–170 U/l
GOT	55 U/l	<19 U/l
GPT	93 U/l	<15 U/l
γ-GT	178 U/l	4–18 U/l
LDH	286 U/l	80–240 U/l
Differenzialblutbild		
– Neutrophile	79%	42–75%
– Lymphozyten	7%	20–45%
– Monozyten	5%	2–14%
– Eosinophile	8%	0–4%

Im Normbereich sind Hämoglobin, Thrombo- und Erythrozyten, Elektrolyte, CK, Kreatinin, Harnstoff, Amylase, Lipase, Glukose, Prothrombin- und partielle Thromboplastinzeit.

Eine parasitologische Stuhluntersuchung auf Wurmeier und Protozoen ist negativ, 2 Blutkulturen bleiben steril, EKG, Röntgenaufnahmen des Thorax und des Oberbauchs sind unauffällig, eine Gastroskopie erbringt keinen pathologischen Befund.

In der Ultraschalluntersuchung des Oberbauchs finden sich eine mäßiggradige Stauung der intrahepatischen Gallenwege und ein auf ca. 15 mm erweiterter proximaler Ductus hepatocholedochus mit Kalibersprung auf 8 mm im distalen Drittel. Eine ca. 5 mm große, schlecht abgrenzbare echoreiche Struktur wird am Übergang vom normalen zum erweiterten Gallengangsabschnitt beschrieben. Gallensteine werden nicht gesehen. Aufgrund des Verdachts auf eine bakterielle Cholangitis wird die Patientin intravenös mit Ceftriaxon behandelt.

Ein am nächsten Tag durchgeführtes CT bringt ein dilatiertes Gallengangssystem, mehrere kleine hypodense Strukturen in der Leber und eine ca. 20 mm lange intraluminale hyperdense Struktur im distalen Ductus choledochus (◘ Abb. 35.1) zur Darstellung.

Am 4. stationären Tag wird eine ERCP durchgeführt. Dabei kann das Endoskop aufgrund einer Stenose des distalen Ductus choledochus nicht weiter in den Gallengang vorgeschoben werden. In der radiologischen Darstellung des Ductus choledochus mit Kontrastmittel imponiert die Stenose als »Abbruch« des konstrastmittelgefüllten Gallengangs (◘ Abb. 35.2). Eine perkutane transhepatische Cholangiodrainage (PTCD) zeigt ebenfalls eine konzentrische Stenose des Gallengangs.

Aufgrund der Befunde in den bildgebenden Verfahren wird als Ursache für die Gallengangsstenose am ehesten ein maligner Prozess (cholangiozelluläres Karzinom) diskutiert.

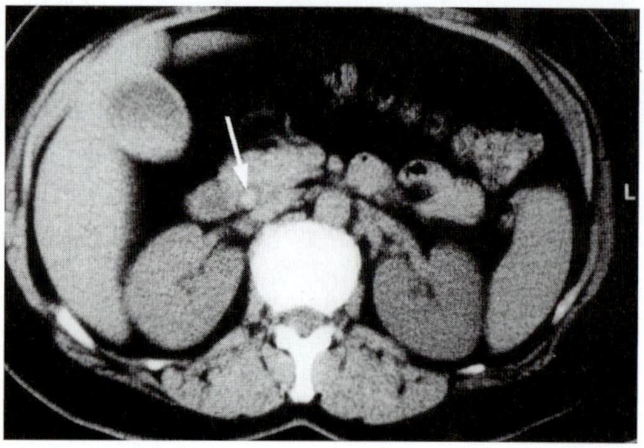

◘ **Abb. 35.1.** CT-Bild mit Nachweis einer hyperdensen Struktur im Bereich des Gallengangs (*Pfeil*)

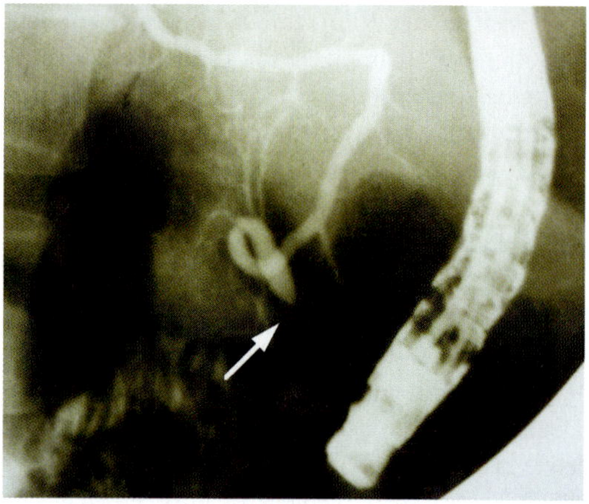

◘ **Abb. 35.2.** ERCP-Bild nach Kontrastmittelgabe mit Abbruch der Kontrastmitteldarstellung (*Pfeil*)

Fragen

1. **Welche differenzialdiagnostischen Überlegungen sollten noch angestellt werden?**
2. **Welche diagnostischen Verfahren helfen Ihnen weiter?**
3. **Gibt es aus der Vorgeschichte Hinweise auf Ihre Verdachtsdiagnose?**

Weiterer klinischer Verlauf

Bei der Vorstellung der Radiologie-Befunde anlässlich der Tumor-OP-Planung bekommt auch der Infektiologe die CT- und ERCP-Bilder zu sehen. Aufgrund seiner Verdachtsdiagnose veranlasst er die sofortige Untersuchung der bei der am Vortag während der PTCD gewonnenen Gallengangsflüssigkeit im parasitologischen Labor. Die Mikroskopie des nativen Materials zeigt zahlreiche ovale, braun-gelbliche, mit einem Operculum (»Deckelchen«) ausgestattete Eier (140×75 µm) von *Fasciola hepatica* (Abb. 35.3). Die Diagnose einer Infektion mit dem Leberegel *Fasciola hepatica* ist damit gesichert und wird durch den im Bernhard-Nocht-Institut für Tropenmedizin in Hamburg durchgeführten serologischen Nachweis von *Fasciola-hepatica*-spezifischen Antikörpern ergänzt (61 EIA-Einheiten/ml). Im Laufe der 1. Woche des stationären Aufenthalts steigen Eosinophile (auf 30%) sowie die Laborparameter alkalische Phosphatase (bis 344 U/l), GOT (bis 103 U/l) und γ-GT (bis 339 U/l) z.T. dramatisch an.

Die Initiierung der antihelminthischen Therapie erweist sich schwieriger als erwartet: Da im Gegensatz zu den anderen humanpathogenen Trematoden (Egeln) *Fasciola hepatica* durch Praziquantel (Biltricide, Cesol) nicht sicher eliminert wird, gilt als Mittel der 1. Wahl zur Therapie einer *Fasciola-hepatica*-Infektion das seit langem weltweit in der Veterinärmedizin eingesetzte, in Deutschland für den humanmedizinischen Gebrauch jedoch nicht verfügbare Triclabendazol (Egaten). Nach Beantragung einer Sondererlaubnis zur patientenbezogenen Anwendung (»compassionate drug use«, »named-patient-consent-Verfahren«) wird das Medikament vom Hersteller Novartis Pharma AG zur Verfügung gestellt. Die Patientin erhält eine orale Einmaldosis (10 mg/kg KG) nach Dokumentation der Patienteneinwilligung (»informed consent«) in diese therapeutische Massnahme. Das Medikament wird von der Patientin gut vertragen.

In Kontrollultraschall- bzw. -CT-Untersuchungen sind die beschriebenen hyperdensen intraluminalen Strukturen bzw. die hypodensen intrahepatischen Areale nicht mehr zu sehen, die Laborparameter Bilirubin, alkalische Phosphatase, GPT, GOT, γ-GT sowie Eosinophile sind nach 4 Monaten wieder im Normbereich, der Antikörpertiter sinkt innerhalb der ersten 4 Monate von 61 auf 35 EIA-Einheiten/ml ab und ist nach 9 Monaten negativ.

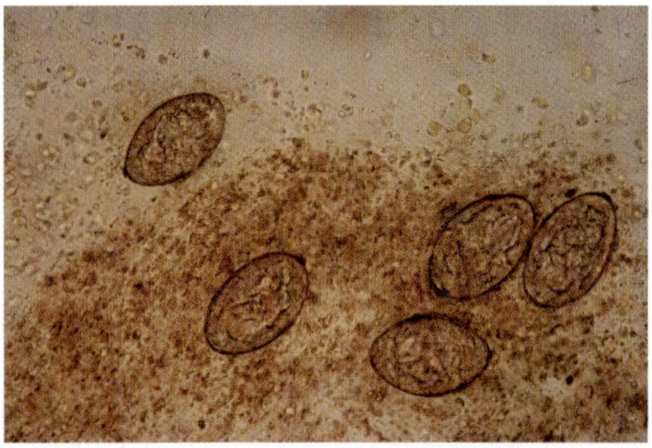

Abb. 35.3. Mikroskopisches Bild der Gallengangsdrainageflüssigkeit mit gedeckelten (operkulierten) *Fasciola hepatica*-Eiern

Diagnose
***Fasciola-hepatica*-Infektion der Gallengänge und der Leber**

Diskussion

Der Erreger

Aus 2 Gründen markiert der (Schafs-)Leberegel *Fasciola hepatica* wissenschaftsgeschichtlich parasitologische Meilensteine: zum einen stellt seine Beschreibung durch Jean de Brie in einer Abhandlung über Schafkrankheiten aus dem Jahr 1379 die 1. wissenschaftliche Erwähnung eines Trematoden (Egels) dar, zum anderen gelang Leuckart u. Thomas in den 1880er Jahren für *Fasciola hepatica* erstmals die Aufdeckung des Lebenszyklus eines Trematoden.

Die Fasziolіasis ist eine weltweit vorkommende Zoonose, die insbesondere Schafe, Ziegen, Rinder und andere Herbivore als Endwirte befällt. Der Mensch ist ein akzidentieller Endwirt. Die meisten humanen Infektionen werden aus den Anden (v.a. Peru), Nordafrika (insbesondere Ägypten), Iran, Türkei und Westeuropa berichtet. Da in einigen Gebieten Deutschlands die Durchseuchung bei Rindern ca. 20% erreicht (Welzel et al. 2002), handelt es sich bei der humanen Fasziolіasis nicht notwendigerweise um eine reiseassoziierte Erkrankung.

Die Übertragung von *Fasciola hepatica* auf den Menschen erfolgt durch die orale Aufnahme von sog. Metazerkarien über ungewaschene bzw. nicht gekochte (Wasser-)pflanzen wie Brunnenkresse (aber auch Minze, Löwenzahn, Sauerampfer), mit Metazerkarien-haltigem Wasser gegossenen Salat bzw. Gemüse. Nach Aufnahme und Exzystierung penetrieren die juvenilen Würmer die Duodenalwand und brechen in die Bauchhöhle ein, von wo aus sie in die Leber eindringen und diese innerhalb von ca. 5–6 Wochen durchwandern. In den Gallengängen lassen sie sich schliesslich als ca. 3×1,5 cm grosse adulte Würmer nieder. Nach einer Präpatenzzeit (Zeit von der Infektion bis zum Nachweis von Vermehrungsstadien im Stuhl) von 6–14 Wochen werden Wurmeier mit den Faeces ausgeschieden, aus denen nach 1–2 Wochen in feuchter Umgebung Mirazidien schlüpfen. Diese befallen als Zwischenwirt eine Schlammschnecke der Gattung *Lymnaea*, in der sie sich über verschiedene Zwischenstadien zu Zerkarien entwickeln. Zerkarien verlassen schliesslich die Schnecke und enzystieren als Metazerkarien an Wasserpflanzen und Gräsern, wo sie angeheftet über Monate infektiös bleiben können und darauf warten, nach Verzehr durch einen Endwirt ihren Entwicklungszyklus zu vollenden (Welzel et al. 2002; Mannstadt et al. 2000; Haswell-Elkins et al. 1996).

Klinische Bewertung

Die Faszioliasis kann, wie auch bei unserer Patientin, in sich symptomatisch manifestierenden Phasen verlaufen:

1. Nach einer unterschiedlich langen Inkubationszeit (gewöhnlich 2–3 Monate, was eine Infektion während ihres Aufenthalts in der Türkei, einem Land mit intensiver Schafzucht, wahrscheinlich macht; Antalya gilt zudem als Endemiegebiet für Faszioliasis [Mamikoglu et al. 2001]) treten unter Umständen in einer ersten – **akut-invasiven** – Phase der Erkrankung, ausgelöst durch die transhepatische Migration der juvenilen Würmer, unspezifische Oberbauchbeschwerden, Übelkeit, erhöhte Temperatur, Eosinophilie, gelegentlich Gewichtsverlust und evtl. Urticaria auf. Die Symptome, die unsere Patientin erstmals in die Ambulanz führten, können durch diese invasive Krankheitsphase erklärt werden. Der negative parasitologische Stuhlbefund ist unter der Überlegung, dass die Präpatenzzeit während der Lebermigrationsphase noch nicht vollendet ist, plausibel.
2. Nach unterschiedlich langen symptomfreien Intervallen, in denen die nach der Wanderung durchs Leberparenchym an ihr Ziel in den Gallengängen gelangten adulten Würmer dort verweilen, kann die Faszioliasis in ihr **obstruktiv-biliäres** Stadium mit intermittierenden Gallenkoliken (z.B. aufgrund von Cholangitis und Cholezystitis mit oder ohne begleitende Konkrementbildung) und Cholestase übergehen, das durch die Obstruktion der Gallengänge durch den adulten Leberegel verursacht wird. Die bei unserer Patientin auffälligen Laborparameter zu Beginn ihres stationären Aufenthalts sind für dieses Stadium der Erkrankung typisch: Eosinophilie, mässige Erhöhung der Entzündungsparameter (CRP, BSG, Leukozytose), z.T. dramatischer Anstieg der Cholestaseparameter (Bilirubin, alkalische Phosphatase, γ-GT), Transaminasenerhöhung (GOT, GPT). Die Tatsache, dass bei unserer Patientin in mehreren Stuhlproben sowohl während der akut-invasiven als auch während der biliär-obstruktiven Phase mikroskopisch keine *Fasciola-hepatica*-Eier nachweisbar waren, ist nicht ungewöhnlich, sondern ein wohlbekanntes Phänomen (Haswell-Elkins et al. 1996). Als Erklärung werden für die 1. Phase der Erkrankung das Fehlen noch nicht fortpflanzungsfähiger Egelstadien angenommen; für die biliär-obstruktive Phase dagegen sind die Gründe nicht klar; es wird jedoch diskutiert, dass evtl. die Eierproduktion unter der Nachweisgrenze liegt (Haswell-Elkins et al. 1996). In unserem Fall könnte die in der ERCP-Kontrastmittelgabe ersichtliche komplette Verlegung des Gallengangs durch den adulten Leberegel zusätzlich dafür verantwortlich sein, dass vom hermaphroditischen Egel produzierte Eier nicht das Darmlumen erreichen können. Wie bei anderen parasitären Erkrankungen empfiehlt es sich auf jeden Fall, mehrere parasitologische Untersuchungen von Stuhlspecimen durchzuführen, die von verschiedenen Tagen stammen sollten.

In sehr seltenen Fällen kann es auch zu ektopen Läsionen durch den Leberegel kommen (z.B. pleuropulmonale Faszioliasis, etc.).

In der Bildgebung finden sich in der **akut-invasiven Phase** v.a. folgende Korrelate zur transhepatischen Wanderung der juvenilen Würmer:

- Ultraschall: unspezifisch
- CT: häufig mehrere kleine hypodense Areale, z.T. in »straßen«-förmiger Anordnung, u.U. auch Knötchen oder »Mikroabszesse« in linearer Aufreihung (Pulpeiro et al. 1991)

Für die **obstruktiv-biliäre Phase** werden folgende Befunde beschrieben:

- Ultraschall: am häufigsten finden sich Verdickungen der Gallengangswände und Erweiterungen der Gallengänge (ca. 70% in einer Studie mit 76 Patienten [Richter et al. 1999]); der Direktnachweis eines spontan beweglichen oder freiflottierenden Parasiten mit typischer halbmondförmiger Stuktur ist dagegen selten (ca. 2–6% der Fälle) (Richter et al. 1999)
- CT: Verdickungen der Gallengangswände und Erweiterungen der Gallengänge; eine direkte »Aufnahme« des Egels im Gallengang wurde unseres Wissens in der Literatur nur für unsere Patientin beschrieben und kann daher als seltenes Ereignis gelten
- ERCP: nach Kontrastmittelgabe werden meist der Leberegelkontur entsprechende halbmondförmige Kontrastmittelaussparungen (1–3 cm) berichtet (Pulpeiro et al. 1991); ein vollständiger Abbruch der Kontrastmitteldarstellung im Sinne eines kompletten Verschlusses des Gallengangs wie bei unserer Patientin wurde unseres Wissens in der Literatur bisher ebenfalls nicht beschrieben.

Wichtig

Bei Patienten mit Eosinophilie, Oberbauchschmerzen und/oder Verdacht auf Gallengangstumor muss auch eine *Fasciola-hepatica*-Infektion in die Differenzialdiagnose miteinbezogen werden (Reise- und Ernährungsanamnese, wiederholte parasitologische Stuhluntersuchung [kann aber auch negativ sein], Serologie).

Literatur

Haswell-Elkins MR, Elkins DB (1996) Food-borne trematodes. In: Cook G (eds) Manson's Tropical Diseases, 20th edn; W.B. Saunders, London, pp 1477-1486

Mamikoglu L, Saba R (2001) Fascioliasis in Antalya. Clin Infect Dis 32:1658-1659

Mannstadt M, Sing A, Leitritz L, Brenner-Maucher K, Bogner J (2000) Conservative management of biliary obstruction due to *Fasciola hepatica*. Clin Inf Dis 31:1300-1301

Pulpeiro JR, Armesto V, Varala J, Corredoira J (1991) Fascioliasis: findings in 15 patients. Brit J Radiol 64:798-801

Richter J, Freise S, Mull R, Millan JC (1999) Triclabendazole Clinical Study Group. Fascioliasis: sonographic abnormalities of the biliary tract and evolution after treatment with triclabendazole. Trop Med Intern Health 4:774-781

Welzel TM, Sauter GH, Beuers U, Nothdurft H-D, Sackmann M (2002) 31-jährige Patientin mit kolikartigen Oberbauchschmerzen und Eosinophilie. Internist 43: 1593-1596

Überhitztes Aquarium

Andreas Sing

Klinische Präsentation

Ein 33-jähriger Patient stellt sich im Mai in einer dermatologischen Ambulanz mit zahlreichen stark juckenden bis zu 3 mm großen geröteten Seropapeln bzw. Papulovesikeln an beiden Handrücken und Unterarmen vor (Abb. 36.1). Er berichtet, tags zuvor sein Süßwasseraquarium ohne Handschuhe gereinigt und repariert zu haben, nachdem wenige Tage davor der Wassertemperaturregulator ausgefallen war und sich das Wasser auf über 17°C erwärmt hatte. In seinem Aquarium halte er selbstgefangene einheimische Fische und Wasserschnecken. Zuletzt habe er vor 2 Wochen Süßwasserschnecken aus einem nahe gelegenen See im Münchener Umland gesammelt und sie in sein Aquarium eingesetzt.

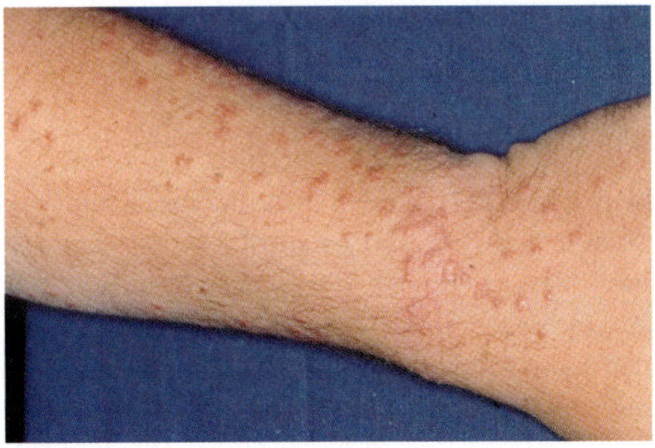

Abb. 36.1. Hautbefund bei unserem Aquarianer. (Wir danken Frau Dr. J. Bastert für die freundliche Überlassung dieser Abbildung)

Fragen

1. **Gibt es aus der Vorgeschichte Hinweise auf Ihre Verdachtsdiagnose?**
2. **Wie erklären Sie die ungewöhnliche Verteilung der dermatologischen Befunde?**
3. **Welche Hautinfektionserkrankungen kommen nach Wasserkontakt differenzialdiagnostisch in Frage?**

Weiterer klinischer Verlauf

Aufgrund der Anamnese (Süßwasserkontakt, Wasserschnecke) wurde trotz des ungewöhnlichen jahreszeitlichen Auftretens, der unüblichen Lokalisation sowie der untypisch dichten Lagerung des makulopapulösen Ausschlags die Verdachtsdiagnose einer Zerkariendermatitis gestellt. Der Patient wurde gebeten, eine der neu gesammelten Süßwasserschnecken mitzubringen. Diese wurde im parasitologischen Labor als *Lymnaea stagnalis* (Spitzschlammschnecke) identifiziert (Abb. 36.2). Nach Stimulation mit Wärme und Licht verließen tausende von Zerkarien die Schnecke, die mikroskopisch als *Trichobilharzia* spp. klassifiziert wurden (Abb. 36.3). Unter symptomatischer Therapie mit Antihistaminika und topischer Anwendung von Corticosteroid verschwanden Ausschlag und Juckreiz des Patienten rasch. Serologische Untersuchungen (Zerkarienhüllenreaktion, Circumovalpräzipitintest, indirekter Hämagglutinationtest auf *Schistosoma mansoni*) von an den Tagen 1 und 14 gewonnenen Patientenseren blieben negativ. Eine Hautbiopsie zeigte lediglich eine perivaskuläre lymphohistozytäre Infiltration der Dermis, aber keine Zerkarien im Stratum corneum, wie sie anekdotisch berichtet wurde (Fölster-Holst et al. 2001) und für humanpathogene Schistosomen bekannt ist.

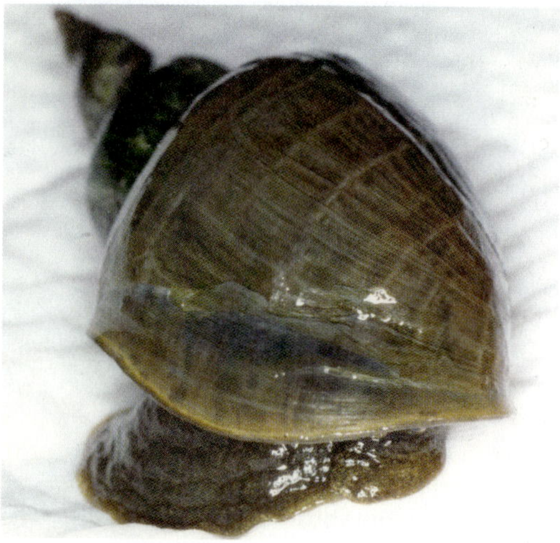

Abb. 36.2. *Lymnaea stagnalis* aus dem Aquarium

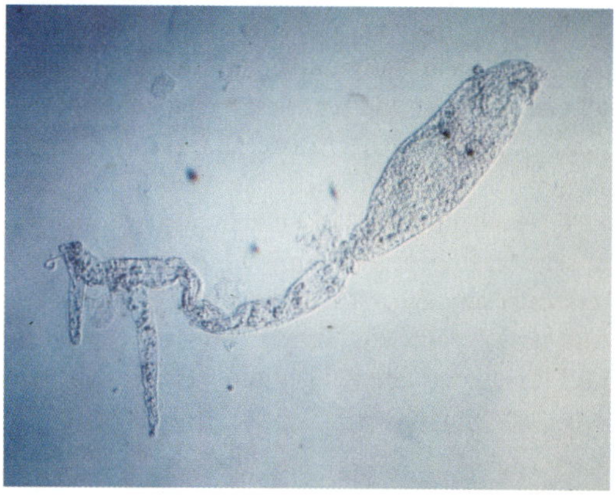

Abb. 36.3. Gabelschwanzzerkarie der Gattung *Trichobilharzia* aus dem Aquarium (Quetschpräparat)

Diagnose

Zerkariendermatitis (Bade- oder Schwimmbaddermatitis, Reisfeldkrätze, Entenwurmkrankheit, Hundsblattern [Bodenseeregion], Weiherhibbel [Franken], swimmer's itch)

Diskussion

Der Erreger

Zerkariendermatitis wird durch die Gabelschwanzlarven (Zerkarien) von Egeln der Trematodenfamilie Schistosomatidae verursacht, die als Erreger der Entenbilharziose Wasservögel als reguläre Endwirte infizieren (Bastert et al. 1998; Fölster-Holst et al. 2001; Meinking et al. 2003). Die adulten Trematoden leben – ähnlich wie die Schistosomen als Erreger der menschlichen Bilharziose beim Menschen – in den Mesenterialgefäßen ihrer aviären Endwirte und produzieren dort Eier, die nach Passage in das Darmlumen mit Entenkot ausgeschieden werden. Im Wasser schlüpfen aus den Eiern kurzlebige Larvenstadien (Mirazidien), die eine Süßwasserschneckenart (in unserem Fall die in unseren Breiten häufigste Art *Lymnaea stagnalis*, aber auch *Radix* spp. und andere) als obligaten Zwischenwirt invadieren. Die Mirazidien entwickeln sich in der Schnecke über Zwischenstadien zu Zerkarien und sammeln sich schließlich in der Mitteldarmdrüse ihres Zwischenwirts. Im

Frühjahr und v.a. im Sommer (Juni–August) bei Wassertemperaturen über 17°C und auf Lichtreiz hin verlassen die Zerkarien zu Tausenden ihren Zwischenwirt. Ca. 5 cm unterhalb der Wasseroberfläche legen sich die Zerkarien auf die Lauer und attackieren unspezifisch auf chemo- (z.B. Cholesterol, Ceramid, Fettsäuren aus der Haut ihrer End- oder Fehlwirte) und phototaktische (Dunkelheit durch den Schatten eines schwimmenden Wasservogels) Stimulation hin ihre Endwirte, in deren Haut sie eindringen und die sie unter Bildung verschiedener Zwischenstadien durchwandern, bis sie als adulte Würmer ihr endgültiges Habitat im Wasservogeldarm beziehen. Menschen gelten als Fehlwirte, da die Zerkarien nach Eindringen in die Haut relativ bald absterben und so der Lebenszyklus der Trematoden an dieser Stelle abgebrochen wird. Allerdings wird berichtet, dass bei einigen Nagetieren *Trichobilharzia* nicht in der Haut absterben, sondern als Schistosomula meist in die Lungen weiterwandern können, ohne sich jedoch – wie bei den regulären Endwirten – zu adulten Egeln mit Sitz in den Darmgefäßen zu entwickeln (Horák et al. 2001; Menking et al. 2003).

In Mitteleuropa gehören die am häufigsten für Zerkariendermatitis verantwortlichen Trematoden – wie in unserem Fall – dem Genus *Trichobilharzia* an, auch wenn die Prävalenz von Zerkarien dieser Spezies selbst in Risikogebieten (fränkische Karpfenteichregion Aischgrund, in der Zerkariendermatitis als Berufskrankheit von Fischern gilt) mit 0,17% im Vergleich zu der anderer Trematoden (44,9%) gering ist (Loy et al. 2001).

Klinische Bewertung

Die klinische Präsentation und die epidemiologischen Umstände der Zerkariendermatitis unseres unglücklichen Aquarianers weichen in mehrerlei Hinsicht von der üblicherweise beobachteten Badedermatitis nach Kontakt mit Gabelschwanzzerkarien von Entenschistosomen ab:

1. Der Erstkontakt mit Zerkarien verläuft in der Regel asymptomatisch und bewirkt eine Sensibilisierung, die erst bei weiteren Kontakten mit Zerkarien zum typischen Krankheitsbild mit Papeln und Papulovesikeln führt. Bei unserem Patienten war nicht bekannt, ob er während der Ausübung seines Hobbys schon zuvor Zerkarienkontakt hatte. Alternativ könnte die quasi durch eine Anreicherung innerhalb eines kleinen Aquariums bedingte hohe Zerkarienkonzentration den ungewöhnlich massiven Hausausschlag auch bei einem möglichen Erstkontakt erklären.
2. Die Lokalisation der Hautveränderungen differiert aufgrund der nur auf Hände und Unterarme konzentrierten Exposition mit zerkarienhaltigem Aquariumswasser vom üblicherweise beobachteten Verteilungsmuster, das auf unbedeckter Haut nach Baden in von mit Enten und Schnecken besiedelten Süßwasserseen entweder disseminiert den ganzen Körper oder in erster Linie die Beine betrifft. Interessanterweise waren auch die Handinnenflächen verschont, was auf Unterschiede in der Penetrierbarkeit von Handrücken und Handinnenfläche hinweisen könnte.
3. Die Hauptsaison für das Auftreten einer Zerkariendermatitis ist der Sommer, wenn die Wassertemperaturen auf über 17°C ansteigen. Bei unserem Patienten führte der Ausfall der Aquariumstemperaturregelung zu einem Anstieg der Wassertemperatur über diesen kritischen Wert und damit zur Freisetzung der in der Schnecke »überwinternden« Zerkarien.

Die Zerkariendermatitis bei Aquarianern ist ein relativ seltenes Krankheitsbild, da bislang lediglich 2 Fallberichte veröffentlicht sind (Bastert et al. 1998; Fölster-Holst et al. 2001). Dennoch soll im Folgenden kurz stichwortartig auf differenzialdiagnostische Überlegungen eingegangen werden.

Infektiologische Differenzialdiagnose von Hautveränderungen nach Wasserkontakt

Hautinfektionen durch *Mycobacterium marinum*. Diese werden bei Hobbyaquarianern (»aquarium granuloma«), Wassersportlern (»swimming-pool granuloma«) und Fischhändlern (»fish tank granuloma«) weltweit beobachtet. Die Hautinfektionen imponieren meist als einzelne oder multiple, wenig schmerzhafte, 1–4 cm große, z.T. auch ulzerierende Knötchen bzw. Knoten (evtl. mit begleitender Lymphangitis) an süß- oder salzwasserexponierten Hautarealen. Diese treten – insbesondere nach Mikrotraumen oder Verletzungen – meist innerhalb von 4 Wochen nach Wasserkontakt auf, doch sind auch Fälle mit bis zu neunmonatiger Inkubationszeit beschrieben (Jernigan et al. 2000; Sène et al. 2003).

Hautinfektionen durch andere atypische Mycobakterien. *Mycobacterium fortuitum* wurde kürzlich als Ursache von Whirlpool- bzw. Fußbad-assoziierten Hautinfektionen nach Besuch von medizinischen Einrichtungen bzw. Pediküresalons identifiziert (Winthrop et al. 2002). Die einzeln oder an multiplen Stellen auftretenden Hautveränderungen beginnen meist als kleine Papeln, die sich zu konfluierenden Abszessen mit nachfolgender Ulzeration weiterentwickeln. Auch andere Mycobakterien wurden als Verursacher von Hauterkrankungen nach Wasserkontakt sporadisch beschrieben.

Whirlpool-Dermatitis durch *Pseudomonas aeruginosa*. Die als Follikulitis auftretende Infektion beginnt ca. 2–4 Tage nach Aufenthalt in einem mit Pseudomonaden kontaminiertem Swimming-Pool und heilt in der Regel innerhalb von 10 Tagen selbstlimitierend aus (Lehane et al. 2000).

Seabather's eruption. Die bislang nur von der amerikanischen Atlantikküste und in der Karibik bekannte Hauterkrankung wird durch die sog. Nematocysten (Nesselzellen) von Larven der im Meereswasser lebenden Seeanemone *Edwardsiella lineata* und der Quallenart *Linuche unguiculata* ausgelöst. Sie rufen im Wesentlichen auf der (von Badekleidung oder Taucheranzug) bedeckten Haut pruritische erythematöse Papeln und Quaddeln hervor, die sich zu Pusteln und Vesikeln weiterentwickeln können (Meinking et al. 2003). Erste Symptome wie Juckreiz treten bereits nach dem Verlassen des Meeres auf, wenn die unter der Schwimmkleidung angesammelten Nesselzellen auf Druck oder sonstige physikalisch-chemische Reize hin ihre Toxine ausschütten.

Schistosomen-Zerkariendermatitis. Hierunter versteht man die durch humanpathogene Schistosomen ausgelöste Zerkariendermatitis nach Aufenthalt in subtropischen und tropischen Süßwassergewässern. Sie ist seltener symptomatisch und verläuft in der Regel milder als die durch Zerkarien von Vogelbilharziose-verursachenden Trematoden ausgelöste Dermatitis.

Wichtig

Binnengewässer mit Entenbesatz können Schnecken als potenzielle Verursacher einer Zerkariendermatitis beherbergen. Das Meiden solcher Gewässer insbesondere im Sommer und der Verzicht auf das Sammeln von Schlammschnecken aus solchen Gewässern können Bade- und Aquarianerfreuden erhalten helfen (unser Patient beendete nach dieser Episode seine Aquarianerkarriere).

Literatur

Bastert J, Sing A, Wollenberg A, Korting HC (1998) Aquarium dermatitis: cercarial dermatitis in an aquarist. Dermatology 197:84-86

Fölster-Holst R, Disko R, Röwert J, Böckeler W, Kreiselmaier I, Christophers E (2001) Cercarial dermatitis contracted via contact with an aquarium: case report and review. Br J Dermatol 145:638-640

Horák P, Kolárová L (2001) Bird schistosomes: do they die in mammalian skin? Trends Parasitol 17:66-69

Jernigan JA, Farr BM (2000) Incubation period and sources of exposure for cutaneous *Mycobacterium marinum* infection: case report and review of the literature. Clin Infect Dis 31:439-443

Lehane L, Rawlin GT (2000) Topically acquired bacterial zoonoses from fish: a review. Med J Aust 173:256-259

Loy C, Haas W (2001) Prevalence of cercariae from *Lymneae stagnalis* snails in a pond system in Southern Germany. Parasitol Res 87:878-882

Meinking TL, Burkhart CN, Burkhart CG (2003) Changing paradigms in parasitic infections: common dermatological helminthic infections and cutaneous myiasis. Clin Dermatol 21:407-416

Sène D, Costedoat N, Barete S, Ayoub N, Piete JC, Cacoub P (2003) Des nodules cutanés chez un aquariophile. Rev Med Intern 24:328-329

Winthrop KL, Abrams M, Yakrus M, Schwartz I., Ely J, Gillies D, Vugia DJ (2002) An outbreak of mycobacterial furunculosis associated with footbaths at a nail salon. N Engl J Med 346:1366-1371

Ulkus mit Folgen

Anja Sigge, Nele Wellinghausen, Carsten Schwänen, Mark Ringhoffer, Donald Bunjes, Martin Grünewald

Klinische Präsentation

Vorgeschichte und Therapie der Grundkrankheit. Bei Herrn H. P. wurde 1999 im Alter von 59 Jahren die Diagnose einer akuten myeloischen Leukämie (AML; FAB M7, Zytogenetik: Trisomie 8) gestellt. Nach erfolgreicher Induktionschemotherapie erfolgte zur Konsolidierung im Juni 2000 eine autologe Blutstammzelltransplantation. Ende 2002 wurde ein Rezidiv der AML diagnostiziert. Es folgte eine erfolglose Reinduktionschemotherapie Anfang 2003 und schließlich eine allogene Blutstammzelltransplantation (alloPBSCT) im August 2003. Im Rahmen des stationären Aufenthalts zur alloPBSCT entwickelte der Patient eine therapieassoziierte, darmbetonte Mukositis sowie eine Kathetersepsis mit Nachweis von *Staphylococcus epidermidis* und *Enterococcus faecalis* in 8 Blutkulturpaaren (jeweils aerob und anaerob bebrütet), die erfolgreich mit Imipenem und Vancomycin und Entfernung des Fremdmaterials behandelt wurde.

Der Lokalbefund. Bereits während des stationären Aufenthaltes zur alloPBSCT traten am linken Fuß ein Erysipel und erstmals ein schmerzloses Ulkus (interdigital II-III) auf, das als ca. 1–2 cm im Durchmesser großer nekrotischer Hautdefekt imponierte. Radiologisch ergab sich kein Hinweis auf eine Osteomyelitis. Entnommene Wundabstriche enthielten reichlich Enterokokken und massenhaft Koagulase-negative Staphylokokken. Unter der o.g. systemischen Antibiotikatherapie und desinfizierender Lokaltherapie war das Erysipel rückläufig, während das Ulkus unverändert blieb. Therapeutisch erfolgten eine Nekroseabtragung und ein täglicher Verbandwechsel mit PVP-Jod-getränkten Gazestreifen. Ein Kontrollabstrich im September 2003 war nach 2-tägiger Bebrütung negativ. Schließlich wurde der Patient nach erfolgreicher alloPBSCT mit Infektionsprophylaxe (Itraconazol 40 ml/Tag, Trimethoprim-Sulfamethoxazol 960 mg 3×/Woche, Valaciclovir 1500 mg/Tag) und immunsuppressiver Therapie (Ciclosporin Kps 250 mg/Tag, Decortin H 2,5 mg/Tag, Mycophenolatmofetil 3×1500 mg/Tag) im September 2003 in die hausärztliche Betreuung entlassen.

Der weitere Verlauf. In den folgenden 2 Monaten wurde der Patient im Rahmen der Nachsorge aufgrund einer CMV-Reaktivierung mit Thrombopenie und einer leichtgradigen GVHD (graft versus host disease) der Schleimhäute mehrfach in der Spezialambulanz für knochenmarktransplantierte Patienten (KMT-Ambulanz) vorstellig. Das Ulkus am linken Fuß wurde als blande, größenstabil und in Abheilung begriffen beschrieben; unter zweimaliger je 1-wöchiger Therapie mit Moxifloxacin 400 mg/Tag wurde eine Tendenz zur Besserung beobachtet. Eine mikrobiologische Diagnostik erfolgte zu diesem Zeitpunkt nicht.

Der Lokalbefund wird zum Lokal(?)problem. Anfang Dezember 2003, 4 Monate, nachdem das Ulkus erstmals festgestellt worden war, stellt sich der Patient erneut in der KMT-Ambulanz vor und berichtet über seit Tagen bestehendes Nässen und Reiben des interdigitalen Ulkus am linken Fuß. Schmerzen werden verneint. Der Patient berichtet

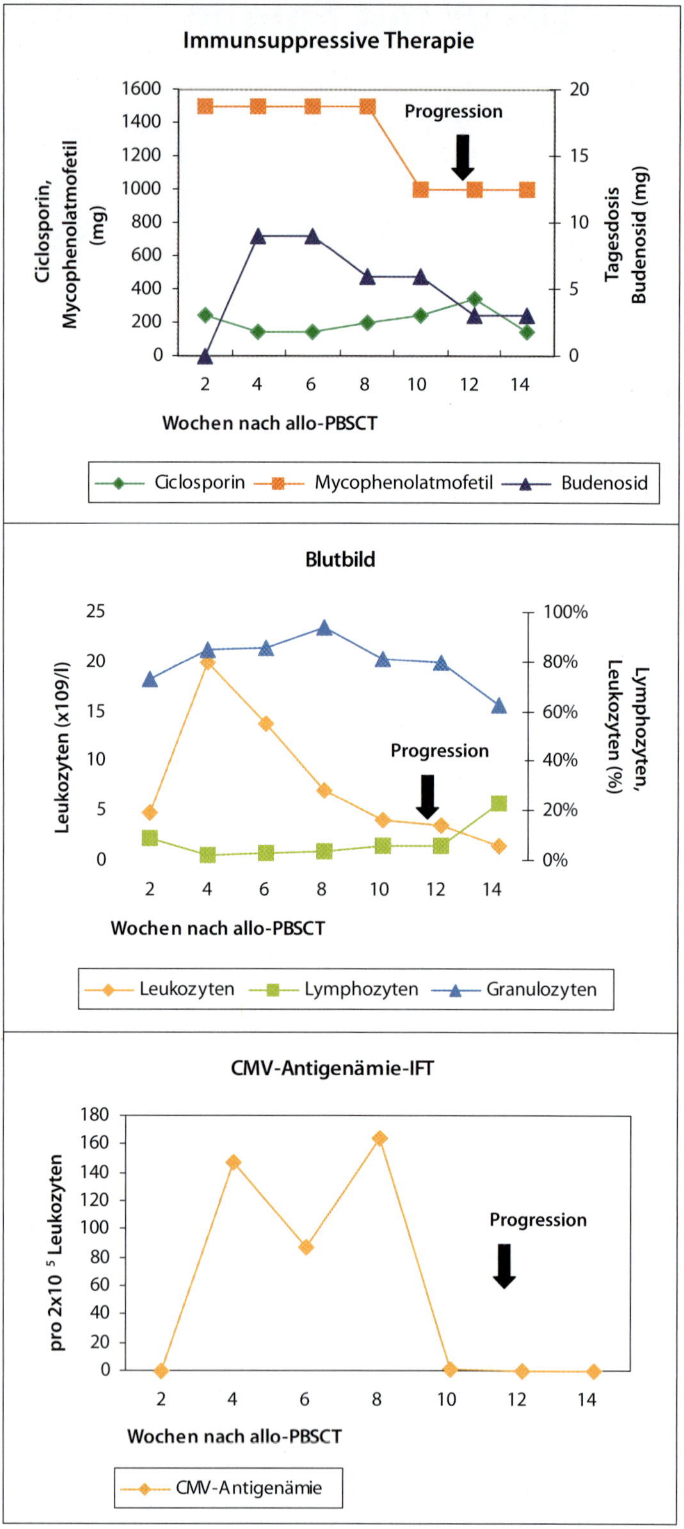

Abb. 37.1. Immunstatus des Patienten und Progression des Ulkus

weiterhin, dass zunächst 2 neue, scharf begrenzte ulzeröse, nässende Läsionen am linken Vorfuß in der Nähe des vorbestehenden Ulkus aufgetreten seien und sich dann innerhalb weniger Tage ein eitriger Abszess entwickelt habe. Zur diagnostischen Abklärung und Therapie wird der Patient schließlich stationär aufgenommen.

Eine Übersicht über den Immunstatus des Patienten gibt Abb. 37.1, ausgewählte Laborparameter bei Aufnahme finden sich nachfolgend:

Parameter	Aktueller Wert	Normalwerte
Hämoglobin	10,6 g/dl	14–18 g/dl
Erythrozyten	$3{,}1 \times 10^{12}$/l	$4{,}6$–$6{,}2 \times 10^{12}$/l
Leukozyten	1,5/nl	4,8–10/nl
Thrombozyten	72/nl	150–450/nl
Differentialblutbild: Segmentkernige Neutrophile Lymphozyten Monozyten	 63% 23% 6%	 56+10% 30+10% 6+4%
LDH	297 U/l	<250 U/l
Kreatinin	184 μmol/l	72–127 μmol/l
CRP	69,8 mg/dl	<5 mg/dl

Im Normbereich waren Elektrolytwerte, ALT, AST, Bilirubin Quick und PTT

Fragen

1. **Welche Erreger kommen als Ursache für das Ulkus in Betracht?**
2. **Bietet die Vorgeschichte Hinweise auf mögliche Verdachtsdiagnosen?**

Weiterer klinischer Verlauf

In mehreren, an aufeinander folgenden Tagen entnommenen Wundabstrichen wird nach 2- bis 4-tägiger Bebrütung ein Schimmelpilz in Reinkultur nachgewiesen (◘ Abb. 37.2). Die makroskopische und mikroskopische Identifizierung ergibt Hinweise auf eine Spezies der Gattung *Scedosporium* oder *Chrysosporium* (◘ Abb. 37.3). Die mikroskopische Beurteilung nach längerer Bebrütung und eine 18S rDNA Sequenzierung erlaubten die Identifizierung des Schimmelpilzes als *Scedosporium apiospermum*. Mittels E-Test® wurde eine Empfindlichkeitsprüfung des Erregers auf RPMI-Agar mit 2% Glucose durchgeführt (Resultat siehe ◘ Tab. 37.1).

Bei nachgewiesener Empfindlichkeit wurde sofort eine Therapie mit Voriconazol i.v. eingeleitet. Trotz dieser zielgerichteten Behandlung kam es zu einer zunächst lokalen Progression des Ulkus mit Ausbildung eines ausgedehnten Weichteilinfektes. Eine Woche nach Therapiebeginn wurde deshalb der Vorfuß amputiert. Weitere 5 Tage später wurde bei fortschreitendem Weichteilinfekt, Abszessbildung und Osteomyelitis die Resektion im Sinne einer Oberschenkelamputation erweitert. In allen intraoperativ entnommenen Abstrichen war *Scedosporium apiospermum* in Reinkultur nachweisbar. Die pathologische Begutachtung des Oberschenkelamputates zeigte, ausgehend von der Wunde am Vorfuß, eine eitrig abszedierende, nekrotisierende und teilweise granulomatöse, bis an den Knochen heranreichende Entzündung im Weichteilgewebe, mit Nachweis einer Besiedlung durch Pilzmyzelien (◘ Abb. 37.4). MRT und Angio-MRT der unteren Extremitäten (◘ Abb. 37.5a,b) zeigten dagegen lediglich ein Weichteilödem des linken Unterschenkels ohne Hinweis auf Osteomyelitis im Bereich der Unterschenkelknochen.

Der postoperative Verlauf war komplikationslos mit primärer Wundheilung. Voriconazol wurde per os über weitere 2 Monate gegeben. Darunter kam es klinisch zur Ausheilung der schweren Schimmelpilzinfektion ohne Nachweis einer Streuung in andere Organsysteme.

Diagnose
Weichteilinfektion und Osteomyelitis durch *Scedosporium apiospermum*

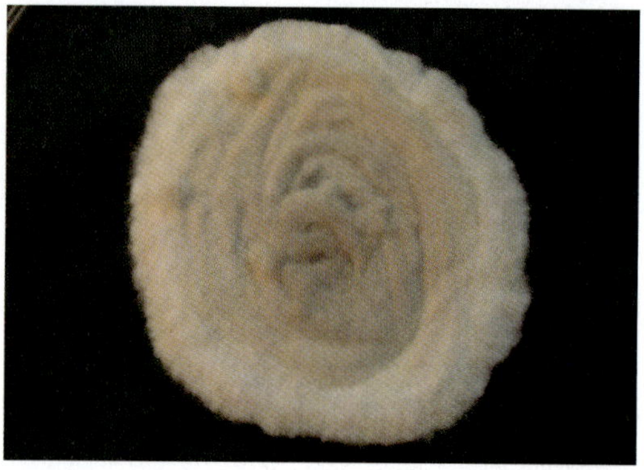

◘ **Abb. 37.2.** Kulturmorphologie von *Scedosporium apiospermum* (Foto: Dr. Tim Pietzcker)

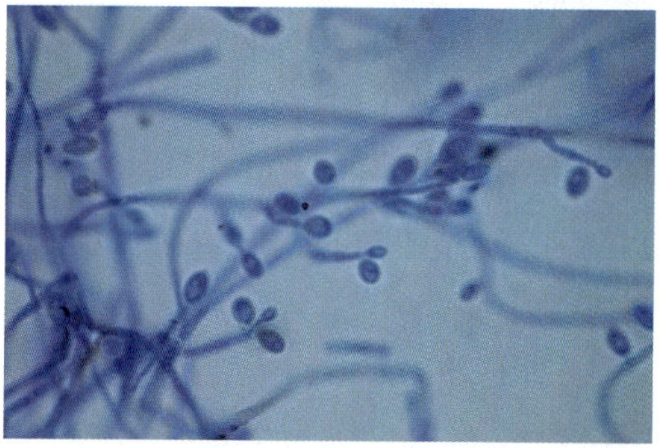

◘ **Abb. 37.3.** Tesafilm (Laktophenolblau)-Präparat von *Scedosporium apiospermum* (Foto: Dr. Anja Sigge)

◘ **Tab. 37.1.** Ergebnis der Empfindlichkeitstestung von *Scedosporium apiospermum*

	Fluconazol	Voriconazol	Itraconazol	Amphotericin	Flucytosin
MHK(µg/ml)	256	0,25	32	32	32

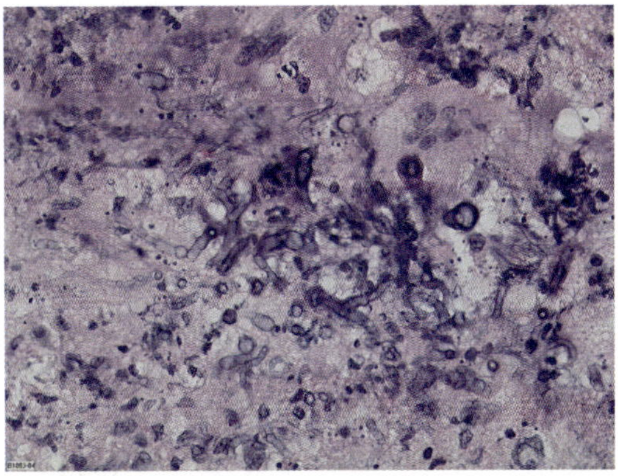

■ **Abb. 37.4.** Pilzmyzelien von *Scedosporium apiospermum* (HE-Färbung). (Bild: PD Dr. J. Sträter, Institut für Pathologie, Universitätsklinikum Ulm)

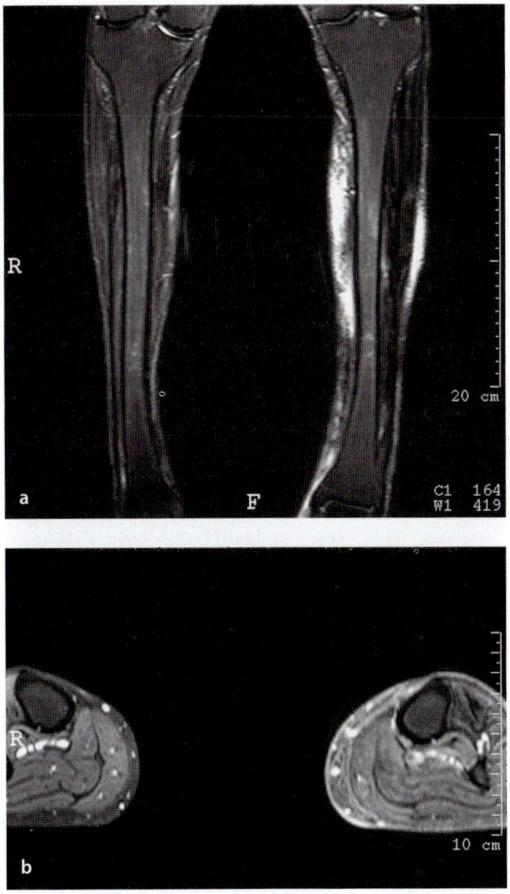

■ **Abb. 37.5a,b.** MRT-Angio-Befund der unteren Extremitäten. (Bilder: Klinik für diagnostische und interventionelle Radiologie, Universitätsklinikum Ulm)

Diskussion

Mikrobiologie des Erregers

Scedosporium apiospermum stellt die anamorphe (asexuelle) Form des Askomyzeten *Pseudallescheria boydii* dar und bildet schnell wachsende grau-braun pigmentierte Kolonien mit baumwollartiger Oberfläche (■ Abb. 37.2). Mikroskopisch prägen septierte Hyphen (2–4 µm Durchmesser) mit langen dünnen Konidiophoren und unizellulären, ovalen Konidien, die entweder einzeln oder in Gruppen aus den Konidiophoren hervorgehen und mit der Zeit dunkel pigmentiert werden, das Bild (■ Abb. 37.3).

Der opportunistische Erreger ist in Virulenz, Krankheitsspektrum und ubiquitärem Vorkommen vergleichbar mit *Aspergillus spp.* und wird zunehmend als Verursacher von Infektionen beschrieben. Eintrittspforten sind dabei meist die Atemwege (z.B. durch Sporeninhalation) oder Bagatellverletzungen (Verletzungsmykose, Myzetom). Insbesondere bei immunsupprimierten Patienten (vor allem nach Organtransplantation, bei Leukämie, Lymphom, Lupus erythematodes oder HIV) kann *Scedosporium apiospermum* zu invasiven Infektionen wie Hirnabszess, Pneumonie und schwerer Weichteilinfektion mit Osteomyelitis und Streuung in andere Organe mit häufig schnell progredientem und letalem Verlauf führen. Die Inkubationszeit beträgt Wochen bis Monate und ist dabei abhängig vom Immunstatus des Patienten.

Therapeutisch wird aufgrund einer häufig beobachteten Resistenz gegenüber Amphotericin B und aufgrund publizierter erfolgreicher Therapieverläufe eine Behandlung mit Itraconazol oder Voriconazol empfohlen, ggf. in Kombination mit einer chirurgischen Therapie.

Klinische Bewertung

Bemerkenswert an dem hier vorgestellten Fall ist, dass sich das Ulkus am Fuß kurze Zeit nach Diagnosestellung eines Erysipels entwickelt hat. Ob das Erysipel dabei die Infektion mit dem Schimmelpilz im Sinne eines »Locus minoris resistentiae« begünstigt hat, bleibt jedoch offen. *Scedosporium*-Infektionen als Komplikationen eines Erysipels sind in der Literatur nicht beschrieben. Ein pathogenetischer Zusammenhang wäre jedoch insbesondere bei der vorliegenden Immunsuppression durchaus denkbar. Dafür würde auch der protrahierte Krankheitsverlauf mit einer langen stabilen und einer sehr kurzen Phase der akuten Verschlechterung sprechen. Auf der anderen Seite ist bei bekanntermaßen langer Inkubationszeit auch eine Primärmanifestation von *Scedosporium apiospermum* unabhängig vom Erysipel denkbar. Bemerkenswert im Hinblick auf die in der Literatur empfohlenen Therapierichtlinien ist außerdem, dass die Schimmelpilzinfektion unter der Infektionsprophylaxe mit Itraconazol aufgetreten ist und der Schimmelpilz dementsprechend in der durchgeführten Empfindlichkeitsprüfung auch gegen Itraconazol resistent war.

Zum Zeitpunkt der Ulkusprogression war die Immunsuppression des Patienten (Dosis der immunsuppressiven Medikamente, Grad der CMV-Reaktivierung) eher geringer als in den Monaten zuvor. Es besteht zumindest ein zeitlicher Zusammenhang zwischen Ulkusprogression und der unter der CMV-Therapie (Valganciclovir) entstandenen Bizytopenie (◘ Abb. 37.1).

Intraoperativ und nach pathologisch-anatomischer Begutachtung zeigte sich deutlich, dass die so erhobenen Befunde wesentlich ausgeprägter und ausgedehnter waren, als in der Bildgebung vermutet; Osteomyelitis und Abszedierung bildeten sich hier nicht ab.

Die unter Antibiotikatherapie fortschreitende Weichteilinfektion mit Knochenbeteiligung im Sinne einer Osteomyelitis ist dagegen typisch für die Infektion mit *Scedosporium apiospermum*, allerdings ist die Infektion sehr selten. Wäre aktiv an eine mögliche Schimmelpilzinfektion gedacht worden, hätte der Erregernachweis möglicherweise früher gelingen können.

Die wenigen in der Literatur beschriebenen Krankheitsverläufe sind regelmäßig schwerwiegend und häufig mit Streuung in andere Organe sowie mit hoher Letalität verbunden. Durch die sofort nach Erregernachweis begonnene spezifische Therapie konnte, zusammen mit den chirurgischen Interventionen, die fulminant progrediente Weichteilinfektion zunächst gestoppt werden.

Ein zentrales Problem

Der Patient Herr H.P. musste in den folgenden Monaten (Februar und März 2004) mehrfach wegen rezidivierender CMV-Virämie vorwiegend ambulant behandelt werden. Als Infektionsprophylaxe nach PBSCT bekam er kontinuierlich Itraconazol 200 mg/Tag.

Im April 2004 wurde wegen einer hochgradigen, persistierenden CMV-Antigenämie (1880 positive Zellen) eine stationäre Aufnahme zur Therapie mit Foscarnet notwendig. Bei Aufnahme berichtete der Patient über allgemeines Wohlbefinden und keinerlei Fieber oder Infektionszeichen. Die körperliche Untersuchung ergab keine wegweisenden pathologischen Befunde, die orientierende neurologische Untersuchung fiel ohne pathologischen Befund aus.

Eine Woche nach Aufnahme und Therapieeinleitung bemerkte der Patient plötzlich eine Schwäche des linken Arms. In der Liquorpunktion zeigte sich eine leichte, gemischt lymphozytär-granulozytäre Pleozytose, die vereinbar war mit einem entzündlichen Prozess. Das Schädel-MRT vom 08.04.2004 (◘ Abb. 37.6) ergab folgenden Befund: Entzündlich tumoröse Raumforderung rechtsseitig parietookzipital mit mäßigem, perifokalem Ödem und starker, angedeutet ringförmiger Kontrastmittelaufnahme. Differenzialdiagnostisch kommt in erster Linie ein entzündliches Geschehen (Toxoplasmose, bakterielle, mykotische Abszessbildung) in Betracht; ein höhergradiges Gliom ist nicht auszuschließen. Kleiner Zweitherd rechts frontoparietal.

Angesichts des Verdachts auf eine zerebrale Toxoplasmose wurde neben der Gabe von Ceftriaxon sofort eine Therapie mit Daraprim, Clindamycin und Sulfadiazin begonnen. Das unter dieser Therapie 5 Tage später angefertigte Kontroll-MRT zeigte eine rasche Größenzunahme der Raumforderung, der Patient wurde zunehmend komatös. Er verstarb schließlich 18 Tage nach der stationären Aufnahme. Eine Obduktion wurde von den Angehörigen des Patienten abgelehnt.

Entzündlicher Prozess mit Todesfolge

Neben der aufgrund der radiologischen Konfiguration geäußerten Verdachtsdiagnose Toxoplasmose kommt differenzialdiagnostisch bei diesem

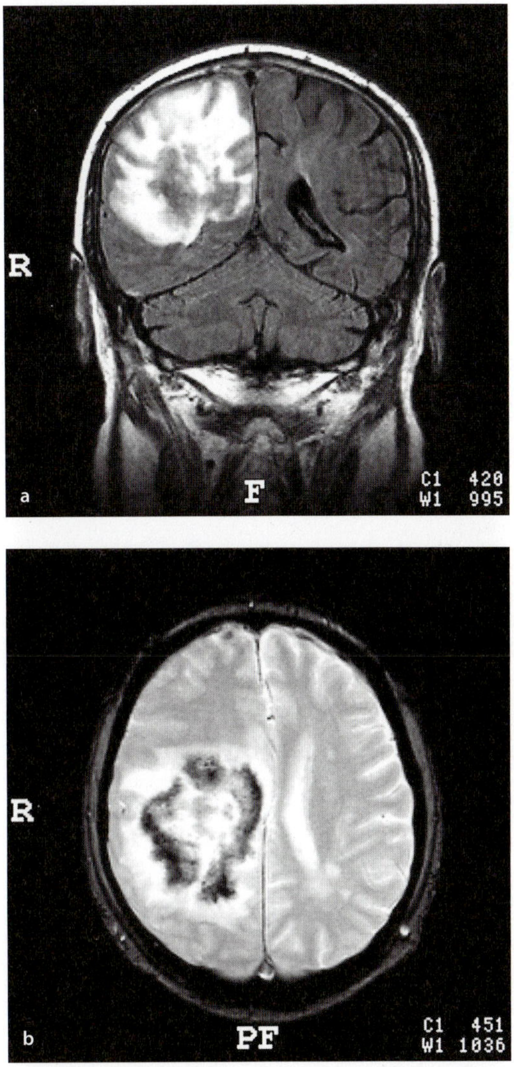

Abb. 37.6. Schädel-MRT (April 2004). (Bilder: Klinik für diagnostische und interventionelle Radiologie, Universitätsklinikum Ulm)

rasch progredienten Verlauf und angesichts der bekannten Vorgeschichte sicherlich auch eine zerebrale Absiedelung des Schimmelpilzes *Scedosporium apiospermum* in Betracht. Es ist bekannt, dass es insbesondere bei immunsupprimierten Patienten häufig zu disseminierten Pilzinfektionen mit Abszessbildung bevorzugt im Gehirn kommt. Diese sind durch einen rasanten, therapierefraktären und häufig letalen Verlauf gekennzeichnet.

Es ist somit denkbar, dass die ‚konsolidierende' fungostatische Therapie mit Voriconazol, die über 2,5 Monate nach Oberschenkelamputation fortgeführt worden war, nicht ausreichend war. Klinische und radiologische Befunde hatten allerdings keinerlei Anhalt für eine Dissemination ergeben. In der Literatur wird, bei allerdings nicht chirurgisch sanierten Infektherden, eine Therapiedauer von bis zu 12 Monaten empfohlen. Obwohl bei diesem Patienten der Befund im Bereich des amputierten Oberschenkels keine Anzeichen für ein Lokalrezidiv zeigte, gehen wir abschließend davon aus, dass es zu einer Streuung und zunächst okkulten Absiedelung des Pilzes ins ZNS gekommen ist – mit fulminantem Progress bei zusätzlicher Immunsuppression durch CMV-Reaktivierung und Foscarnet-Therapie.

Da der Obduktion nicht zugestimmt wurde, konnte diese Vermutung nicht belegt werden.

Wichtig

Bei immunsupprimierten Patienten muss prinzipiell an Infektionen mit seltenen Erregern und hier v.a. auch mit seltenen Schimmelpilzen gedacht werden. Die Progression einer Infektion unter Antibiotika-Therapie kann ein wichtiger Hinweis auf Vorliegen einer Pilzinfektion sein.

Literatur

Espinel-Ingroff A (2001) In vitro fungicidal activities of Voriconazol, Itraconazole and Amphotericin B against opportunistic moniliaceous and dematiaceous fungi. J Clin Microbiol 39:954-958

Gompels MM, Bethune CA, Jackson G, Spickett GP (2002) Scedosporium apiospermum in chronic granulomatous disease treated with an HLA matched bone marrow transplant. J Clin Pathol 55:784-786

Munoz P, Marin M, Tornero P, Martin Rabadan P, Rodriguez-Creixems M, Bouza E (2000) Successful outcome of Scedosporium apiospermum disseminated infection treated with voriconazol in a patient receiving corticosteroid therapy. Clin Infect Dis 31 :1499-1501

O'Brian SN, Blijlevens NM, Mahfouz TH, Anaissie EJ (2003) Infections in patients with hematological cancer: recent developments. Hematology (Am Soc Hematol Educ Program): 438-472.

Perfect JR, Marr KA, Walsh TJ, Greenberg RN, DuPont B, de la Torre-Cisneros J, Just-Nubling G, Schlamm HT, Lutsar I, Espinel-Ingroff A, Johnson E (2003) Voriconazole treatment for less-common, emerging or refractory fungal infections. Clin Infect Dis 36:1122-1131

Schaenman JM, DiGiulio DB, Mirels LF, McGlenny NM, Berry GJ, Fothergill AW, Rinaldi MG, Montoya JG (2005) Scedosporium apiospermum soft tissue infection successfully treated with Voriconazole: potential pitfalls in the transition from intravenous to oral therapy. J Clin Microbiol 43:973-977

Und er hat's doch im Blut

Claudia Brandt, Klaus-Peter Hunfeld, Volker Brade, Michael Rausch, Ferdinand Hugo

Klinische Präsentation

Bei einem 22-jährigen homosexuellen Mann wird im Rahmen der Abklärung eines akuten fieberhaften Beschwerdebilds mit Bronchitis, eitriger Infektion des linken Auges, Haarleukoplakie und Mundsoor die Erstdiagnose einer bereits in das Stadium AIDS fortgeschrittenen HIV-Infektion gestellt (HIV-PCR 356.000 Genomäquivalente/ml, 26 CD4-positive T-Lymphozyten/µl, CD4/CD8 0,05; ein fünf Jahre zuvor durchgeführter HIV-Test war negativ gewesen). Es wird eine antiretrovirale Therapie und die prophylaktische Gabe von Cotrimoxazol zur Prophylaxe einer *Pneumocystis-jiroveci*-Pneumonie begonnen. Etwa einen Monat später stellt sich der Patient erneut wegen anhaltendem Fieber und Schmerzen in beiden Unterschenkeln bei seinem behandelnden Arzt vor. Die laborchemischen Untersuchungen ergeben außer einer zunehmenden Anämie (Hb-Abfall in diesem Zeitintervall von 11,0 g/dl auf 8,7 g/dl) keine weiteren Auffälligkeiten.

Wegen einer zwischenzeitlich festgestellten, vorher nicht bekannten positiven Luesserologie (TPHA 1:320, VDRL unverdünnt positiv, FTA_{abs}-IgG schwach positiv, IgM-Westernblot negativ) erfolgt zunächst eine Therapie mit Penicillin. Darüber hinaus werden zu diesem Zeitpunkt 2-mal aerobe und anaerobe Blutkulturen abgenommen. Nach 6 Tagen Inkubation weisen die beiden unter aeroben Bedingungen bebrüteten Flaschen Wachstum auf. In einem nach Gram gefärbten Präparat lassen sich nur sehr vage gramnegative Stäbchenbakterien erkennen (Abb. 38.1). Im Nativpräparat fallen hingegen »schraubenförmige«, bewegliche Bakterien auf, die sich in der Acridinorange- und Giemsafärbung gut darstellen lassen. Eine Subkultur auf den üblichen Nährböden bleibt nach 2 Tagen aerober bzw. anaerober Bebrütung steril.

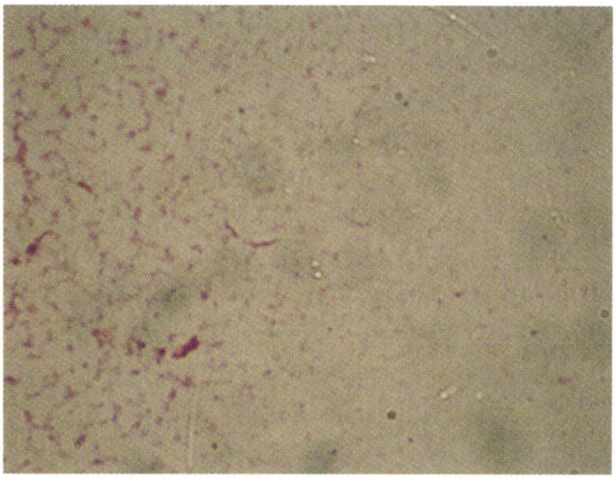

Abb. 38.1. Mikroskopisches nach Gram gefärbtes Präparat aus der Blutkultur (×1000)

Fragen

1. **Welche Erreger kommen als Ursache für die geschilderten Symptome bei fortgeschrittener HIV-Infektion in Betracht?**
2. **Welche weiteren mikrobiologischen Maßnahmen sollten zum Nachweis des Erregers durchgeführt werden?**
3. **Wie bewerten Sie die zunächst eingeleitete Antibiotikatherapie?**

Weiterer Verlauf

Die unter der Annahme einer vermeintlichen Luesinfektion begonnene Penicillin-Therapie führte nicht zur klinischen Besserung des Patienten. Aufgrund des Mikroskopiebefundes der positiven Blutkultur wurde die antimikrobielle Therapie empirisch auf Doxycyclin umgestellt. Unter dieser Therapie zeigte der Patient bereits nach 2 Tagen deutliche Besserung und war nach 4 Behandlungstagen beschwerdefrei.

Eine Infektion mit *Borrelia burgdorferi* konnte serologisch durch negative Testergebnisse im Enzymimmuntest und Immunoblot ausgeschlossen werden. Nach weiteren 4 bis 5 Tagen Inkubation zeigte die Subkultur Wachstum bei 37°C unter mikroaerophilen Bedingungen. Der Keim war Katalase- und Oxidase-positiv, biochemisch liess sich lediglich die Fähigkeit zur Reduktion von Nitrat nachweisen. Es konnte jedoch weder die für *Helicobacter pylori* klassische Eigenschaft, Harnstoff zu spalten, noch die für *Campylobacter jejuni* typische Fähigkeit, Hippurat zu reduzieren, bei diesem Isolat gefunden werden. Die weitere Differenzierung erfolgt dann molekularbiologisch durch Sequenzierung des 16S rRNA Gens. Hierdurch wurde das Isolat als *Helicobacter cinaedi* identifiziert und die anhand morphologischer und biochemischer Kriterien gewonnene Verdachtsdiagnose bestätigt.

Empfindlichkeitstestungen mittels E-Test (Agargradiententest) ergaben Resistenz gegen Erythromycin und Cotrimoxazol, wohingegen Doxycyclin, Gentamicin, Ciprofloxacin, Rifampicin und Clarithromycin gute Empfindlichkeit zeigen. Aufgrund dieser Ergebnisse wurde die bereits begonnene antimikrobielle Therapie mit Doxycyclin für insgesamt 3 Wochen fortgeführt.

! Diagnose
Bakteriämie mit *Helicobacter cinaedi* bei HIV-Infektion

Diskussion

Die klinische Bedeutung von *Helicobacter spp.* als Erreger von gastrointestinalen und systemischen Infektionen hat im vergangenen Jahrzehnt an Bedeutung zugenommen. Die Typspezies dieses Genus, *Helicobacter pylori,* ist als ätiologisches Agens für die Pathogenese der chronischen Gastritis und des peptischen Ulkus allgemein anerkannt und steht im Zusammenhang mit der Entstehung des Adenokarzinoms und Mukosa-assoziierten Lymphoms des Magens. Neben *Helicobacter pylori* sind bislang noch mindestens 17 weitere validierte *Helicobacter spp.* sowie eine Vielzahl noch unbenannter *Helicobacter*-Arten aus dem Gastrointestinaltrakt von Mensch und Tier beschrieben. Aufgrund ihrer mikroskopischen Morphologie und der geringen biochemischen Aktivität wurden diese anspruchsvoll wachsenden Mikroorganismen ursprünglich als *Campylobacter*-ähnliche Mikroorganismen angesehen. So wurde auch *Helicobacter cinaedi* 1985 als der vorherrschende unter einer Vielzahl von *Campylobacter*-ähnlichen Bakterienarten in Rektalabstrichen von homosexuellen Männern wegen der epidemiologischen Assoziation zunächst als *Campylobacter cinaedi* bezeichnet (*cinaedus*, lat., Wollüstling, wollüstig). Erst nach Vorliegen weiterer mikrobiologischer und phylogenetischer Untersuchungen wurde *Campylobacter cinaedi,* wie beispielsweise auch *Campylobacter fennelliae,* 1991 dem neuen Genus *Helicobacter* zugeordnet.

Seit der ursprünglichen Beschreibung von *Helicobacter cinaedi* als opportunistischer Erreger von Proktitis oder Proktokolitis bei homosexuellen Männern reicht das Spektrum der Erkrankungen mittlerweile von der asymptomatischen Kolonisation über die Gastroenteritis, multifokalen Phlegmone, Arthritis bis zur Bakteriämie und Meningitis. Bisher sind zahlreiche Fälle von *Helicobacter-cinaedi*-Bakteriämie in der Literatur beschrieben, wobei die meisten bei HIV-positiven homosexuellen Männern oder Patienten mit anderen immunsupprimierenden Grunderkrankungen auftraten. Des Weiteren sind Bakteriämien mit diesem Erreger bei Patienten unter Chemotherapie, mit Malignomen und Alkoholismus berichtet, sowie auch bei Schwangeren und Neugeborenen.

Die Übertragungswege von *Helicobacter cinaedi* sind bisher weitgehend ungeklärt. *Helicobacter cinaedi* wurde im Darm und Stuhl von gesunden Tieren verschiedener Art gefunden, wobei der

Hamster als der natürliche Wirt von *Helicobacter cinaedi* postuliert wird. Daher spielen Tierkontakte oder der Genuss von rohen Lebensmitteln tierischer Herkunft möglicherweise eine bedeutende Rolle für die Übertragung des Erregers. Wie für andere gastrointestinale Erreger, die häufiger bei homosexuellen als bei heterosexuellen Männern gefunden werden, wird auch für *Helicobacter cinaedi* hauptsächlich eine Übertragung durch Geschlechtsverkehr angenommen. Bei Trägern von *Helicobacter cinaedi* kann eine HIV-Infektion die Entwicklung von der asymptomatischen Kolonisation zur invasiven *Helicobacter-cinaedi*-Infektion auf unterschiedliche Weise begünstigen. Bedingt durch die Häufigkeit von anderen Erkrankungen im Gastrointestinaltrakt bei HIV-positiven Patienten kann eine Invasion von *Helicobacter cinaedi* deutlich erleichtert werden. Darüber hinaus ist bei HIV-infizierten Patienten ein wichtiger Abwehrmechanismus gegen eine Invasion des Erregers, nämlich die Antikörperproduktion gegen neue Antigene, erheblich eingeschränkt.

Das klinische Beschwerdebild von *Helicobacter-cinaedi*-Bakteriämien ist sehr variabel; zumeist klagen die Patienten nur über moderate Temperaturerhöhungen verbunden mit eher uncharakteristischen dermatologischen und/oder rheumatologischen Beschwerden. Möglicherweise bleiben viele der invasiven *Helicobacter-cinaedi*-Infektionen aufgrund der milden Symptomatik unerkannt. Entgegen der Tatsache, dass *Helicobacter cinaedi* wahrscheinlich über den Darm in den Wirt eindringt, werden gastrointestinale Symptome selten von Patienten mit invasiven *Helicobacter-cinaedi*-Infektionen berichtet und der Erreger wird selten im Stuhl der betroffenen Patienten nachgewiesen.

Neben der uncharakteristischen Symptomatik wird die Diagnose einer *Helicobacter-cinaedi*-Bakteriämie durch das langsame und anspruchsvolle Wachstum des Erregers, die schwache Anfärbbarkeit des Erregers im Grampräparat und seine Empfindlichkeit für eine Vielzahl häufig eingesetzter Antibiotika erschwert. Daher sollten – wie auch im vorliegenden Fall – von jeder positiven Blutkulturflasche, für die im Grampräparat kein Mikroorganismus nachgewiesen werden kann, ein Nativpräparat sowie eine Acridinorange- oder Giemsafärbung durchgeführt werden. Die Färbung mit der fluoreszierenden Verbindung Acridin, die mit der DNA des Bakteriums durch Interkalation wechselwirkt, ist eine schnellere und sensitivere Methode als die Gramfärbung zum Nachweis von schmalen gramnegativen Stäbchenbakterien (■ Abb. 38.2, ■ Abb. 38.3). Bei Nachweis von beweglichen, spiralig-gekrümmten Bakterien sollte differenzialdiagnostisch neben den verschiedenen *Campylobacter*- und *Helicobacter*-Arten auch an eine Infektion mit Treponemen, Borrelien oder Leptospiren gedacht und hierzu serologische bzw. molekularbiologische Untersuchungen zur weiteren Diagnostik herangezogen werden. Subkulturen erfordern unter Berücksichtigung des langsamen und anspruchsvollen Wachstums von *Helicobacter*- und *Campylobacter*-Arten auf Columbia-Agar und Spezialnährböden unter mikroaerophilen Bedingungen eine Bebrütung von mehreren Tagen . *Helicobacter*- und *Campylobacter*-Arten bevorzugen eine Atmosphäre mit 7–12% CO_2 sowie 0–85% Wasserstoff und Stickstoff. Obwohl die Keime über die Enzyme Katalase und Superoxiddismutase verfügen, sind sie gegenüber atmosphärischem Sauerstoff durch ihre Sensitivität für Superoxide und freie Radikale besonders intolerant. Der Einsatz von Vollblut-haltigem Nährmedium kann den Sauerstoffgehalt neutralisieren und somit die Toxizität dieser Moleküle reduzieren. Probleme in der phänotypischen Identifizierung dieser inerten, anspruchsvoll wachsenden Mikroorganismen haben zu einem verstärkten Einsatz der Gaschromatographie von zellulären Fettsäuren sowie der Sequenzanalyse des für die 16S rRNA kodierenden Gens geführt, um eine eindeutige Zuordnung zu einer der bisher beschriebenen Arten zu gewährleisten.

Es gibt für invasive Infektionen mit *Helicobacter cinaedi* kein etabliertes Therapieregime und In-vitro-Empfindlichkeitstestungen sind für *Helicobacter cinaedi* nicht standardisiert. Labordiagnostisch ist anzumerken, dass es methodisch bedingte Abweichungen zwischen den Ergebnissen in der Mikrodilution, Agardiffusion und dem Agargradiententest (E-Test) gibt. In bisher durchgeführten Untersuchungen zeigte *Helicobacter cinaedi* zumeist Sensibilität für Ampicillin, Gentamicin, Doxycyclin, Chloramphenicol, Nalidixinsäure, Ciprofloxacin, Rifampicin und Ceftriaxon, wohingegen häufig Resistenzen gegen Erythromycin, dem Mittel der Wahl bei *Campylobacter*-Infektionen, Clindamycin und Cotrimoxazol zu beobachten waren. Die optimale Dauer der Therapie einer *Helicobacter-cinaedi*-Bakteriämie ist ebenfalls weitgehend unbestimmt. Im vorliegenden Fall führte die Therapie mit Doxycyclin sehr rasch zur Beschwerdefreiheit. Protrahierte Krankheitsverläufe und wiederkehrende Bakteriämien mit *Helicobacter cinaedi* sind unter der Therapie mit Ciprofloxacin beschrieben worden.

Wichtig

Bei HIV-Patienten mit fortgeschrittener Immunsuppression müssen auch seltene opportunistische Erreger wie *Helicobacter cinaedi* in die differenzialdiagnostischen Überlegungen einbezogen werden. Die Tatsache, dass diese Erreger im Rahmen von unspezifischen fieberhaften Beschwerdebildern häufig im Blut nachgewiesen werden können, unterstreicht noch einmal die Bedeutung der Abnahme von Blutkulturen für die mikrobiologische Diagnostik.

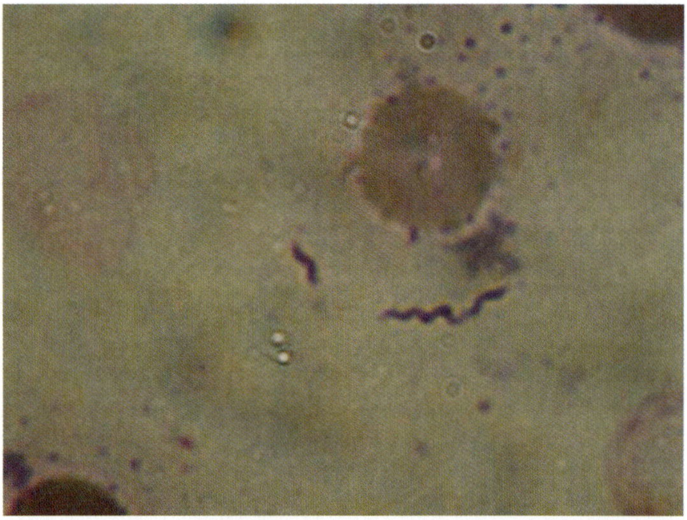

Abb. 38.2. Mikroskopisches nach Giemsa gefärbtes Präparat aus der Blutkultur (×1000)

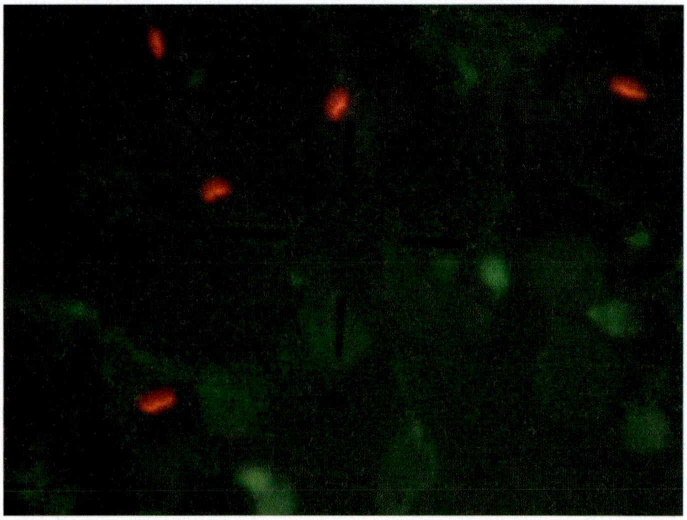

Abb. 38.3. Fluoreszenzmikroskopisches Präparat mit Acridin-Orange-Färbung aus der Blutkultur (×1000)

Literatur

Bange FC, Ruttkowski S, Kist M, Bereswill S, Meyer D, Schmidt RE, Tillmann H, Schedel I, Manns MP, Gunzer F (2000) Clinical microbiological case: a 35-year-old HIV-positive man with intermittent fever and chronic diarrhea. Clin Microbiol Inf 6: 613-615

Burman WJ, Cohn DL, Reves RR, Wilson ML (1995) Multifocal cellulitis and monoarticular arthritis as manifestations of *Helicobacter cinaedi* bacteremia. Clin Infect Dis 20: 564-570

Flores BM, Fennell CL, Holmes KK, Stamm WE (1985) *In vitro* susceptibilities of *Campylobacter*-like organisms to twenty antimicrobial agents. Antimicrob Agents Chemother 28: 188-191

Kiehlbaum JA, Tauxe RV, Baker CN, Wachsmuth IK (1994) *Helicobacter cinaedi*-associated bacteremia and cellulitis in imunocompromised patients. Ann Intern Med 121: 90-93

Totten PA, Fennell CL, Tenover FC, Wezenberg JM, Perine PL, Stamm WE, Holmes KK (1985) *Campylobacter cinaedi* (sp. nov.) and *Campylobacter fennelliae* (sp. nov.): Two new *Campylobacter* species associated with enteric disease in homosexual men. J Infect Dis 151: 131-13.

Vandamme P, Falsen E, Rossau R, Haste B, Segers P, Tytgat R, De Ley J (1991) Revision of *Campylobacter, Helicobacter* and *Wolinella* taxonomy: emendation of generic descriptions and proposal of *Arcobacter* gen. nov. Int J Syst Bacteriol 41: 88-103

Urlaub auf dem Bauernhof

Stefan Monecke, Dirk Bandt, Sandra Eßbauer, Dirk Gröne

Klinische Präsentation

Die 10-jährige Monika wird in der Hautklinik vorstellig. Sie hat ungewöhnliche erhabene, kreisrunde und nekrotische Ulzerationen am linken Unterarm (Abb. 39.1), der linken Schulter, rechts submandibulär (Abb. 39.2) und an der linken Halsseite. Am 2. Finger der linken Hand ist eine weitere Läsion, deren Aussehen von dem der anderen etwas abweicht. Der Finger ist im Bereich einer runden, schwarzen Läsion stark geschwollen, und am Fingernagel ist gelblicher Eiter zu sehen.

Monika und ihre Mutter berichten, dass diese Geschwüre 2 Wochen vorher aufgetreten seien. Sie sahen erst wie Insektenstiche aus, dann bildeten sich Blasen, die schließlich nekrotisch wurden. Gleichzeitig hat Monika etwas gefiebert und sich ein bisschen krank gefühlt; aber bei Aufnahme ist die Patientin wieder fieberfrei und wirkt munter und gesund. Die beschriebenen Veränderungen sind während eines Urlaubs auf einem Bauernhof oder in einer Försterei in Norddeutschland spontan aufgetreten. Die Patientin hat mit Ponys, Lämmern und vermutlich auch mit anderen Haustieren gespielt, aber es bestand kein direkter Kontakt zu Mäusen, Ratten oder exotischen Tieren. Es traten keine vergleichbaren Fälle in der Familie oder bei den Gastgebern auf.

Da aufgrund der eigentümlichen Nekrosen bei der Aufnahmeuntersuchung von einem Verdacht auf Milzbrand gesprochen wird, ist die Mutter sehr besorgt. Monikas Großvater war Tierarzt gewesen und war in den 60er Jahren an Milzbrand verstorben. Das war jedoch in einer anderen Stadt, und die Patientin hat seine damalige Wohnung nie betreten. Gegenstände aus dem Besitz des Großvaters gibt es ebenfalls nicht mehr.

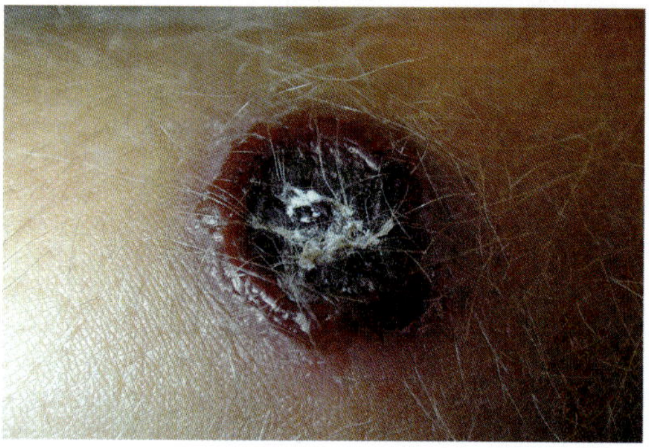

Abb. 39.1. Läsion am Arm der Patientin (die weißen Verfärbungen stammen von einer entzündungshemmenden Creme)

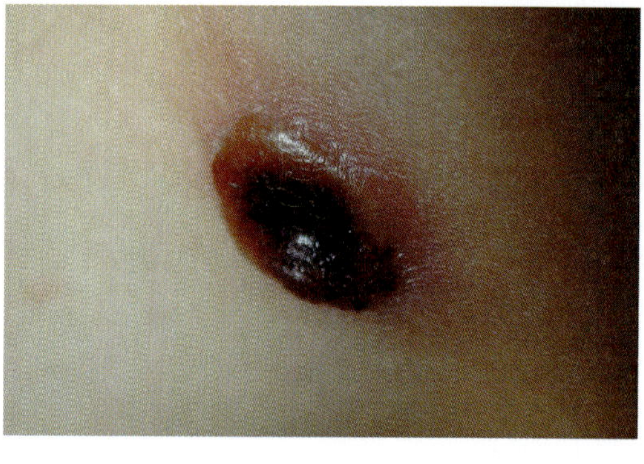

Abb. 39.2. Submandibuläre Läsion

Untersuchungsbefunde bei der Aufnahme

Bei der Untersuchung fallen außer den druckschmerzhaften Läsionen auch Lymphknotenschwellungen submandibulär und links axillär auf.

Das Blutbild ist normal, ebenso das CRP. Im Differenzialblutbild fallen eine geringgradige Erhöhung der Eosinophilen (0,67 /nl, Normbereich: 0–0,6 / nl) und der Monozyten (1,05 /nl, Normbereich: 0–0,8 /nl) auf. Es werden Serumproben, Abstriche und eine Biopsie von den Läsionen sowie eine Probe des Eiters vom Finger der linken Hand entnommen.

Fragen

1. **Welche Krankheitserreger könnten ein derartiges Krankheitsbild verursachen?**
2. **Sollte die Patientin isoliert werden, besteht ein Grund für Quarantänemaßnahmen?**

Weiterer klinischer Verlauf

Die Patientin erhält aufgrund des Verdachts auf Hautmilzbrand hochdosiert Penicillin G (3×1.000.000 IE) intravenös.

Im mikrobiologischen Labor werden unter einer Sicherheitswerkbank zuerst Grampräparate von den Abstrichen und der Biopsie angefertigt. Diese zeigen massenhaft grampositive Haufenkokken, jedoch keinerlei grampositive Stäbchen. PCR-Untersuchungen zum Nachweis der Virulenzplasmide von *Bacillus anthracis* bleiben ebenfalls negativ. In den Kulturen wächst in den nächsten 24 Stunden *Staphylococcus aureus*, jedoch kein *Bacillus anthracis*. Damit kann die Diagnose eines Hautmilzbrandes ausgeschlossen werden, die Staphylokokken werden als Superinfektion bei einer noch nicht bekannten Primärinfektion interpretiert.

Einige der Isolate von *Staphylococcus aureus* sind Penicillin-sensibel. Andere sind Penicillin-resistent, aber es handelt sich nicht um MRSA (Methicillin-resistente *S. aureus*).

Neben dem Milzbrand kommen folgende Erkrankungen in Betracht:

- **Kutane Leishmaniose:** Dieser Verdacht wurde aufgrund des Aussehens der Läsionen und der fehlenden Reiseanamnese in die entsprechenden Endemiegebiete (z.B. Länder des Mittelmeerraumes) verworfen.
- **Bartonellose:** Die multiplen Läsionen (auch an für die Bartonellose untypischen Körperstellen), der anamnestisch fehlende traumatische Katzenkontakt sowie die insgesamt rasche Progredienz der Hauterscheinungen machen eine Katzenkratzkrankheit wenig wahrscheinlich. Die serologischen Untersuchungen auf *Bartonella henselae* mit grenzwertigem IgG und negativem IgM waren dann die definitiven Ausschlusskriterien.
- **Pockenviren-Infektionen (Molluscum contagiosum, Melkerknoten, Kuhpocken, Affenpocken und Orf):** Diagnostisch wegweisend war letztendlich die Untersuchung der Biopsie aus einer der Läsionen und einer Serumprobe am Konsiliarlabor für Pockenviren an der Tiermedizinischen Fakultät der LMU München (Vorstand: Prof. Dr. O.-R. Kaaden).

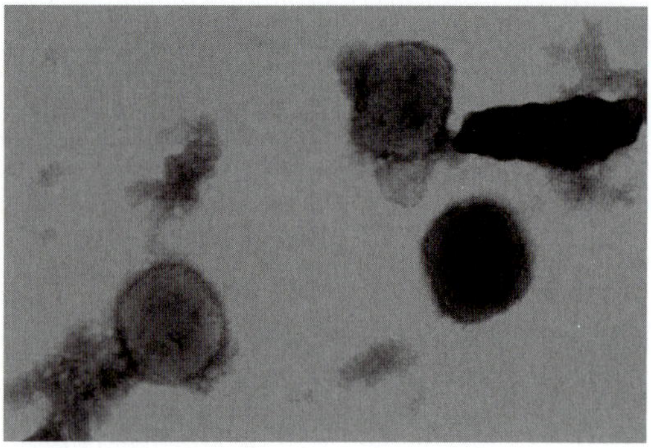

Abb. 39.3. Elektronenmikroskopische Aufnahme einer Biopsie aus einem Nekroseherd; es sind 3 Orthopox-Viren zu erkennen

Schon nach wenigen Tagen teilte das Konsiliarlabor mit, dass elektronenmikroskopisch im Homogenisat der Hautbiopsie Orthopockenviren (OPV) nachweisbar seien (Abb. 39.3). Eine Genus- und eine Spezies-spezifische PCR identifizieren die isolierten Erreger als Kuhpockenviren. Anschließende serologische Untersuchungen bestätigen einen Orthopockenvirus-Antikörpertiter im Plaque-Reduktions-Neutralisationstest.

Da sich in der Zwischenzeit die Läsionen zurückgebildet hatten und die Entzündung des Fingers unter der antibiotischen Therapie abgeklungen war, wurde die kleine Patientin auf Drängen der Familie 13 Tage nach stationärer Aufnahme nach Hause entlassen. Eine Kontrolluntersuchung 2 Monate später zeigte außer kleinen Narben keine weiteren Residuen.

Diagnose

Kuhpocken mit Superinfektion durch *Staphylococcus aureus*

Diskussion

Die Kuh- oder Katzenpocken sind eine Zoonose, d.h. eine vom Tier auf Menschen übertragbare Infektionskrankheit, die in Europa und Westasien vorkommt. Sie werden von einem Orthopockenvirus verursacht. Es handelt sich dabei um große (ca. 0,2×0,3 μm) DNA-Viren und um Verwandte des Erregers der originären Menschenpocken. Sie zählen zur Familie der *Poxviridae*, die neben einer Reihe von tierpathogenen 4 humanpathogen relevante Genera (*Orthopoxvirus, Parapoxvirus, Yatapoxvirus und Molluscipoxvirus*) umfasst.

Die echten **Menschenpocken** oder Blattern (Variola, smallpox) sind eine hoch kontagiöse, sehr schwere Erkrankung mit hoher Letalität (von bis zu 50%). Viele der Überlebenden trugen entstellende Narben davon oder erblindeten. Der englische Landarzt Edward Jenner entwickelte im Jahre 1798 aus der Beobachtung, dass Melker und Rinderzüchter nach überstandener Kuhpocken-Infektion keine Blattern bekamen, das Konzept der Pockenimpfung. Nach einer weltweiten Impfkampagne in den 50er bis 70er Jahren ist mittels der Vakzination mit einem anderen Orthopockenvirus, dem Vacciniavirus, das Variolavirus eradiziert worden.

Die in den letzten Jahren aufgetretene Diskussion über Pocken als biologische Waffe sowie über Prävention und Therapie im Falle ihres Einsatzes sei hier nur kurz erwähnt, ohne auf die Details einzugehen.

Affenpocken kommen natürlicherweise nur in Afrika vor. Allerdings gab es 2003 nach dem Import infizierter Nager einen Ausbruch in den USA. Affenpocken können beim Menschen pockenartige Epidemien hervorrufen, wobei die Letalität weniger hoch ist als bei den originären Pocken und bisher beschriebene Ausbrüche schnell eingedämmt werden konnten.

Kuhpocken waren ursprünglich eine Erkrankung der Rinder. Sie sind jedoch etwa seit 1970 in Deutschland bei Kühen nicht mehr nachgewiesen worden. Die Übertragung auf den Menschen erfolgt in den meisten Fällen durch Hauskatzen, weshalb die Erkrankung auch oft als »Katzenpocken« bezeichnet wird. Das Erregerreservoir für Kuhpockenviren sind verschiedene wildlebende Nagetiere. Katzen und auch Zootiere wie Elefanten, Tapire und Rhinozerosse erkranken an Hautläsionen, die z.T. schwere tödliche Verläufe hervorrufen können. Bei Katzen sind außerdem Konjunktivitis und Pneumonien beschrieben worden (Feuerstein et al. 2000).

Menschliche Infektionen kommen durch Kontakt mit erkrankten Tieren zustande, aber sie gelten als sehr selten. Allerdings muss perspektivisch mit einer gewissen Zunahme gerechnet werden, da seit 1982 keine Pockenschutzimpfungen mehr durchgeführt werden und die Immunität der menschlichen Bevölkerung gegenüber Variolavirus und damit auch gegenüber nahe verwandten Tierpocken zurückgeht. Gerade Kinder und junge Erwachsene, die keine Pockenimpfung mehr erhalten haben, sind besonders empfänglich.

Die Läsionen der Kuhpocken sind beim Menschen am häufigsten an den Händen oder Armen und manchmal im Gesicht lokalisiert. Zuerst treten Hautrötungen, später blasige Veränderungen (vesikuläres Stadium) auf. Diese sind anfangs serös, dann hämorrhagisch. Nach etwa 2 Wochen kommt es zur Induration, zur Ulkus- (pustuläres Stadium) und zur Krustenbildung (Borkenstadium). Die Infektion kann mit einer deutlichen ödematösen Schwellung in unmittelbarer Umgebung der Hautveränderung einhergehen. Häufig treten begleitend unspezifische, »grippale« Allgemeinsymptome und lokale Lymphadenitiden auf, die aber das Allgemeinbefinden nicht sehr stark beeinträchtigen. Eine bakterielle Sekundärinfektion, wie in dem beschriebenen Fall, wird häufig beobachtet. Es wird daher geraten, vorsorglich mit Antibiotika zu behandeln. Nach 6–8 Wochen heilen die Läsionen unter Narbenbildung ab. Komplikationen sind selten. Am ehesten kann es zur Augenbeteiligung (Konjunktivitis oder Keratitis) kommen. Bei Immunsupprimierten und bei Patienten mit chronischen Hauterkrankungen (wie der atopischen Dermatitis) sind schwere, generalisierte Verläufe möglich, die klinisch dem Verlauf einer Pockenerkrankung ähneln (Czerny et al. 1991). Das Risiko einer Übertragung von Mensch zu Mensch ist sehr gering, allerdings sollte der Kontakt mit Immunsupprimierten vermieden werden.

Differenzialdiagnosen sind im Anfangsstadium der Erkrankung Herpes simplex, Zoster, bakterielle Infektionen (Erysipel, Furunkel und superinfizierte Insektenstiche) sowie die Katzenkratzkrankheit (Steinborn et al. 2003).

Im pustulären Stadium ist **Anthrax** die wichtigste Differenzialdiagnose (Inglesby et al. 1999; Lawn et al. 2003). Allerdings manifestiert sich Anthrax mit schwerer Allgemeinsymptomatik sowie mit stark erhöhten Entzündungsparametern. Die mikrobiologische Diagnostik von Material aus den Läsionen weist im mikroskopischen Präparat charakteristische bambusförmige grampositive Stäbchen auf. Kulturell sind nicht-hämolysierende Sporenbildner mit grauen, irregulär ausgefransten Kolonien anzüchtbar (»Medusenhaupt«), wobei Anthrax als Stufe-3-Organismus nach Biostoffverordnung nur unter speziellen Sicherheitsvorkehrungen angezüchtet bzw. weiterverarbeitet werden darf.

Weiterhin ist der **syphilitische Primäraffekt** differenzialdiagnostisch in Betracht zu ziehen, wobei die Lokalisation im Anogenitalbereich bzw. oral sowie eine Sexualanamnese hinweisend sind.

Eine weitere Differentialdiagnose ist das **Ecthyma contagiosum (Orf),** eine durch das *Orf-Virus* (Genus *Parapoxvirus*) verursachte Erkrankung mit ähnlichen Hautläsionen wie im vorliegenden Fall. Die Erkrankung wird vor allem durch Schaf- oder Ziegenkontakt übertragen (Bacakoglu et al. 2001) und zählt zu den Berufskrankheiten, ähnlich wie der **Melkerknoten,** der durch das ebenfalls zum Genus *Parapoxvirus* gehörige *Pseudokuhpocken-Virus* hervorgerufen wird. Wie der Name aussagt, tritt die Erkrankung nach Kontakt mit den Eutern infizierter Kühe auf, wobei die bis zu 2 cm großen tiefroten Knoten nicht ulzerieren. Die gut vaskularisierten Läsionen werden innerhalb von 3–4 Wochen ohne Residuen resorbiert.

Die Diagnostik von *Orthopockenviren* (OPV) erfolgt elektronenmikroskopisch (◘ Abb. 39.3) oder durch Anzucht in geeigneten Zellkulturen. Retrospektiv erfolgte die Untersuchung oft serologisch durch Nachweis eines mindestens 4-fachen Anstieges des OPV-Antikörpertiter im Plaque-Reduktions-Neutralisationstest. Durch molekularbiologische Methoden (14 kDa PCR, A-type-inclusion body-PCR) ist es möglich, das auslösende Virus exakt zu identifizieren.

In der Regel verheilen die Läsionen der Kuhpockeninfektion von alleine, so dass keine spezifische Therapie nötig ist. Superinfektionen müssen jedoch antibiotisch behandelt werden. An den Läsionen sollte nicht operiert werden, um eine Streuung der Erreger zu vermeiden. Das gilt auch für Anthrax und Ecthyma contagiosum. Bei generalisierten Verläufen und bei immunsupprimierten Patienten kann ein Therapieversuch mit Cidofovir erwogen werden, einem Virostatikum, das in den USA experimentell auch zum Einsatz bei Pockenerkrankungen erfolgreich eingesetzt wurde.

Wichtig

Bei ulzerierenden Hautläsionen in Zusammenhang mit Tierkontakten sollte aufgrund des zunehmend fehlenden Impfschutzes gegen Pockenviren wieder an anthropozoonotische Infektionen durch Orthopoxviren gedacht werden.

Literatur

Bacakoglu AK, Ozkan M et al. (2001).Operation kontraindiziert: Das Ecthyma contagiosum (Orf) an der Hand. Handchir Mikrochir Plast Chir 33(4):283-286

Czerny CP, Eis-Hubinger AM et al. (1991) Animal poxviruses transmitted from cat to man: current event with lethal end. Zentralbl Veterinärmed B 38(6):421-431

Feuerstein B, Jürgens M et al. (2000) Kuh-/Katzenpocken. Zwei klinische Fallbeispiele. Hautarzt 51(11):852-856

Inglesby TV, Henderson DA et al. (1999) Anthrax as a biological weapon: medical and public health management. Working Group on Civilian Biodefense. JAMA 281(18):1735-1745

Lawn SD, Planche T et al. (2003) A black necrotic ulcer. Lancet 361(9368):1518

Steinborn A, Essbauer S et al. (2003) Kuh-/ Katzenpocken bei Menschen. Ein potenziell verkanntes Krankheitsbild. Dtsch Med Wochenschr 128(12):607-610

Verstopfte Nase

Michael Lanzer

Klinische Präsentation

Frau S. wohnt in einem offenen Seniorenheim. Trotz ihrer 86 Jahre ist sie noch recht rüstig und in der Lage, sich weitgehend selbst zu versorgen. Während der außergewöhnlich heißen Augusttage 2003 entwickelt Frau S. plötzlich Fieber sowie Übelkeit. Mit Verdacht auf einen Hitzeschlag überweist die Heimleitung Frau S. zur weiteren Abklärung ihrer Beschwerden in eine nahegelegene Klinik. Dort werden eine Dehydration sowie ein subakuter Myokardinfarkt diagnostiziert. Weiterhin wird eine unklare Hyperthermie mit axial gemessenen Temperaturspitzen von 42,6°C festgestellt. Infektfoci finden sich keine; CRP- und BSG-Werte liegen im Normalbereich. Frau S. wird sofort intensivmedizinisch versorgt. Dennoch verschlechtert sich ihr Allgemeinzustand. Im Laufe des Tags trübt sich ihr Bewusstsein zunehmend ein. Sie gleitet ins Koma, worauf sie in eine neurologische Spezialklinik verlegt wird. Bei Aufnahme auf der neurologischen Intensivstation zeigt Frau S. nur noch schwach gerichtete Reaktionen auf Schmerzreize aller Extremitäten, die Pupillen sind isokor. Die Atmung ist auf Schnappatmung reduziert, so dass Frau. S. intubiert und künstlich beatmet werden muss. Die erfolgte Computertomographie bringt keine Aufschlüsse über die Ursache der Bewusstseinsstörungen. Intracerebrale Blutungen können ausgeschlossen werden.

Am Abend des 3. Tages nach Aufnahme auf der neurologischen Intensivstation bemerkt eine der Schwestern entsetzt, dass weiße Lebewesen aus der Nase von Frau S. krabbeln. Sie benachrichtigt sofort den Stationsarzt. Der hinzugezogene HNO-Spezialist spült den nasopharyngealen Raum von Frau S. mit isotonischer Kochsalzlösung aus. Dabei werden 60–80 weiße »Würmchen« ausgewaschen und zur weiteren Diagnose an ein parasitologisches Speziallabor versendet (Abb. 40.1).

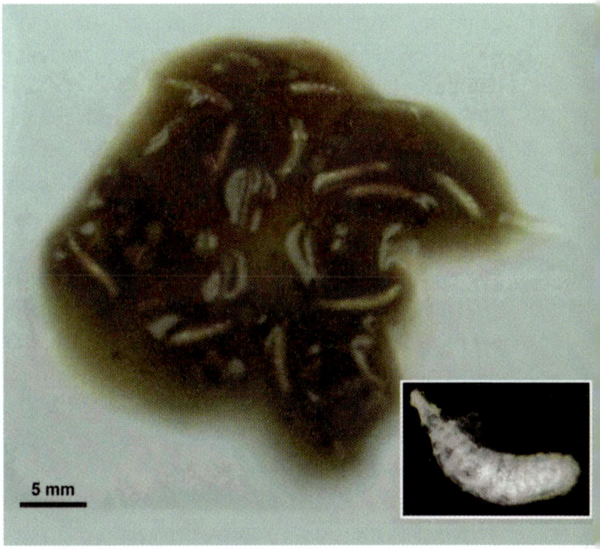

Abb. 40.1. Schleimiges Exudat aus dem Nasopharynx mit zahlreichen, ca. 5 mm großen Würmchen. *Einschub*: einzelnes Würmchen bei 10-facher Vergrößerung

Fragen

1. **Um welche Lebewesen handelt es sich?**
2. **Stehen diese Lebewesen in Zusammenhang mit der Erkrankung von Frau S.?**
3. **Handelt es sich um eine nosokomiale Infektion?**

Weiterer klinischer Verlauf

Am Morgen des darauffolgenden Tages verstirbt Frau S. an Herz/Kreislaufversagen. Eine Obduktion wurde nicht veranlasst.

Parasitologische Untersuchungen

Im Exudat befanden sich zahlreiche ca. 0,5 cm lange Maden, die bei genauerer Betrachtung charakteristische Merkmale der Larven von Fleischfliegen (Familie *Sarcophagidae*) aufwiesen (▪ Abb. 40.2). Zur Bestimmung der Familie schauten wir uns unter dem Mikroskop die allgemeine Morphologie der Made an, dann die Mundwerkzeuge und die posterior gelegene Atmungsplatte. Die Maden dieser sog. grauen Fleischfliege (Gattung *Sarcophaga*) sind robust. Um die Made herum verlaufen mehrere Reihen Hakenkränze (▪ Abb. 40.2b). Die Mundwerkzeuge bestehen aus paarigen Haken, die eher zur Bewegung und zum Festhalten dienen (▪ Abb. 40.2d). Die posteriore Atmungsplatte liegt zurückgesetzt in einer Falte. Wird sie mit einem feinen Skalpell vom Rest der Made abgetrennt, so können in der Aufsicht die Atmungsschlitze beobachtet werden, die bei den Fleischfliegen parallel oder leicht abgewinkelt zur ventralen Körperachse liegen (▪ Abb. 40.2e).

Fleischfliegen der Gattung sind larvipar, d.h. sie legen keine Eier ab, sondern gebären die lebenden Larven. Die Larven entwickeln sich innerhalb von ca. einer Woche zur Puppe. Die Zahl der posterialen Atemschlitze kann Auskunft über das Alter der Made geben. Die meisten der hier untersuchten Maden besaßen 2 Schlitze, nur einige wenige Maden wiesen 3 Schlitze in ihrer posterior gelegenen Atmungsplatte auf. Es handelt sich daher um die Larvalstadien 2 und 3, womit die Larven ca. 2 bis 3 Tage alt gewesen sein dürften.

Ein Anruf auf der neurologischen Intensivstation bestätigte den Verdacht einer nosokomial erworbenen Myiasis. Seit mehreren Tagen war dort immer wieder eine mittelgroße, schwarz und grau gefärbte Fliege gesichtet worden, die man mehrmals vergeblich versucht hatte zu fangen, der man aber ansonsten wenig Beachtung geschenkt hatte. Erst der eilig bestellte Kammerjäger beendete das Treiben der Fliege.

Diagnose

Nasopharyngeale Myiasis durch Maden der Fleischfliege (Familie *Sarcophagidae*, Gattung *Sarcophaga*)

Diskussion

Der Erreger

Unter Myiasis versteht man den Befall mit Maden. Als Maden werden die larvalen Entwicklungsstadien der Fliegen bezeichnet, aus denen sich nach Verpuppung die adulten Fliegen entwickeln. Es gibt eine große Zahl an Fliegen, die bei Mensch und/oder Tier eine Myiasis verursachen können. Neben den Fleischfliegen (*Sarcophagidae*) sind hier zu nennen die Schmeißfliegen (*Calliphoridae*), Stubenfliegen (*Muscidae*), Dasselfliegen (*Oestridae*) sowie die lateinamerikanischen Dasselfliegen (*Cuterebridae*), wobei einige Arten eher zufällig Mensch oder Tiere befallen, während andere Arten eine fakultative oder obligate Myiasis verursachen. Ein Beispiel einer akzidentellen Myiasis sind Eier bzw. Larven von Fruchtfliegen (*Drosophila* spp.), die mit kontaminierter Nahrung aufgenommen werden und beim Menschen Unwohlsein, Schwindel, Krämpfe, Erbrechen und Durchfall hervorrufen können. Eine **fakultative Myiasis** beschreibt Larven von Fliegen, die entweder saprophytisch oder parasitär leben können und opportunistisch ihre Eier in Aas oder offene Wunden legen. Ein Beispiel sind u.a. Schmeißfliegen. Unter einer **obligaten Myiasis** versteht man den Befall mit solchen Fliegenlarven, die immer parasitär leben und zur Entwicklung eines lebenden Organismus bedürfen. Das klassische Beispiel einer obligaten Myiasis sind lateinamerikanische Dasselfliegenlarven, welche sich in die Haut bohren und einen schmerzhaften, entzündlichen Ulkus verursachen können (z.B. *Dermatobia hominis* in Südamerika).

Je nach Befallsort unterscheidet man zwischen einer gastrointestinalen, urogenitalen, okulären, nasopharyngealen, aurikulären und einer kutanen Myiasis, wobei der Ort der Besiedlung eine Speziesspezifität verrät. So legen *Oestridae* ihre Eier vorzugsweise in den nasopharyngealen Bereich ab, während die Maden der lateinamerikanischen

Dasselfliege die Haut befallen. Einige Madenarten (*Lucilia* spp.) ernähren sich von totem Gewebe oder Sekret und sind daher in der Wundheilung geschätzte Helfer (Madentherapie).

Klinische Bewertung

Myiasis kommt in der Allgemeinbevölkerung in Deutschland eher selten vor, tritt jedoch häufiger bei Personen mit mangelnder Körperhygiene auf. Dies sind neben Obdachlosen, die oftmals bedingt durch verkotete Unterwäsche an einer gastrointestinalen oder urogenitalen Myiasis leiden, Säuglinge gerade in Entwicklungsländern, sowie infirme oder debilitierte Menschen; hier häufig in Kliniken bei bewegungslosen Personen bzw. Patienten mit offenen Geschwüren vorzufinden.

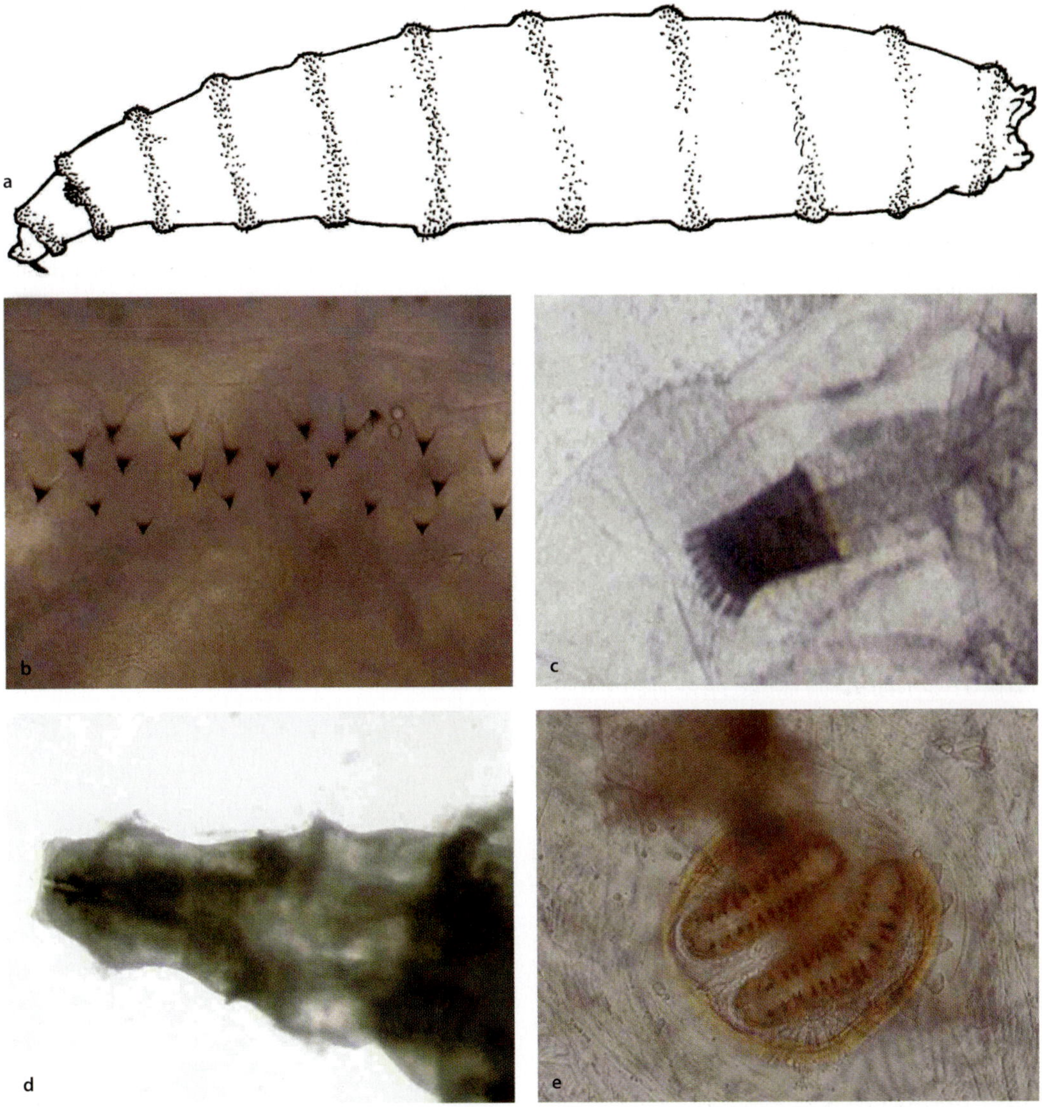

Abb. 40.2a–e. Die Made der bei diesem Fall angetroffenen Fleischfliege. **a** Schematische Ansicht; **b** Vergrößerte Ansicht der radialen Hakenkränze (×400); **c** vorderes Spiraculum (×400); (**d**) paarige Mundhaken in Aufsicht (×25); **e** posteriore Atmungsplatte mit 2 Atmungsschlitzen (×100)

Je nach Art der Myiasis können die Beschwerden subklinischer Natur oder auch sehr ausgeprägt sein. Wie bereits erwähnt, kann eine gastrointestinale Myiasis Durchfall, Übelkeit und Erbrechen verursachen. Eine kutane Myiasis kann Irritationen der Haut aber auch inflammatorische Reaktionen und Schmerzen hervorrufen. Zudem kann befallenes Gewebe zerstört werden. Okuläre Myiasis verursacht häufig starke Irritationen des Auges, ohne dass das Gewebe desselben angegriffen wird. Bei Säuglingen treten in seltenen Fällen fatale Komplikationen auf, wenn sich die Made, z.B. *Dermatobia hominis*, durch die Fontanelle bohrt, in das zerebrale Gewebe eindringt und es zerstört.

Wichtig

Hygienemaßnahmen im Krankenhaus müssen die Beseitigung von Fliegen mit einschließen. Zudem müssen Essensreste, offene Lebensmittel und benutztes Geschirr und Besteck rechtzeitig aus den Krankenzimmern entfernt werden. Außerdem sollte besonders in ländlichen Gebieten Fliegengaze an den Fenstern angebracht werden.

Literatur

Lane RP, Crosskey RW (eds) (1993) Medical insects and arachnids. Chapman and Hall, London

Mehlhorn, H (ed) (2001) Encyclopedic references of parasitology, vols. 1 & 2. Springer Verlag, New York

Mielke U (1997) Nosocomial myiasis. J Hosp Infect 37(1):1-5, Review

Mullen G, Durden L (2002) Medical and veterinary entomology. Academic Press.

Soliman RS, Philips G, Spence G (2003) 'I know an old lady who swallowed a fly': a case of (hospital-acquired) human intestinal myiasis. J Hosp Infect 53(2):157-158

Vom Winde verweht

Kristina Hochauf, Dirk Bandt, Christoph Pöhlmann, Marieta Toma, Simone Trautmann, Stefan Monecke, Enno Jacobs

Klinische Präsentation

Ein 25-jähriger junger Mann stellt sich am 25. Juli 2003 in der chirurgischen Rettungsstelle eines Universitätsklinikums wegen krampfartiger progredienter Oberbauchbeschwerden und eines generalisierten hämorrhagischen Exanthems vor. Er berichtet über Inappetenz, galliges Erbrechen und Diarrhö seit 2 Tagen sowie subfebrile Temperaturen bis 37,5°C. Anamnestisch wird rezidivierender Mundsoor in den letzten 2 Jahren angegeben. Weitere relevante Vorerkrankungen sind nicht bekannt. Bluttransfusionen, Drogenabusus sowie Kontakte zu sexuellen Risikogruppen werden verneint. Eine Reiseanamnese liegt nicht vor.

Bei der körperlichen Untersuchung gibt der Patient einen Druckschmerz unterhalb des rechten Rippenbogens an. Bei der Palpation erscheint die Leber vergrößert. Die Inspektion der Mundhöhle zeigt deutlich weiße Beläge der Zunge und des Rachenrings sowie Bläschenbildung im Bereich der Gingiva. Körperstamm, Dekolletée, Gesicht, behaarter Kopf sowie Penis des Patienten weisen Bläschen, teils verkrustet und nekrotisiert im Sinne eines hämorrhagisch-nekrotisierenden Exanthems auf (Abb. 41.1a,b).

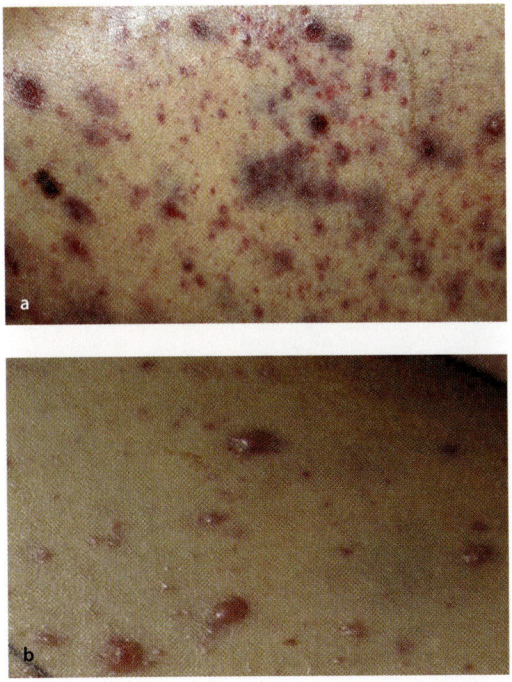

Abb. 41.1a,b. Hämorrhagisch-nekrotisierendes Exanthem

Die laborchemische Untersuchung bei Aufnahme erbringt folgende auffällige Werte (in SI-Einheiten):

Parameter	Aktueller Wert	Normalwert
Leukozyten	3,0/nl	3,8–9,8/nl
Thrombozyten	84/nl	150–400/nl
Erythrozyten	3,81/pl	4,60–6,20/pl
ALAT	136 U/l	6–40 U/l
ASAT	160 U/l	6–37 U/l
LDH	808 U/l	130–220 U/l
Bilirubin (gesamt)	38,6 µmol/l	<17 µmol/l
Laktat	2,49 mol/l	0,60–2,40 mol/l
CRP	18,8 mg/l	<5,0 mg/l

Im Normbereich liegen Hb, HK, Gerinnungsparameter, Albumin, CK, GGT, Lipase, Amylase, Harnstoff, Kreatinin und Kalium.

Fragen

1. **Welche Verdachtsdiagnose ist bei diesem Patienten zu stellen?**
2. **Welche Erreger verursachen ein bläschenförmiges Exanthem?**
3. **Welche dieser Erreger verursachen außerdem eine Begleithepatitis?**

Weiterer klinischer Verlauf

Bei einem hautärztlichen Konsil wird der Verdacht auf ein Ekzema herpeticum gestellt, außerdem differentialdiagnostisch ein Zoster generalisatus in Erwägung gezogen.

Am Folgetag verschlechtert sich der Allgemeinzustand des Patienten deutlich. Das Fieber steigt auf 38,5°C. Es lässt sich eine Ausbreitung des Hautexanthems erkennen. Die zunächst lokal begonnene antivirale Therapie mit Aciclovir-Creme wird auf eine intravenöse Therapie mit Aciclovir umgestellt. Außerdem erhält der Patient Fluconazol bei Verdacht auf Soorösophagitis. Laborchemisch fällt sowohl ein weiterer Anstieg der Transaminasen (ALAT 247 U/l, ASAT 299 U/l) und der LDH (1152 U/l) als auch eine Abnahme der Erythrozyten (3,33/pl) und Thrombozyten (29/nl) auf. Eine Röntgen-Thoraxaufnahme ist unauffällig. Ebenso erbringt die Abdomensono- und Echokardiographie einen regelrechten Befund.

Am 27.07. entwickelt der Patient septische Temperaturen. Die Transaminasen steigen noch einmal deutlich an (ALAT: 478 U/l, ASAT 366 U/l). Die Gerinnungsparameter sind nicht mehr messbar. Der CRP-Wert beträgt 16,5 mg/l. Es kommt zu Blutungen aus der Mundhöhle und aus den Harnwegen. Unter dem Verdacht einer generalisierten Varizella-zoster-Virus (VZV) -Infektion wird der Patient auf die Intensivstation verlegt. Wegen zunehmender Hämoptysen und beginnender respiratorischer Insuffizienz erfolgt die Intubation. In der Mikrobiologie wird mittels Real-time-PCR aus dem nekrotischen Bläscheninhalt und aus dem EDTA-Blut des Patienten VZV-DNA nachgewiesen. Der HIV-Test ist negativ. Neben der Aciclovirtherapie werden spezifische Immunglobuline gegen VZV substituiert. In den Morgenstunden des 28.07.2003 kommt es zum respiratorischen Versagen mit massiver Lungenblutung. Der Patient wird reanimationspflichtig. Trotz Gabe von Erythrozytenkonzentraten und Gerinnungsfaktoren sowie der Verabreichung hoher Katecholamindosen lassen sich Atmung und Kreislauf nicht stabilisieren. Der Patient verstirbt im Multiorganversagen. Bei der Obduktion findet sich eine ausgeprägte Varizella-Infektion der Haut. Histologisch lassen sich multiple disseminierte intraepidermale Blasen (bis 0,2 cm) in unterschiedlichen Entwicklungsstadien mit viralen Einschlusskörperchen und viral bedingten Riesenzellen ohne entzündliche Reaktion feststellen (Abb. 41.2, Abb. 41.3). Auffallend ist eine hochgradige Depletion aller untersuchten Lymphknotenstationen. Es werden histologisch nur ganz vereinzelte CD4-positive T-Lymphozyten nachgewiesen. Die Lymphozytentypisierung zeigt einen verminderten Anteil an CD4+-T-Zellen (157 /µl). Die CD4/CD8-Ratio ist zugunsten der CD8-T-Zellen verschoben. Die B-Zellen sind anteilig ebenfalls vermindert. Postmortal können als weitere Diagnose eine abszedierende und nekrotisierende Bronchopneumonie sowie Zeichen des Schocks mit hämorrhagischer Diathese festgestellt werden.

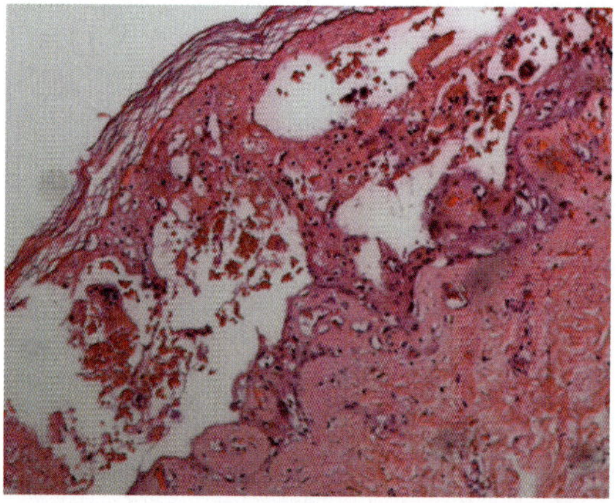

Abb. 41.2. Histologisches Bild einer intraepidermalen Blase (HE-Färbung ×100)

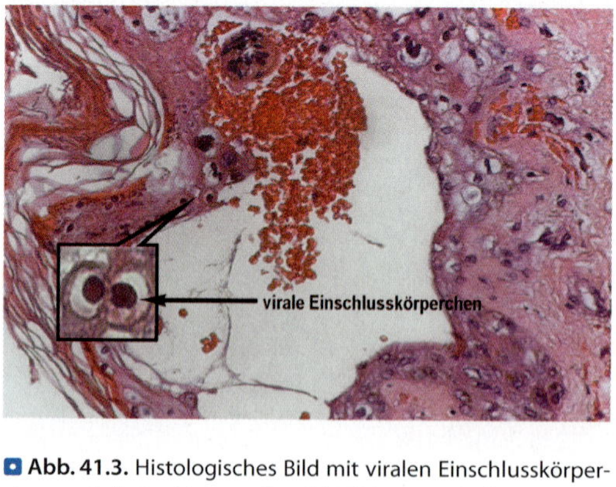

Abb. 41.3. Histologisches Bild mit viralen Einschlusskörperchen und viralen Riesenzellen (HE-Färbung ×400 bzw. ×1000)

Aus allen Autopsiematerialien wird mit Hilfe der PCR VZV-DNA nachgewiesen. Dagegen lassen sich keine IgM- und IgG-Antikörper gegen VZV im Serum nachweisen. Es gibt keinen Anhalt für eine akute Herpes-simplex-Virus- (HSV-), Epstein-Barr-Virus- (EBV-) bzw. Zytomegalievirusinfektion (CMV). Die Hepatitisserologie ist negativ. Ausreichend hohe IgG-Titer finden sich für das Röteln-, Masern- und Mumpsvirus. *Staphylococcus aureus* kann aus mehreren Blutkulturen angezüchtet werden. Außerdem zeigt sich eine Superinfektion der hämorrhagisch-nekrotisierenden Bläschen mit diesem Erreger.

Diagnose

- **Generalisierte *Varicella-zoster*-Virus-Infektion mit bakterieller Superinfektion**
- **Nekrotisierende Bronchopneumonie**
- **Soorösophagitis**
- **Immundefekt (V.a. idiopathische CD4-positive T-Zell-Lymphopenie)**

Diskussion

Das *Varizella-zoster*-Virus gehört zur Familie der *Herpesviridae*, das aber im Gegensatz zum HSV eine ausgesprochen Wirtsspezifität besitzt. Es ist ein serologischer Typ bekannt. Die Übertragung des hochkontagiösen Virus erfolgt v.a. aerogen (Windpocken!!). Die Erstreplikation findet in den regionalen Lymphknoten des Oropharynx statt, der 2. Vermehrungszyklus in den retikulohistiozytären Zellen der Leber, Milz und anderer Organe. Die sich – nach einer Inkubationszeit von 9–21 Tagen, meist 14 Tagen – anschließende Virämie ist verbunden mit dem Einsetzen der Prodromalsymptome wie Fieber, Abgeschlagenheit, Inappetenz, Kopf- und Gliederschmerzen. Die Virusreplikation in der Haut (Exanthem) und Schleimhaut (Enanthem) resultiert in der Bildung von Bläschen, Degeneration der epithelialen Zellen und Infiltration von Entzündungszellen (Varizellen). Typisch sind die gleichzeitig auftretenden unterschiedlichen Entwicklungsstadien der Hauteffloreszenzen. Nach Ausheilung der Erkrankung persistiert VZV in spinalen und zentralen Ganglien. Verschiedene Faktoren, Infektionen, Traumen, Tumore, Immunsuppression, können eine endogene Reaktivierung auslösen. Die typische Manifestation ist der Herpes zoster.

Zur Therapie einer VZV-Infektion wird Aciclovir (i.v.: 10 mg/kgKG alle 8 h bzw. oral: 5×800 mg/Tag) über 7–10 Tage eingesetzt. Zusätzlich können spezifische Immunglobuline (1–2 g/kgKG) verabreicht werden.

Schwere Verlaufsformen von VZV-Erstinfektionen mit Komplikationen wie Pneumonien, Karditis, Enzephalomeningitis, Retinitis, Hepatitis, gastrointestinale Blutungen und Thrombozytopenie sind als Komplikationen auch bei immunkompetenten Jugendlichen und Erwachsenen beschrieben. Eine disseminierte VZV-Infektion findet sich bei immunkompromittierten Patienten. Dabei handelt es sich in der Mehrzahl der Fälle erwachsener Patienten um eine Reaktivierung, da die Durchseuchung mit VZV am Ende des 2. Dezenniums über 90% beträgt. Eine generalisierte VZV-Infektion im Rahmen einer Erstinfektion stellt beim Immunkompetenten eine Rarität dar.

Im vorliegenden Fall trafen letztlich 2 Risikofaktoren für eine komplizierte Verlaufsform der VZV-Infektion aufeinander: das Alter des Patienten und ein vermutlich vorliegender Immundefekt. Da der Patient als Altenpfleger gearbeitet hatte, liegt die Vermutung nahe, dass er sich während seiner Tätigkeit bei einem seiner Patienten mit Herpes zoster infiziert hatte. Aufgrund der fehlenden Antikörper kann davon ausgegangen werden, dass er mit 25 Jahren an einer Erstinfektion mit VZV erkrankt ist. Zwar zeigt sich im Rahmen der Lymphozytentypisierung der Anteil der B-Zellen erniedrigt, jedoch ließen sich für einige Virusantigene ausreichend hohe IgG-Titer aus dem Serum des Patienten nachweisen, so dass B-Zelldefekte mit Antiköpermangel nicht wahrscheinlich waren. Die fehlende VZV-IgM-Antwort erklärt sich zum einen mit dem Zeitfenster – Antikörper können erst 3–4 Tage nach Exanthemausbruch erfasst werden – und zum andern mit dem Antikörperverbrauch (IgM) bei Antigenüberschuss unter den Bedingungen eines septischen Geschehens. IgG-Antikörper sind in der Regel ab dem 7. Erkrankungstag nachweisbar.

Die nach Zusammenfassung aller Befunde vermutete idiopathische CD4-positive T-Zell-Lymphopenie ist charakterisiert durch eine verminderte Zahl CD4 + Lymphozyten (Absolutzahl <300/µl oder <20% der Gesamt-T-Lymphozytenzahl), wobei sich dieses Ergebnis in mindestens einem weiteren Test bestätigen sollte, einem negativen HIV-Test, bzw. das Fehlen einer anderen Ursache für die erniedrigte CD4 + Lymphozytenzahl. Die Immunglobuline liegen im Normbereich bzw. sind leicht vermindert. In der Literatur sind in Verbindung mit diesem Krankheitsbild HIV-assoziierte Erkrankungen wie Meningoenzephalitis durch *Cryptococcus neoformans,* Candida-Ösophagitis, disseminierte Verläufe von Infektionen mit Mykobakterien, *Histoplasma-capsulatum*-Infektionen und Non-Hodgkin-Lymphome aufgeführt. Es sind Fälle von generalisierten Infektionen mit humanen Papillomaviren (HPV), Herpes zoster und kutaner Candidose beschrieben, wobei die Stellung des HPV, möglicherweise selbst als immunsuppressives Agens zu wirken, nicht eindeutig geklärt ist. Der klinische Verlauf von Patienten mit idiopathischer CD4-positiver T-Zell-Lymphopenie ist variabel. In den meisten Fällen liegen lange asymptomatische Perioden vor, bis es zum Ausbruch einer Erkrankung kommt. Die Ätiologie der idiopathischen CD4-positiven T-Zell-Lymphopenie ist bisher nicht bekannt. Möglicherweise spielt eine Störung der T-Zell-Reifung im Thymus eine Rolle.

Daraus ergeben sich im vorgestellten Fall folgende Punkte, die für eine idiopathische CD4-positive T-Zell-Lymphopenie sprechen:

- Die Zahl der CD4+-Lymphozyten war unter 300 /µl (157/µl).
- Der HIV-Test war negativ.
- Eine weitere Ursache, welche die verminderte CD4+ Lymphozytenzahl erklären könnte, konnte nicht gefunden werden.

Der anamnestisch angegebene rezidivierende Mundsoor lässt ebenfalls an eine immunkompromittierende Erkrankung denken. Selbstverständlich sollte berücksichtigt werden, dass eine Zweituntersuchung sowie eine weiterführende Ursachenforschung eines Immundefektes aufgrund der kurzen Krankengeschichte des Patienten nicht durchgeführt werden konnten.

Zu diskutieren ist der Befund der *Staphylococcus-aureus-* Superinfektion. Circa 2% aller *Staphylococcus-aureus*-Stämme sind Träger von Genen, die das Panton-Valentine Leukocidin (lukS/lukF-PVL) kodieren. Diese *Staphylococcus-aureus*-Stämme können für nekrotisierende Pneumonien und schwere Haut- und Weichteilinfektionen verantwortlich sein. Im vorliegenden Fall konnte das genannte Toxin nicht nachgewiesen werden und ist somit kein pathogenetischer Faktor im Rahmen der hämorrhagisch nekrotisierenden Pneumonie des Patienten. Gene zur Bildung der exfoliativen Toxine (ETA und ETB), die bei ca. 5% aller *Staphylococcus-aureus*-Stämme auftreten und das klinische Bild des Staphylococcal Scaled Skin Syndrome (SSSS) verursachen, sind bei dem Patientenstamm ebenfalls nicht detektierbar. Die bei dem Patienten beschriebene disseminierte intraepidermale Blasenbildung ist somit dem VZV zuzuschreiben.

Wichtig

Bei anscheinend harmlosen Kinderkrankheiten kann es unter bestimmten Bedingungen, z.B. höheres Alter oder Immunsuppression, zu fatalen Verläufen kommen.

Der Beitrag wurde 2005 in leicht veränderter Form publiziert im Eur J Clin Microbiol Infect Dis (s. Hochauf et al. 2005)

Literatur

Bilgrami S, Chakraborty NG, Rodriguez-Pinero F, Khan AM, Feingold JM, Bona RD, Edwards RL, Dorsky D, Clive J, Mukherji B, Tutschka PJ (1999) Varicella zoster virus infection associated with high-dose chemotherapy and autologous stem-cell rescue. Bone Marrow Transplant 23(5):469-474

Fruhwirth M, Clodi K, Heitger A, Neu N (2001) Lymphocyte diversity in a 9-year-old boy with idiopathic CD4+ T cell lymphocytopenia. Int Arch Allergy Immunol 125(1):80-85

Hochauf K, Bandt D, Pöhlmann C, Monecke S, Toma M, Trautmann S (2005) Fatal varicella zoster virus infection as first manifestation of idiopathic CD4+ T-cell lymphocytopenia. Eur J Clin Microbiol Infect Dis 24(10):706-708

Manchado Lopez P, Ruiz de Morales JM, Ruiz Gonzalez I, Rodriguez Prieto MA (1999) Cutaneous infections by papillomavirus, herpes zoster and Candida albicans as the only manifestation of idiopathic CD4+ T lymphocytopenia. Int J Dermatol 38(2):119-121

Stetson CL, Rapini RP, Tyring SK, Kimbrough RC (2002). CD4+ T lymphocytopenia with disseminated HPV. J Cutan Pathol 29(8):502-505

Wadlbeisser

Andreas Sing, Peter Wienert

Klinische Präsentation

Ein 28-jähriger Mann stellt sich in der Notaufnahme mit einer diffusen Schwellung des rechten Unterschenkels und einer Körpertemperatur von 39,3°C vor. Tags zuvor hatte er von seinem Hausarzt Aspirin und Ofloxacin bei Fieber von 41°C erhalten. Bei der körperlichen Untersuchung fällt eine 5×5 cm große Wunde am rechten Unterschenkel auf, die an einen Biss erinnert. Auf Nachfragen berichtet der Mann, 2 Tage zuvor während des Besuches des Münchener Oktoberfests von einer ihm unbekannten Frau in den Unterschenkel gebissen worden zu sein, als er auf einem Biertisch tanzte.

Als pathologische Laborparameter imponieren eine Leukozytose von 22/nl (normal 4–10/nl), eine verlängerte Prothrombinzeit und ein geringgradig erhöhtes Creatinin. Bei der Ultraschalluntersuchung des Unterschenkels zeigt sich ein Flüssigkeitsverhalt. Unter dem Verdacht einer nekrotisierenden Fasciitis mit beginnendem Toxic Shock Syndrome erhält der Patient eine intravenöse Penicillin- und Gentamicin-Therapie. Intraoperativ wird die Verdachtsdiagnose einer nekrotisierenden Fasciitis bestätigt. Zwei intraoperativ aus tiefen Gewebsschichten gewonnene Abstriche und eine Biopsie ergeben nach mikrobiologischer Anzucht Wachstum von Streptokokken der Gruppe A. Nach mehrwöchigem Krankenhausaufenthalt mit zahlreichen Wundrevisionen und Hauttransplantation unter einer antibiotischen Therapie mit Penicillin, Ciprofloxacin und Clindamycin kann der Patient geheilt mit voll funktionstüchtiger unterer Extremität nach Hause entlassen werden.

Fragen

1. **Welche Erreger erwarten Sie in Wunden nach Menschenbissen?**
2. **Sind aus bakteriologischer Sicht Menschen- oder Hunde- bzw. Katzenbisse gefährlicher?**
3. **Welche Prophylaxe empfehlen Sie im vorliegenden Fall?**

Diagnose
Nekrotisierende Fasciitis durch Streptokokken der Gruppe A (*Streptococcus pyogenes*) nach menschlichem Biss

Diskussion

Bissverletzungen aus epidemiologischer und bakteriologischer Sicht

In der Bundesrepublik Deutschland leben ca. 82,5 Millionen Menschen, 4,9 Millionen Hunde und 7,0 Millionen Katzen. Aus dem Zusammenleben dieser 3 Populationen resultiert für die Bundesrepublik eine geschätzte jährliche Inzidenz von Bissverletzungen durch Hunden oder Katzen von 43 pro 100.000, die damit niedriger als z.B. in der Schweiz oder den USA liegt (ca. 180 pro 100.000 [Vogt 2003]). Die Mehrzahl der menschlichen Bisswunden werden von Hunden (85–90%) verursacht, während Bisswunden durch Katzen (5–10%) und Menschen (2–3%) relativ selten sind (Krause 1998; Vogt 2003). Dabei werden Männer häufiger von Hunden und menschlichen Artgenossen, Frauen häufiger von Katzen gebissen (Talan et al. 1999,2003; Vogt 2003). Infektionen treten nach Hundebiss seltener auf als nach Katzenbiss (Tab. 42.1).

Menschenbissverletzungen treten am häufigsten nach handfesten Auseinandersetzungen und

Tab. 42.1. Infektionsrelevante Daten zu Menschen-, Hunde- und Katzenbissverletzungen. (Nach Talan et al. 1999 und 2003)

	Menschenbiss		Hundebiss		Katzenbiss	
Häufigkeit	2–3%		85–90%		5–10%	
Häufigkeit von Infektionen nach Biss	Unbekannt		10–20%		28–80%	
Anzahl verschiedener Keime pro Wunde	4 (1–21)		5 (0–16)		5 (0–13)	
Aerobes Keimspektrum	Streptokokken	84%	Pasteurella	50%	Pasteurella	75%
	vergrünende	84%	Streptokokken	46%	Streptokokken	46%
	S. pyogenes	12%	Staphylokokken	46%	Staphylokokken	35%
	Staphylokokken	54%	*S. aureus*	20%	*S. aureus*	4%
	S. aureus	30%	Neisserien	16%	Neisserien	19%
	Eikenella corrodens	30%	Corynebakterien	12%	Corynebakterien	28%
	Haemophilus	22%				
	H. influenzae	2%	Capnocytophaga	2%	Capnocytophaga	7%
	Corynebakterien	12%	Eikenella corrodens	2%	Eikenella corrodens	2%
Anaerobes Keimspektrum	*Prevotella*	36%	Fusobakterien	32%	Fusobakterien	33%
	Fusobakterien	34%	*Bacteroides*	30%	*Bacteroides*	28%
	Veillonella	24%	*Porphyromonas*	28%	*Porphyromonas*	30%
	Peptostreptokokken	22%	*Prevotella*	28%	*Prevotella*	19%

n = 50, 50 und 57 für Menschen-, Hunde-, Katzenbisswunden

Schlägereien (ca. 80%) oder nach »Liebesspiel« (ca. 20%) auf. Nach dem Modus des Beisshergangs unterscheidet man einerseits die sog. »clenched-fist injuries«, bei denen ein Angreifer seinen Kontrahenten so unglücklich mit der Faust ins Gesicht schlägt, dass er statt des Kinns des Gegners dessen Mund trifft und so von diesem »gebissen« wird, andererseits okklusive Bisse, bei denen die Zähne des Beissenden ein Stück Gewebe des Gebissenen umschliessen. Besonders die »clenched-fist-injuries« gelten infektiologisch als problematisch, da sie zum einen häufig tiefere Regionen wie Sehnen oder Gelenke mitbetreffen, zum anderen bei erster Inspektion kurz nach den Trauma harmlos erscheinen und sich erst in der Folge als dann schon fortgeschritten infizierte Wunden erweisen.

Die Bakterienspezies, die aus infizierten Bisswunden isoliert werden können, spiegeln in erster Linie die Mundflora des beissenden Lebewesens wider. Fast immer werden mehrere Keime isoliert. Während vergrünende Streptokokken, Staphylokokken (hierbei insbesondere *Staphlyococcus aureus*) und Corynebakterien bei infizierten Hunde-, Katzen- und Menschenbisswunden gleichermassen in hohen Prozentsätzen vorkommen (Tab. 42.1), verdienen *Eikenella corrodens* bei Menschenbisswunden, *Pasteurella* spp. bei Katzen-, aber auch Hundebissverletzungen und *Capnocytophaga canimorsus* bei Hunde-, aber auch Katzenbissinfektionen aus ätiologischen und therapeutischen Gesichtspunkten besondere Beachtung. *Pasteurella multocida* kann insbesondere nach Katzenbissverletzungen schwere septische Arthritiden auslösen, *Capnocytophaga carnimorsus* verursacht relativ häufig bei splenektomierten, leberkranken oder immunsupprimierten Patienten schwerste, oft letale Septitiden (Vogt 2003).

Therapeutisches Vorgehen bei Bisswunden

Bisswunden sollten nach einer Anamnese zu Beisshergang und »Beisser« gründlich – auch im Hinblick auf tieferliegende Verletzungen – untersucht und – auch aus juristischen Gründen – am besten photographisch dokumentiert werden. Eine schnellstmöglich eingeleitete Wundreinigung mit z.B. Desinfektionslösungen und vorsichtiges Débridement nekrotischer Wundareale können das Infektionsrisiko verringern. Die Gewinnung von Abstrichen für die mikrobiologische Diagnostik wird nur im Falle einer infizierten Wunde empfohlen; zu einem früheren Zeitpunkt abgenommene mikrobiologische Proben erbringen in der Regel keine infektionsrelevanten Keime (Vogt 2003).

Als Faustregel zum Wundverschluss von Bisswunden kann gelten, dass lediglich Gesichtsbisse innerhalb der ersten 12 Stunden primär verschlossen werden können (Krause 1998); eine primär offene Wundbehandlung wird bei Handbissen, bei ausserhalb des Gesichts lokalisierten Katzen- und Menschenbissen, bei tiefen Punktionsverletzungen, Verletzungen mit starker Gewebstraumatisierung und bei Immunsupprimierten empfohlen (Vogt 2003). Auf jeden Fall bedarf eine Bisswunde einer engmaschigen Kontrolle.

Die postprophylaktische Gabe von Antibiotika ist umstritten und scheint in erster Linie bei Menschenbissen angezeigt. Bei der kalkulierten antibiotischen Therapie infizierter Bisswunden sollte das wahrscheinliche Erregerspektrum (aerob-anaerobes Keimgemisch unter Beteiligung von *Eikenella corrodens* bei Menschenbissen bzw. *Pasteurella* spp. und/oder *Capnocytophaga* spp. bei Katzen- und/oder Hundebissen) mitberücksichtigt werden. Da *Eikenella corrodens* und *Pasteurella* spp. gegen Clindamycin, Erythromycin, Anti-Staphylokokken-Penicilline, Cephalosporine der 1. Generation und Aminoglykoside nicht oder nur sehr eingeschränkt empfindlich sind, gilt als antibiotische Therapie der Wahl die Kombination Amoxicillin/Clavulansäure. Als Alternativen kommen Moxifloxacin, Cephalosporine der 2. und 3. Generation mit erweitertem Anaerobierspektrum oder auch Penicillin plus Clindamycin in Frage (Talan et al. 1999, 2003).

Weiter sollte der Tetanus- und – im Falle entsprechender Tierbisse – der Tollwutimpfschutz überprüft und ggf. aufgefrischt bzw. postexpositionsprophylaktisch begonnen werden.

Streptococcus-pyogenes-assoziierte Krankheitsbilder nach Menschenbiss

Bis zu ca. 30% der gesunden Bevölkerung tragen asymptomatisch Streptokokken der Gruppe A in ihrer Mundhöhle. Dennoch scheint die zu schweren Wundinfektionen und deren Folgen wie nekrotisierende Fasciitis oder Toxic Shock Syndrome führende Übertragung dieser Bakterien bei Menschenbissen eine absolute Rarität zu sein. Ausser dem geschilderten Patienten sind unseres Wissens nur 3 weitere Fälle von schweren Menschenbiss-assoziierten Streptokokkeninfektionen publiziert: ein Fall einer bukkal-zervikalen nekrotisierenden Fasciitis nach Biss in die eigene Wangenschleimhaut (Wienert et al. 1999) und 2 Fälle von Penisbisswunden nach »Liebesspiel« (einmal als nekrotisierende Fasciitis [Wienert et al. 1999], einmal als Toxic Shock imponierend [Behar et al. 2000]).

Der Fall unseres Patienten weist sowohl typische als auch bislang einmalige Aspekte von Bissverletzungen allgemein und biss-assoziierten Streptokokkenübertragungen im Besonderen auf:

1. Die Tatsache, dass unser Patient erst 24 h nach erfolgtem Biss mit Symptomen seinen Hausarzt aufsuchte, muss nicht unbedingt auf eine – angesichts der Lokalität des erfolgten Bisses, dem Münchener Oktoberfest, plausibel erscheinende – »alkoholbedingte Anästhesie« (Vogt 2003) zurückzuführen sein, sondern kann durchaus im Rahmen des Krankheitsverlaufs auftreten. Auch der Umstand, dass der behandelnde Hausarzt zunächst nicht an eine Biss-assoziierte schwere Infektion dachte, erscheint aufgrund der Literaturdaten nicht ungewöhnlich und unterstreicht die Bedeutung einer genauen Untersuchung und Dokumentation von Bisswunden.
2. Im Gegensatz zu den anderen bekannten Fällen Menschenbiss-assoziierter nekrotisierender Fasciitiden handelt es sich hier weder um eine versehentlich selbst applizierte noch um eine eindeutig auf sexuellem Hintergrund basierende Verletzung – zumindest sind aus ethnologischen Untersuchungen von dem Münchener Oktoberfest vergleichbaren orgiastischen Massenkulten keine mit einem Biss in die unbewehrte männliche Wade vergleichbaren Rituale mit evtl. sexueller Konnotation bekannt.
3. Da das sprichwörtlich bekannte »Wadlbeissen« eine auf den bayerischen Alpenvorraum beschränkte Verhaltensform zu sein scheint, handelt es sich bei der »Münchener nekrotisierenden Fasciitis« um eine sehr sporadisch auftretende (in der Tat bislang einmalige), endemische Krankheitsentität. Expositionsprophylaktisch empfiehlt sich das Tragen landesüblicher, aus Leder gefertigter Beinkleider (nicht zu kurz!).
4. Die erstmalige Erwähnung eines bayerischen Dialektausdrucks (»Wadlbeisser«, engl. Calfbiter) im Rahmen eines Fallberichts, in der eine britische Institution darstellenden medizinischen Fachzeitschrift »Lancet« (Wienert et al. 1999) sorgte nach der Publikation für eine gewisse Aufruhr im angelsächsischen Sprachraum; BBC (»Don't mention the gnaw!«) und The New York Times (»Ein Bier bitte, but watch out for biters!«) berichteten z.T. reißerisch über die Möglichkeit des Ausbruchs einer Wadlbiss-assoziierten Streptokokkenepidemie, empfahlen aber in den zitierten Schlagzeilen letztlich keinen Oktoberfest-Boykott, sondern nur geeignete Schutzmassnahmen, um eine Streptokokken-Infektion durch enthemmte Bayern zu vermeiden.

Literatur

Behar DM, Edelshtein S, Ben-Ami H, Mansano R, Edoute Y (2000) Human bite on penile shaft from oral sex as a portal of entry for streptococcal toxic shock syndrome. Isr Med Assoc J 2:945-947

Krause M (1998) Hunde-, Katzen- und Menschenbisse. Schweiz Rundsch Med Prax 87:716-718

Talan DA, Citron DM, Abrahamian FM, Moran GJ, Goldstein EJC, The Emergency Medicine Animal Bite Infection Study Group (1999) Bacteriological analysis of infected dog and cat bites. New Engl J Med 340:85-92

Talan DA, Abrahamian FM, Moran GJ, Citron DM, Tan JO, Goldstein EJC, The Emergency Medicine Human Bite Infection Study Group (2003) Clinical presentation and bacteriological analysis of infected human bites in patients presenting to emergency departments. Clin Infect Dis 37:1481-1489

Vogt M (2003) Diagnostik und Therapie von Bissverletzungen durch Hunde, Katzen und Menschen. Dtsch Med Wochenschr 128:1059-1063

Wienert P, Heiß J, Rinecker H, Sing A (1999) A human bite. Lancet 354: 572

Wie Katz und Maus

Stefan Monecke, Christian Lück, Simone Trautmann, Matthias Meinhardt, Enno Jacobs

Vorgeschichte und klinische Präsentation

Die Patientin M.S. ist eine 20-jährige Frau, bei der vor etwa 2 Jahren eine akute lymphoblastische Leukämie festgestellt wurde. Die Erstmanifestation war ein lymphozytäres Chlorom an der rechten Seite des Kopfes. Nach der operativen Entfernung des Chloromes erhielt Frau S. eine kurative Radio- und Chemotherapie. Rund 18 Monate später kam es zu einem Rezidiv, das nach Konditionierung mit Cyclophosphamid, Anti-Thymozyten-Globulin und Ganzkörperbestrahlung mit einer allogenen Stammzelltransplantation behandelt wurde. Die Patientin war seit einem halben Jahr in einer kompletten Remission. Vor einigen Tagen bekam sie plötzlich Fieber bis zu 40°C. Bis zur Aufnahme im Krankenhaus entwickelte sie Dyspnoe, Tachypnoe und etwas unproduktiven Husten.

Am Tag der Aufnahme hat die Patientin eine Leukozyten- bzw. Thrombozytenzahl von 3,0/nl und 108/nl. Das CRP ist mit 12 mg/l (Normwert <5 mg/l) leicht erhöht. Es werden mehrere Blutkulturen abgenommen, die aber alle steril bleiben. Ausserdem wird ein High-resolution-CT des Thorax durchgeführt, das aber keine signifikanten Veränderungen zeigt.

Fragen

1. **Welche Krankheitserreger spielen beim immunsupprimierten Patienten eine Rolle?**
2. **Welche Differenzialdiagnosen bestehen, welche Untersuchungen sollten daher angefordert werden?**
3. **Welche initiale antiinfektive Therapie würden Sie vorschlagen?**

Weiterer klinischer Verlauf

Die Patientin erhält Cotrimoxazol als Prophylaxe gegen *Pneumocystis jiroveci* (früher *carinii*). Außerdem werden »zur breiten Abdeckung aller möglichen Erreger« Imipenem, Fluconazol und Acyclovir gegeben. Der klinische Zustand verschlechtert sich innerhalb der folgenden Tage trotzdem, und die Patientin entwickelt eine disseminierte intravasale Gerinnung. Die Leukozytenzahl steigt auf 5,8/nl, das CRP steigt bis auf 329 mg/l und die LDH auf 2082 U/l (Normwert: 135–215 U/l). Die Thrombozyten fallen auf 69/nl. Das Verhältnis PaO_2/FiO_2 als Ausdruck für die Schwere der Oxygenierungsstörung fällt bis auf 95 mmHg (Normalwert: 350–450 mmHg). Deshalb wird die Patientin auf eine Internistische Intensivstation verlegt, intubiert und beatmet. Zusätzlich zu den genannten Antibiotika werden nun auch noch Erythromycin, Tobramycin und Vancomycin gegeben. Eine Röntgenaufnahme des Thorax zeigt ausgeprägte interstitielle Infiltrationen (Abb. 43.1).

Für die mikrobiologische Diagnostik wird eine bronchoalveoläre Lavage (BAL) durchgeführt. Weder in den nach Gram noch den nach Ziehl-Neelsen gefärbten Präparaten werden Krankheitserreger gesehen, und die bakteriologischen Kulturen bleiben negativ. Zwei verschiedene direkte Immunofluoreszenztests auf *Pneumocystis jiroveci* sind negativ. Zusätzlich wird ein Giemsa-Präparat angefertigt. In diesem Präparat wird eine hohe Zahl von »Halbmond-« oder »Mandarinenscheiben«-förmigen Organismen mit gut erkennbarem Zellkern entdeckt, die sowohl intra- als auch extrazellulär liegen (Abb. 43.2.). Die Diagnose einer *Toxoplasma-gondii*-Infektion wird durch einen positiven direkten Immunofluoreszenztest bestätigt. In einer Serumprobe vom gleichen Tag wird Toxoplasma IgM nachgewiesen. Eine Therapie mit Pyrimethamin, Sulfadizin und Clindamycin wird sofort begonnen, aber die Patientin stirbt am nächsten Tag an einem »adult respiratory distress syndrome« (ARDS).

Bei der Autopsie wird das Vorhandensein von *Toxoplasma gondii*, aber das Fehlen einer entzündlichen Reaktion in den Lungen, im Myokard und in den basalen Ganglien nachgewiesen.

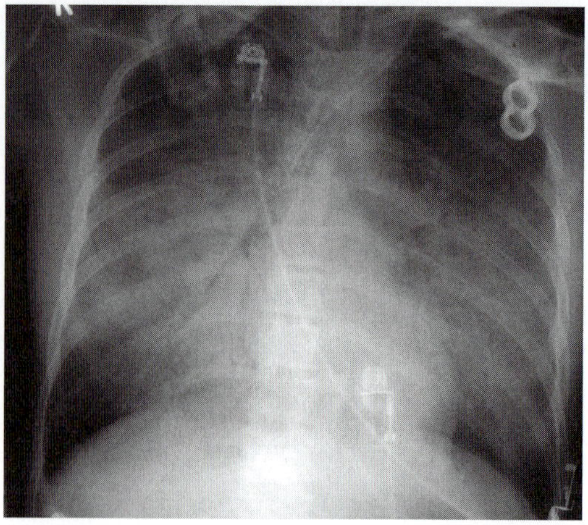

Abb. 43.1. Thoraxröntgenaufnahme, die einen Tag vor dem Tod der Patientin aufgenommen wurde

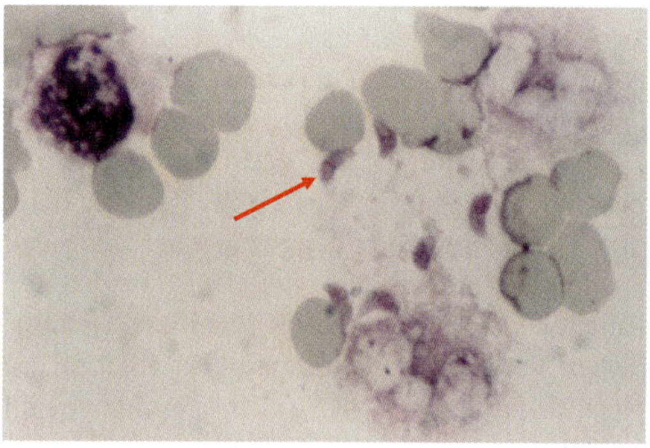

Abb. 43.2. Giemsa-Präparat der BAL mit mehreren extrazellulären Trophozoiten von *Toxoplasma gondii* (×1000)

Diagnose
Disseminierte Toxoplasmose mit Primärmanifestation als ARDS

Diskussion

Toxoplasma gondii ist ein eukaryontischer Parasit, dessen Endwirt die Katze ist. Zahlreiche andere Tiere sind potentielle Zwischenwirte. Dazu gehören v.a. Mäuse, deren Verhalten durch den Parasiten so manipuliert wird, dass die Wahrscheinlichkeit, von einer Katze gefressen zu werden, steigt

(Berdoy et al. 2000). Ob diese Manipulationen auch bei infizierten Menschen zu Verhaltensänderungen führen, ist ein interessantes Problem; eine neuere Studie hat bei Traumapatienten, die in Verkehrsunfälle verwickelt waren, im Vergleich zu Kontrollpatienten eine höhere Seroprävalenz nachweisen können (Flegr et al. 2002).

Menschen können infiziert werden, indem sie entweder von Katzen ausgeschiedene infektiöse Oozysten oder zystenhaltiges Fleisch anderer Zwischenwirte (v.a. Schweine, aber auch Rinder, Ziegen, Schafe und sogar Hühner) aufnehmen. Groß angelegten Untersuchungen in Mittel- und Westeuropa zufolge liegt die Durchseuchungsrate bei Frauen in gebärfähigem Alter bei 40–60%. Normalerweise ist die Primärinfektion asymptomatisch oder uncharakteristisch mit geringgradigem Fieber und Lymphknotenschwellungen. Bei einer Erstinfektion während der Schwangerschaft kann es zur Infektion des Fetus kommen, die zu einem der Röteln- oder CMV-Embryopathie ähnlichen Syndrom führt und neurologische Defizite, Hydrocephalus und Taubheit verursachen kann. Deshalb sollten Schwangere engen Kontakt zu Katzen meiden und kein rohes Fleisch (Hackepeter bzw. Mett) essen.

Die Parasiten persistieren nach einer überstandenen Infektion im Menschen, wodurch es bei einer Immunsuppression zu einer Reaktivierung kommen kann. Die häufigste Form ist die Toxoplasmose des Zentralnervensystems, die zu typischen, abszessartigen Prozessen im Gehirn führt. Pulmonale und generalisierte Verlaufsformen sind seltener. Die Therapie erfolgt mit Pyrimethamin, Sulfadizin und Clindamycin. Die ersten beiden Substanzen wirken auf die Folsäuresynthese der Erreger. Clindamycin wirkt eigentlich nicht auf eukaryontische Ribosomen, sondern kommt dadurch zustande, dass es Organellen unbekannter Funktion (die Apicoplasten) abtötet, die phylogenetisch von freilebenden Prokaryonten abstammen. Spiramycin kann die Infektion des Fetus verhindern, ist aber für eine Therapie nicht wirksam genug.

Die hier beschriebene pulmonale Toxoplasmose ist eine sehr seltene Verlaufsform einer *Toxoplasma-gondii*-Reaktivierung bei Patienten mit Immunsuppression. Wegen der steigenden Zahl der Patienten, die Knochenmark- oder andere Organtransplantationen erhalten, und wegen der HIV-Epidemie wurde dieses Krankheitsbild in den letzten Jahren auch in Deutschland zunehmend häufiger beobachtet.

Klinisch erscheint die pulmonale Toxoplasmose als schwere atypische Pneumonie. In einem 1996 publiziertem Review (Rabaud et al. 1996) wurden die Symptome von 64 Fällen ausgewertet. 70% der Patienten hatten Fieber über 39°C und 92% hatten Husten. Bei 6,2% der Patienten entwickelte sich ein ARDS und bei 15,6% ein septischer Schock. Die Mortalität betrug 37%. Andere Studien geben Sterblichkeitsraten von 55% (Pomeroy u. Filice 1992) bis über 90% (Sing et al. 1999) an.

Bei immunsupprimierten Patienten mit sog. atypischer Pneumonie gibt es keine klinischen oder radiologischen Merkmale, die eine pulmonale Toxoplasmose von anderen atypischen Pneumonien (*Pneumocystis-jiroveci*-Pneumonie, Legionellose) unterscheiden können. Eine wichtige Differenzialdiagnose ist daher immer die *Pneumocystis-jiroveci*-Pneumonie (PCP). Sowohl bei der PCP als auch bei pulmonaler Toxoplasmose kommt es zu zunehmender Atemnot mit trockenem Husten und zur LDH-Erhöhung, wobei gerade der letztgenannte Laborwert bei einer Vielzahl anderer Erkrankungen ebenfalls deutlich erhöht sein kann. Bei beiden Pneumonieformen ist das Thoraxröntgenbild initial wenig auffällig, später treten unspezifische Veränderungen wie interstitielle Verschattungen auf.

Die mikrobiologische Diagnostik der beiden Erreger unterscheidet sich methodisch erheblich: Während zum Nachweis von *Pneumocystis jiroveci* kommerziell erhältliche direkte Immunofluoreszenztests sowie teilweise sog. In-house-PCR-Tests Verwendung finden, wird die Diagnose einer Toxoplasmose beim Immunkompetenten meist serologisch gestellt. Beim Immunsupprimierten können damit allerdings nicht regelhaft zuverlässige Befunde erhoben werden. In Einzelfällen können serologische Befunde (Zunahme der IgG-Titer oder positives IgM) zur Diagnose einer pulmonalen Toxoplasmose beitragen. Rabaud (Rabaud et al. 1996) berichtete über 64 Patienten mit pulmonaler oder generalisierter Toxoplasmose, von denen 3 Patienten serokonvertierten, 12 einen mehr als

2-fachen Anstieg des IgG-Titers und einer ein erhöhtes IgM hatten.

Beim Immunsupprimierten ist ein direkter Erregernachweis anzustreben. Da die PCR-Untersuchung noch kein standardisiertes Verfahren darstellt, ist die Giemsa-Färbung die Diagnostik der Wahl: Trophozoiten von *Toxoplasma gondii* erscheinen als charakteristisch geformte Gebilde (*toxon* = Bogen, *plasma* = Form) von ungefähr 6×2 µm, die rote Kerne enthalten (◘ Abb. 43.2). Sie treten sowohl intra- als auch extrazellulär auf (Bottone 1991). Die Wahrscheinlichkeit, Toxoplasmen zu finden, hängt sowohl von der Zahl der Organismen in der Probe als auch von der Geduld und Erfahrung des Beobachters ab. In der Studie von Sing (Sing et al. 1999) wurden in 7 von 8 gesicherten Fällen Toxoplasmen in der BAL gesehen. Die gleiche Arbeit zeigt auch, daß die Giemsa-Färbung mindestens genauso empfindlich ist wie die direkte Immunofluoreszenz. In dem Review von Rabaud (Rabaud et al. 1996) erbrachte eine Kombination beider Methoden bei 57 von 64 Patienten (89%) positive Resultate.

Der Nachweis von *Toxoplasma gondii* in Versuchstieren oder Zellkulturen ist auch möglich, aber nur wenige Labors haben die Möglichkeiten, solche Versuche durchzuführen.

Wichtig

Bei Patienten mit Immunsuppression, insbesondere nach Knochenmarktransplantation, ist der fulminante Verlauf von Systeminfektionen mit *Toxoplasma* häufig nicht vorhersehbar, wobei frühzeitig ein direkter Erregernachweis aus geeigneten Materialien anzustreben ist.

Literatur

Berdoy M, Webster JP et al. (2000) Fatal attraction in rats infected with Toxoplasma gondii. Proc R Soc Lond B Biol Sci 267:1591-1594

Bottone EJ (1991) Diagnosis of acute pulmonary toxoplasmosis by visualization of invasive and intracellular tachyzoites in Giemsa-stained smears of bronchoalveolar lavage fluid. J Clin Microbiol 29:2626-2627

Flegr J, Havlicek J et al. (2002) Increased risk of traffic accidents in subjects with latent toxoplasmosis: a retrospective case-control study. BMC Infect Dis 2:11

Pomeroy C, Filice GA (1992) Pulmonary toxoplasmosis: a review. Clin Infect Dis 14: 863-870

Rabaud C, May T et al. (1996) Pulmonary toxoplasmosis in patients infected with human immunodeficiency virus: a French National Survey. Clin Infect Dis 23:1249-1254

Sing A, Leitritz L et al. (1999) Pulmonary toxoplasmosis in bone marrow transplant recipients: report of two cases and review. Clin Infect Dis 29:429-433

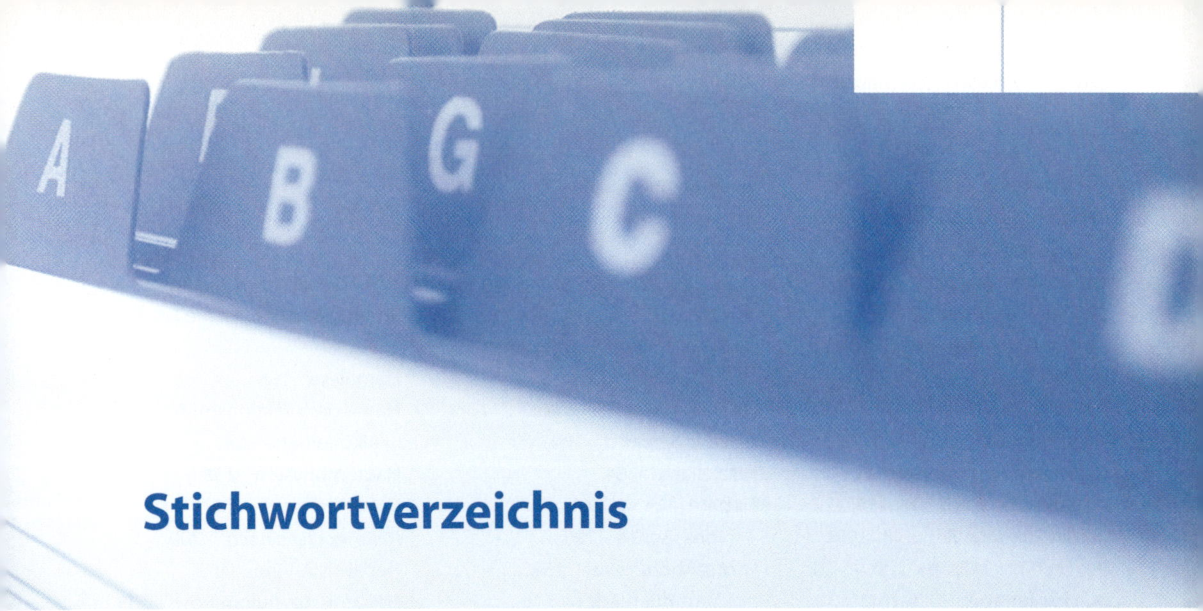

Stichwortverzeichnis

A

B

C

D

K

L

M

N

O

P

Q

R

S

T

U

V

W

Y

Z